国家国际科技合作专项项目（2014DFA30180）；国家科技部"973"项目（2012CB966500）

输血依赖性地中海贫血的管理指南

Guidelines for the Management of Transfusion Dependent Thalassaemia (TDT)

第3版

Capprllini MD
Cohen A
Porter J　　　　主编
Taher A
Viprakasit V

主译 余艳红　钟　梅

人民卫生出版社

ISBN 978-9963-717-06-4

© 2014 Team up Creations Ltd
14 Othonos str., 1016 Nicosia

图书在版编目（CIP）数据

输血依赖性地中海贫血的管理指南 /（意）玛丽亚·多梅尼卡·卡佩里尼（capprllini MD）主编；余艳红，钟梅主译. —北京：人民卫生出版社，2019

ISBN 978-7-117-28105-8

Ⅰ.①输… Ⅱ.①玛…②余…③钟… Ⅲ.①地中海贫血－诊疗－指南 Ⅳ.①R556.6-64

中国版本图书馆 CIP 数据核字（2019）第 030689 号

人卫智网	www.ipmph.com	医学教育、学术、考试、健康，购书智慧智能综合服务平台
人卫官网	www.pmph.com	人卫官方资讯发布平台

输血依赖性地中海贫血的管理指南

主　　译：余艳红　钟　梅
出版发行：人民卫生出版社（中继线 010-59780011）
地　　址：北京市朝阳区潘家园南里 19 号
邮　　编：100021
E - mail：pmph @ pmph.com
购书热线：010-59787592　010-59787584　010-65264830
印　　刷：三河市潮河印业有限公司
经　　销：新华书店
开　　本：710×1000　1/16　印张：15
字　　数：285 千字
版　　次：2019 年 4 月第 1 版　2019 年 4 月第 1 版第 1 次印刷
标准书号：ISBN 978-7-117-28105-8
定　　价：69.00 元

打击盗版举报电话：010-59787491　E-mail：WQ @ pmph.com
（凡属印装质量问题请与本社市场营销中心联系退换）

译者名单

主　译　余艳红　钟　梅

副主译　李　崎　马燕琳

译　者（以姓氏笔画为序）

卫焱星（南方医科大学）　　　陈　洁（南方医科大学）

马燕琳（海南医学院）　　　　陈淑滢（南方医科大学）

王　静（南方医科大学）　　　岳晓婧（南方医科大学）

王海臻（南方医科大学）　　　周尚谦（南方医科大学）

刘士三（南方医科大学）　　　周晓华（南方医科大学）

孙　菲（南方医科大学）　　　胡海燕（南方医科大学）

芮　塬（南方医科大学）　　　钟　梅（南方医科大学）

李　佳（南方医科大学）　　　殷　为（南方医科大学）

李　崎（海南医学院）　　　　曹艳文（南方医科大学）

李飞凤（南方医科大学）　　　银一臻（南方医科大学）

李洪葳（南方医科大学）　　　梁　超（海南医学院）

李雪媛（南方医科大学）　　　揭秋玲（南方医科大学）

杨师琪（南方医科大学）　　　蒋思佳（南方医科大学）

肖　露（南方医科大学）　　　曾文娟（南方医科大学）

余艳红（南方医科大学）　　　谢晓珍（南方医科大学）

张一丹（南方医科大学）　　　谭洪川（南方医科大学）

陈　茜（南方医科大学）

序 言

遗传性血红蛋白病曾经被认为是一种在儿童期即可致病人死亡的疾病，在今可按慢性疾病进行处理，现代医学的发展可以延长病人寿命，并有一定的劳动能力。对该疾病治疗需要医师有丰富的经验和病人的积极配合，选用合适的方案并坚持终生治疗。具体诊疗方案可参考国际公认的循证医学指南。基本要素就是需要准确、无偏倚的信息，收集信息的质量是保障治疗关键。

地中海贫血国际联盟（TIF）的专家们已发表了"输血依赖性地中海贫血"以及"非输血依赖性地中海贫血"相关指南。地中海贫血国际联盟成立于1987年，主要致力于改善地中海贫血的治疗、提高地中海贫血病人的生存率及生活质量发布指南也是 TIF 的主要工作目标之一。临床医师可以通过指南获取循证医学数据，以帮助他们为病人提供更好的治疗手段，特别是这类疾病有一个明显的特点，就是病人的病情会随年龄增长而渐趋复杂。

在现行的医疗体系下，地中海贫血病人经治疗后，一般都能度过儿童期，继而出现多器官受损的情况。其主要原因是铁过载，但目前铁螯合治疗不能完全预防铁过载的发生。这意味着不同层次、不同科室的医务人员都需掌握地中海贫血治疗方面的知识。鉴于此，本指南主要针对专业医务人员提供参考。

病人和病人家属所需要面对巨大的挑战，包括：复杂和长期的涉及多专业、多学科的临床治疗、复杂的用药方案（如重型地中海贫血病人需每天皮下注射螯合剂）、各种心理反应、生活方式的改变、社会关系的调整等。因此，病人首先需要有信心，并在正确的指导下积极配合治疗并作出适当的决策；医务人员也需紧跟学科进展，不断更新相关前沿知识。

目前，不断优化的地中海贫血治疗方案已经让很多国家的地中海贫血病人寿命延长，可存活到成年，这主要归功于有效的输血、合理的螯合剂治疗和持续随访以及早发现并预防重要器官受累，这样既可以避免并发症的出现，也可以通过管理优先的心理干预提高生活质量。

成立以医师为主要核心的联盟是一个行之有效的方法，目前，不仅使病人的生存率大大提高，还可以使相关知识迅速传播，并为医师们建立了交互式病例讨论、定期监测和解决问题的技术平台。专业知识的共享对于血红蛋白病发病率较低的地区显得尤其重要。因此，指南不仅可以增长知识和提高技能，也可以多学科合作强化各医疗中心及医务人员之间的沟通交流。

发布指南的另一个目的是为了鼓励科研工作。指南被专家审核接受后可以为科研提供依据，促进新技术、新方法的发展，不断催生新的临床试验；需要进一步明确是科学研究，也是治疗病人的手段，病人和医师都不应当作为被动的旁观者，而是应该积极参与。TIF及其受益的病人已经敏锐地意识到了这一点，希望可以更好地接受这些已被证实安全、有效的新方法。

对地中海贫血治疗的研究目前已经引起了社会各个方面的广泛关注，由于其跨学科的性质，除了临床医疗领域，在基础科学、制药、国际组织、非政府组织、社会和法律部门等方面都积极参与，支持地中海贫血病人得到更好的生活。因此，成年病人可以更加积极地参与临床方案的制订，充分知情不仅是医师的职责，也是病人的权利。

综上所述，新指南需要考虑整体治疗方案，还不能忽视了生活质量和心理干预的影响。

作为一个以病人为中心的组织，地中海贫血国际联合会围绕"为病人提供有效的预防和最优的医疗方案"的目标已经奋斗了数十载，在此，对每一位帮助完成新版指南更新工作，无偿地付出劳动的科研及医疗工作者表示感谢。如今，他们付出的劳动和创造的知识已经在世界范围内广泛传播，TIF将不遗余力地推广这一指南，确保全球不同区域的公民都能从中受益，拥有健康及高品质的生活质量，并回报社会。

今天，我们可以有把握地说，地中海贫血是可以有效预防并得到适当治疗的，任何国家、政府或医疗机构都无权剥夺人类追求健康的基本权利。

谨代表董事会
Panos Englezos 主席
Dr Androulla Eleftheriou 执行董事

地中海贫血国际联合会指南的必要性及实用性

遗传性血红蛋白病是常见的单基因遗传病。该病主要分为两类：一是血红蛋白结构异常，如镰状细胞病（SCD）；二是珠蛋白合成障碍，如地中海贫血。据统计（WHO 1989, 1994）：目前约有 27 000 万地中海贫血基因携带者，每年约有 30 万血红蛋白结构异常或有地中海贫血症状的新生儿出生。由于自然选择，对恶性疟疾抵抗力相对较高的血红蛋白病的发病率远高于其他单基因疾病。其影响因素包括近亲婚姻泛滥、低收入国家生育年龄推迟、基因漂变以及"奠基者"效应等。基于这些原因，地中海贫血病人主要集中于东南亚、南亚、中东、地中海国家、北非及中非。然而，由于高发病率区域的大规模人口迁移，美国、加拿大、澳大利亚、南美洲、英国、法国等大部分国家成为了新的高发区域。这些国家的移民多源于公元 1 世纪前，部分人口多的少数民族已繁衍至第 4 或第 5 代。

最近，高发病率区域的移民已迁移至低发病率的北欧和西欧，包括德国、比利时、荷兰以及近年来的斯堪的纳维亚。人口迁移增加了各地医务人员及政府人员等防治血红蛋白病的难度。流行病学数据表明，社会低估了该病高发地区的卫生系统负担：有效控制该病需投入大量的工作，雄厚的经费以及政府部门的支持。然而，更主要的问题是这些国家（包括最早完善该病防控项目的地中海国家）的患病人群并非单一源性的。目前减少重症病例的方案有两个：①完善人群的筛查及宣教，告知儿童患病相关风险；②完善产前筛查：若孕妇为该疾病基因携带者，需对其丈夫进行筛查，若筛查结果为阳性，则进一步对胎儿进行基因检测，若为患病胎儿，需适时终止妊娠。地中海区域产前诊断项目的开展大大降低了重型地中海贫血患儿的出生率。中国、印度、伊朗、黎巴嫩、巴基斯坦、新加坡、泰国及其他几个国家目前也开展了类似项目。需要注意的是，无论筛查结果阳性与否，均需对育龄夫妇进行遗传性血红蛋白病相关知识的宣教。同时，也需要媒体部门、公共卫生工作者、当地志愿团体及医疗部门等多个社会部门的支持（Weatherall DJ: 发展中国家疾病控制的优先等级）。

除了预防，另一主要目标就是对血红蛋白病病人提供最佳治疗方案。研究表明，发达及发展中国家罹病病人的平均寿命均呈上升趋势。因此，我们迫切需要建立一个使全世界每一个病人都能享受同等优质医疗服务的桥梁。其中一个有效的方式就是通过国际合作，交流各个国家对该病的诊疗经验，使病人最大程度受益。同时，当地卫生局须认识到血红蛋白病对公共健康的显著危害，并针对该病制定国内预防及治疗的方针。该方针需包含以下几个方面：

1．实验室检查标准及指南。
2．地中海贫血管理的国内指南。
3．流行病学资料及其监测。
4．加强对保健医师、病人、父母及社区人员的宣教。

不同国家医疗保健系统、血液来源、血液筛查方法、药物及设备价格的差异导致各国家治疗遗传性血红蛋白病的费用差异极大。所以，尽可能加强不同国家对该病的专业知识及诊疗经验的交流，有利于制订最佳治疗方案。建立输血依赖性地中海贫血（TDT）管理指南非常有必要。近4年，6个主要的TDT管理指南，如国际地中海贫血联盟（TIF）、美国、加拿大、英国、意大利以及澳大利亚管理指南，已被地中海贫血健康管理机构应用。近期已发表了关于以上指南的对比性研究（Musallam KM, et al. Acta Haematologica. 2013）。另外，有研究表明，回顾及更新TDT管理指南非常重要。当然，更重要的是，确保该指南不仅可以协助该病的早期诊断，而且能对该病进行有效的管理。做到早期进行风险评估，采取预防措施，减少不必要的医疗支出。第3版TIF指南有效指导了医务人员对于TDT病人的治疗。其中包含了最新的更有效、更安全、更简便的治疗方案，同时也涵盖了如基因治疗、干细胞移植等根治方案的研究进展。

Maria Domenica Cappellini
米兰大学内科学教授

目　　录

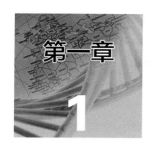

第一章 遗传基础、病理生理学及诊断

作者：Vip Viprakasit; RaffaellaOriga

评审人：SuthatFucharoen

一、血红蛋白类型

血红蛋白存在于红细胞中，是一类高度特异性的蛋白质分子，其主要功能是负责将氧气从肺部运输到全身各个组织。每个红细胞中大约含有300 000 000个血红蛋白分子，重约30pg。每个血红蛋白分子由两对相同的珠蛋白亚单位共四条链组成。这四条肽链用希腊字母来命名，并分成两类：α亚基（包括α、ζ-）和β亚基（包括ε、γ、β、δ）。这些肽链在个体发育中相继出现，配对结合后形成以下四种主要的血红蛋白。

1. 胚胎血红蛋白 胚胎血红蛋白从妊娠第3天起到第10周内可检测到，其四聚体形式表现为Hb-Gower1（$\zeta_2\varepsilon_2$）、Hb-Gower2（$\alpha_2\varepsilon_2$）、Hb Portland1（$\zeta_2\gamma_2$）、Hb Portland2（$\zeta_2\beta_2$）

2. 胎儿血红蛋白 胎儿血红蛋白（HbF）是妊娠期间的胎儿主要的运氧载体，其四聚体分子为$\alpha_2\gamma_2$。

3. 成人血红蛋白 成人血红蛋白（HbA）在胎儿出生后很快就取代了HbF。其四聚体分子为$\alpha_2\beta_2$。

4. 微量成人血红蛋白 微量成人血红蛋白（HbA₂）其四聚体分子为$\alpha_2\delta_2$。

不同类别血红蛋白的产生以及其各自停滞在人体发育的特定时期，该过程被称为"血红蛋白转换"（图1-1）。正常情况下，成人红细胞含有HbA（97%～98%）、HbA₂（2%～3%）和微量HbF。

二、珠蛋白基因和珠蛋白合成

珠蛋白链有非常精细的结构，可确保其在肺泡快速地结合氧气，然后运送到各个组织中逐步释放。珠蛋白链的精细结构由16号染色体的α基因簇以及11号染色体的β基因簇编码而成。在结构基因的上游（5′-端）和下游（3′-端）均有数个具有调节功能的核苷酸序列。该核苷酸序列决定了激活何种基因以及基因的表达效率。在成人体内，大部分的珠蛋白在骨髓幼稚红细胞中合成。正常的珠蛋白链必须有正确的结构以及α链和β链数量的准确配对。若不满足上述两条件之一，则可发生单个或两个等位基因的部分或全部合成障碍。

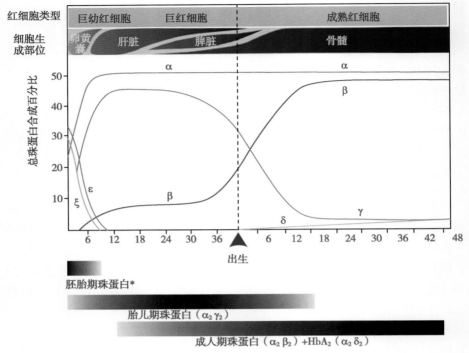

图 1-1 红系在胚胎期、胎儿期及成年期不同发育阶段的珠蛋白合成示意图

三、地中海贫血：定义及世界分布

地中海贫血（简称：地贫）是由于珠蛋白链合成不足或缺失而导致的一组血液疾病。根据受损的珠蛋白链不同，地中海贫血分为 α-、β-、γ-、δ-、δβ-、εγδβ- 类型。大多数地贫是染色体隐性遗传。这些地贫分类并不是严格按照结构变异的缺失比例来区分的，例如：HbE 和 Hb Lepore。从临床看来，最常见的类型是 α- 地中海贫血（简称：α- 地贫）和 β- 地中海贫血（简称：β- 地贫），这两种地贫是由于成人血红蛋白分子（HbA，$\alpha_2\beta_2$）中的两种多肽链中的一条——α 或 β 的减少所致。

地中海贫血是地中海、中东、特朗高加索、印度及远东地区的主要疾病问题。据报道 β- 地贫携带率最高的地区是马尔代夫（18%）、塞浦路斯（14%）、撒丁岛（10.3%）和东南亚（3%～5%）。以上地区的地中海贫血高发很可能和恶性疟疾的选择压力有关。但是，人口迁移和各种族间的通婚把地中海贫血基因几乎带到了全球各个国家，包括以前从未出现过地中海贫血的北欧地区。而 α- 地贫，在东南亚和中国很常见，部分地区携带者人口高达 40%，但在印度、海湾地区、中东、希腊、意大利和北欧地区较少见。由于重型 HbH 地贫病人及 Bart 水肿胎儿不断增加，东南亚地区地中海贫血高发，这已成为该地区主要的公共卫生问题。

　　由于地中海贫血是常染色体隐性遗传病，因此 α- 或 β- 地贫杂合子通常都无症状，不需要治疗。地中海贫血等位基因的纯合子和复合杂合子会导致地中海贫血综合征或地中海贫血疾病。另外，地中海贫血和相应的血红蛋白病的相互作用，例如：HbE、Hb C 或者 Hb S 与 β- 地贫相互作用，或者 Hb CS 与 α- 地中海贫血相互作用都会导致各种地中海贫血综合征。近年来，基于这些疾病的临床严重性和输血要求，地中海贫血综合征可以根据表现型分为两种：①输血依赖性地中海贫血（TDTs）；②非输血依赖性地中海贫血（NTDTs），如图 1-2。

地中海贫血综合征谱

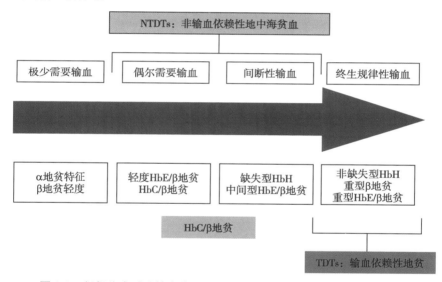

图 1-2　根据临床严重性和输血依赖性，地中海贫血综合征的表型分类

　　TDTs 病人需要规律的输血才能生存，如果没有足够的输血支持将导致并发症的发生并缩短患者的生存时间。该类地中海贫血包括重度 β- 地贫、严重的 HbE/β- 地贫、输血依赖性 HbH 疾病或者 HbH 水肿胎以及存活的 HbBart 水肿胎。TDT 分类是本临床实践指南（CPG）中的重点。NTDT 分类包括中间型 β- 地贫、HbE/β- 地贫和 HbH 疾病。在临床实践指南中 NTDT 与 TDT 的分类是分开的，已由 TIF 于 2013 年发布。

四、β- 地中海贫血

（一）表型异质性

　　β- 地中海贫血（简称：β- 地贫）包括 3 种类型：重度即库利贫血和地中海

贫血；轻度及中间型又称为 β- 地贫携带者（β- 地贫特性、β- 地贫杂合子）。除罕见显性遗传类型外，重度 β- 地贫病人一般是纯合子或者复杂型杂合子（β^0 或 β^+）；中间型 β- 地贫患者一般也是纯合子或者复杂型杂合子；而轻度 β- 地贫病人则大多数是杂合子。

（二）病理生理学

β- 地贫的基本缺陷是 β 珠蛋白链的合成减少或缺失，而 α 珠蛋白链相对过剩。这种缺陷直接导致血红蛋白合成减少和珠蛋白链合成的不平衡。前者在 β- 地贫携带者上更明显，即平均细胞血红蛋白和平均细胞体积减少，这种改变的临床意义不大。后者主要影响红细胞前体，最终导致髓内、外大量未成熟红细胞的破坏，这种现象称为"无效造血"，是 β- 地贫的一种重要特征。与重度地中海贫血相比，中间型地中海贫血的外周溶血更常见，主要是由于 α 珠蛋白链的不溶导致外周红细胞膜损伤所引起的。无效造血和贫血首先反应是促红细胞生成素的合成增加，从而引起明显的红系增生，进一步造成骨骼畸形、骨质疏松、脾大、偶见髓外肿物。重度地中海贫血的病人如果未经治疗或者治疗不足，由于贫血和红细胞扩增导致过多的代谢负担，可引起生长受限。贫血也会导致心脏扩大，可引起严重的心衰。无效造血也和铁吸收增加有关，这主要是由于铁调素（由肝细胞产生的一种 25- 氨基酸肽，主要调节铁吸收的稳态）的不足导致小肠部位铁吸收增加。β- 地贫的病理生理学机制总结如图 1-3。

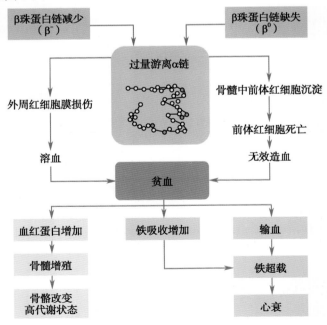

图 1-3　β- 地贫中未结合的 α 珠蛋白链生成相对过多产生的影响

珠蛋白链生成不均衡的程度是由 β 基因突变的性质决定的。β^0 指 β 珠蛋白的完全缺失。β^+ 指生成 10% 左右的 β 珠蛋白。β^{++} 指 β 珠蛋白的生成量非常少。据报道，到目前为止，β- 地贫突变类型已超过 200 个。

表 1-1 根据种族分布和严重程度的不同将 β- 地贫突变的常见类型进行总结。

表 1-1　常见 β- 地贫的严重程度和种族分布

人群	β 基因突变	HGVS 命名	严重程度
印度人	-619 del	NG_000007.3: g.71609_72227del619	β^0
地中海人	-101	HBB: c.-151C>T	β^{++}
黑人	-88	HBB: c.-138C>T	β^{++}
地中海人；非洲人	-87	HBB: c.-137C>T HBB: c.-137C>G HBB: c.-137C>A	β^{++}
日本人	-31	HBB: c.-81A>G	β^{++}
非洲人	-29	HBB: c.-79A>G	β^{++}
东南亚人	-28	HBB: c.-78A>G	β^{++}
黑人	-26	HBB: c.-76A>C	β^{++}
地中海人	Codon 5	HBB: c.17_18delCT	β^0
地中海人；美国黑人	Codon 6	HBB: c.20delA	β^0
东南亚人	Codon17	HBB: c.52A>T	β^0
地中海人；印度人	IVS1-nt1	HBB: c.92+1G>A	β^0
地中海人；印度人	IVS1-nt5	HBB: c.92+5G>C	β^0
地中海人	IVS1-nt6	HBB: c.92+6T>C	$\beta^{+/++}$
地中海人	IVS1-nt110	HBB: c.92-21G>A	β^+
东南亚人	HbE	HBB: c.79G>T	β^{++}
地中海人	HbKnossos	HBB: c.82G>T	β^{++}
地中海人	Codon 39	HBB: c.118G>T	β^0
东南亚人	Codons 41/42	HBB: c.126_129delCTTT	β^0
中国人	IVS2-nt654	HBB: c.316-197C>T	β^+
地中海人	IVS2-nt745	HBB: c.316-106C>G	β^+
美国黑人	AATAAA to AACAAA	HBB: c.*+110T>C	β^{++}
地中海人	AATAAA to AAGAAA	HBB: c.*+110A>G	β^{++}

注：HGVS：人类基因组变异学会

（三）临床诊断

由于正常的 β 基因活性可以生成足够的稳定珠蛋白，因此，在正常情况下 β- 地贫病人没有特征性临床症状。

重型 β- 地贫的临床症状通常发生在 6～24 个月，表现为严重的小细胞低色素性贫血、轻度黄疸、肝脾大。患儿生长迟缓，逐渐变苍白。由于高代谢状态或者感染会导致患儿喂养困难、烦躁、反复发热。而肝脾大会导致患儿渐进性腹部膨隆。在医疗条件有限时，患儿因未得到治疗或输血不足，会出现生长受限、苍白、黄疸、肌萎缩、膝外翻、肝脾大、足部溃疡、髓外肿物，或由于骨髓增生导致骨骼畸形等。骨骼畸形包括长骨形成不良和典型的颅面骨改变即地贫面容（头骨突出、颧骨高耸、上颌骨肥大、鼻梁塌、龅牙）。如果没有长期的输血支持，重型 β- 地贫患儿通常在出生后几年内死亡。

中间型 β- 地贫病人年长后才出现轻度临床症状。较为严重的病人在 2～6 岁出现症状，这类病人尽管在没有定期输血的情况下也能生存下来，但是会出现生长发育受限。较轻的病人直到成年才出现轻微的贫血症状。这类病人常见髓外造血 EMH（红骨髓增生）。髓外造血的结果是特征性的骨形成不良、特征性面容、骨质疏松（会导致长骨病理性骨折）、促红细胞生成素合成增加（会影响脾、肝、淋巴结、胸和脊柱）。脾脏因为要清除血液中损伤的红细胞而导致脾大。腿部溃疡也较常见。长期输血的重型地贫病人易继发溶血，而中间型地贫病人因为肠内铁吸收的增加也会导致铁超载。

（四）血液学诊断

β- 地贫携带者通常会出现低 MCH、低 MCV 以及高 HbA_2 水平，这和血红蛋白的水平低或者稍低有关。外周血涂片显示红细胞形态学变化并不明显。重型 β- 地贫的特征是血红蛋白水平下降（< 7g/dl），$50 < MCV < 70fl$，$12 < MCH < 20pg$。中间型地贫的特征是 $7g/dl < Hb < 10g/dl$，$50fl < MCV < 80fl$，$16pg < MCH < 24pg$。病人表现为小细胞低色素性贫血、红细胞大小不均、异形（毛刺泪滴和细长的细胞）、靶细胞。红细胞计数（有核红细胞）和贫血程度有关，而且在脾切除后计数明显增加。通常不同类型的地中海贫血症状具有同样的异常红细胞形态和特征，甚至有相同的血红蛋白变异，例如：HbE/β- 地贫。

（五）血红蛋白的定量和定性分析

醋酸纤维素电泳或者毛细管电泳（CE）和 DE-52 微量色谱或者高效液相色谱法（HPLC）可以定量和定性测定血红蛋白。

在 $β^0$- 地贫纯合子病人中，HbA 缺乏，HbF 占 92%～95%。在 $β^+$- 地贫纯合子和 $β^+/β^0$ 病人中，HbA 比例 10%～30%，HbF 比例 70%～90%。HbA_2 的含量在 β 纯合子地贫中变异大，在轻度 β- 地贫中升高。通常用酸洗脱试验（F 细胞染色）和碱变性来检测 HbF。

（六）分子水平分析

通常用聚合酶链反应（PCR）的手段来检测 β 珠蛋白的基因突变。最常用的方法是反向斑点杂交分析或引物特异性扩增的方法，利用碱基互补用一组探针或引物对病人最常见的突变进行检测。如果靶向突变分析不能探测到突变，则可采用测序分析检测 β 珠蛋白基因的序列。

（七）基因型和表型的联系

珠蛋白链的不均衡是导致 β- 地贫临床严重程度的重要因素。因此，可通过降低珠蛋白链不均衡性来改善轻型地贫的症状。最常见的机制之一是纯合子或者两条 β+- 地贫轻度和沉默突变的复合杂合子。例如：地中海人口中 101CT 的沉默、IVS1-6TC 的突变，东南亚人口中 28AG 改变，非洲人口中 29AG 的改变。

其他因素，如同时携带 α- 地贫基因突变或者增加 γ 链生成的基因变异可改善表型。缺失型或非缺失型 *HPFH* 突变（与 HbF 的高水平有关）会导致轻度的中间型地贫。β 珠蛋白聚类对比发现，该表型与决定 γ 链生成的基因共表达有关。最近，利用全基因组相关分析（G-WAS）研究发现两个位点（2p16 *Bcl11A* 和 6q23 *HBS1L-MYB*）能导致 20%～30% 正常成人中 HbF 水平变异，并与轻度的中间型地贫的表型和 $β^0$ 纯合子地贫病人的输血需求推后有关。另外，*Bcl11A* 可能参与调节血红蛋白转换过程。

某些情况下，β 地贫杂合子可能出现中间型地贫的表型，而非表现为无症状的携带者。大部分这类病人存在过量有功能的 α 珠蛋白基因（3 倍或 4 倍），从而加剧 α/ 非 α 珠蛋白链合成的不均衡性。更甚，在杂合子中罕见突变可能与中间型地贫有关，罕见突变会导致极不稳定 β 珠蛋白的合成，这些珠蛋白存在于前体红细胞中，导致无效造血。

近年来发现了几种基因修饰因子可以改善地中海贫血综合征的临床表现。研究最多的是尿苷二磷酸葡萄糖醛酸转移酶基因在启动子区域（TA）7 的多态性，该基因的纯合子状态与 Gilbert 综合征有关，也和中间型及重度地贫病人的胆结石形成有关。其他候选基因包括载脂蛋白 Eε4 同位基因，可能是 β 地贫纯合子中导致左室衰竭的危险基因。其他未被明确证实的因子包括编码 HFE 相关的遗传性血色病基因和骨质代谢的基因。

五、β- 血红蛋白的结构变异及地中海贫血的管理

（一）血红蛋白 E

血红蛋白 E 是地中海贫血中最常见的结构变异。HbE 的特征是 β 珠蛋白链上第 26 个位置上的赖氨酸被替换成苏氨酸。β 珠蛋白基因第 26 个密码子上 G 突变成 A 不仅产生氨基酸的替换，还激活了 24～25 密码子上的神秘剪接位点，导致选择性剪接途径的产生。最终变异血红蛋白（HbE）生成减少。一般而言，病人体内 HbE 蛋白总量约占 HbE 携带者总血红蛋白的 25%～30%，没有达到预想的 50%，即第 26 个密码子 G 突变成 A 既导致了 β

珠蛋白基因数量的减少，也导致了 β 珠蛋白基因功能的缺陷。

HbE 是东南亚地区最常见的异常血红蛋白，在其中的某些地区其携带率高达 50%。HbE 在印度次大陆也很常见，例如：印度、巴基斯坦、孟加拉国和斯里兰卡等。HbE 的杂合子临床表现正常，仅血红蛋白分析提示红细胞指标的轻度变化。通过特殊染色（DCIP）很容易检测到 HbE。HbE 纯合子的临床症状较轻，可能仅表现为轻度贫血。外周血涂片检查显示红细胞中约有 20%～80% 的靶型红细胞，血红蛋白电泳提示 HbE 占血红蛋白总量的 85%～95%，HbF 占 5%～10%，在部分 HbE 纯合子体内也可检测到超过 20% 的 HbF。

HbE 地贫和 β- 地贫的混合在东南亚地区也很常见，这种类型有不同严重程度的临床表现，包括从中间型地贫到输血依赖性的重度地贫，可以分为 3 类：

1. 轻度 HbE/β- 地贫在东南亚地区的发病率约占 15%，病人 Hb 约为 9～12g/dl 左右，且通常在早期无明显临床症状，但部分病人可出现生长受限、铁超载和其他类似 NTDT 病人的并发症。

2. 中重度 HbE/β- 地贫为主要类型。病人 Hb 约为 6～7g/dl 左右，临床症状类似于中间型 β- 地贫或 NTDT。如果未出现感染，为避免铁超载，一般无需输血。

3. 严重的 HbE/β- 地贫病人 Hb 低至 4～5g/dl。该类病人与重度 β- 地贫类似，应该按照重型地贫或者 TDT 病人治疗原则进行处理。

该种类型的地贫病人变异原因包括：β- 地贫的基因突变（β⁺ 或 β⁰）、与 α- 地贫的共遗传、出生后生成 γ- 珠蛋白的先天倾向。该类病人的临床表现与重型地贫不同。

（二）Hb Lepore

Hb Lepore 是一种由于 δ 和 β 珠蛋白基因融合引起结构性的 β 变异。Hb Lepore 的纯合子状态 /Hb Lepore 和 β- 地贫的纯合子状态均能导致中间型到重度的输血依赖性 β- 地贫综合征。

（三）HbS 疾病

HbS 疾病是世界上最常见的血红蛋白变异，其形成原因为 β- 珠蛋白链上第 6 位氨基酸中谷氨酸取代了缬氨酸。β- 地贫和 HbS 的相互作用会使病人产生类似于镰状细胞病的综合征。此综合征通常不需要输血，也不会导致铁超载。镰状地中海贫血的管理应该遵照现有的 NIH 指南。

六、α- 地中海贫血

α- 地中海贫血（简称：α- 地贫）是遗传性疾病，其特征是 α 珠蛋白链的生成减少或抑制。人类 α 珠蛋白基因位于 16 号染色体短臂的端粒末端。通常，α- 地贫是因为一个或两个 α 珠蛋白基因的大片段 DNA 的缺失而导致。

（一）静止型携带者

单个 α 珠蛋白基因的缺失或者 α⁺- 地贫都会导致静止型 α- 地贫。单个 α 珠蛋白基因缺失型杂合子不会导致贫血，可以生成正常的红细胞。两种主要类型的 α⁺- 地贫（3.7kb 和 4.2kb）是在太平洋地区乃至全球最常见的 α- 地贫类型。

（二）α- 地贫特征

两个缺失型 α 基因（在相同的染色体上两个相连的 α 基因同时缺失）或者是 α0-（--/αα）或者是（-α/-α），病人表现为轻度的小细胞低色素性贫血，MCV 通常低于 80fl，而 MCH 低于 27pg。

（三）不太常见的类型

在 α 基因上由单个或多个核苷酸缺失引起的突变，或非缺失型 α- 地贫（αTα 或 ααT），该类突变发生的地区分布主要是地中海国家到东南亚地区以及中国等。部分非缺失引起的突变也会产生异常血红蛋白类型，例如：Hb CS、Hb PS。这些 α 珠蛋白的变异是由 α 珠蛋白的终止密码子突变引起的，其导致 α 珠蛋白链上出现了 31 个额外的氨基酸残基（无效合成）。部分非缺失型引起的 α- 地贫杂合子会表现为临界性 MCV、MCH 的检测值，因该类型不能通过检测红细胞相关指标来识别，因而不能进行地中海贫血的预防和控制。

（四）HbH 疾病

3 个 α 珠蛋白基因的缺失或者突变会导致 HbH 疾病，例如：缺失型（--/-α）、非缺失型（--/αTα、--/ααT）。这一类型疾病的特征是：中度贫血、脾大、氧化剂药物及感染引发的急性溶血等。总的来说，非缺失型 HbH 病人临床症状会比缺失型 HbH 病人更严重。例如：Hb CS 与 --/αα 的共同遗传会导致严重的 HbH 疾病，这一类病人中需要经常输血和脾切除的比率超过 20%。大多数 HbH 病病人可以按照 NTDT 指南来进行管理。

（五）罕见的类型

有一些 HbH 病人有特定的非缺失型突变，例如：Hb Pak Num Po（ααPNP）、Hb QuongSze（αQZα）、Hb Adana（αCD59α）。这些病人有严重的表型，类似于重型 α- 地贫，例如：早期出现的贫血（出生时或在出生 6 个月内）、严重的贫血（Hb < 5g/dl）、巨脾甚至胎儿或新生儿死亡等。由于部分病人在子宫内就出现了严重的贫血和水肿改变，因此也被称为输血依赖性 HbH 病或者 HbH 水肿胎。

（六）HbBart 水肿胎

HbBart 水肿是 α- 地贫中最严重的临床表型，大部分是因为病人 4 个 α 基因同时缺失,表现为严重的胎儿水肿,常常胎死宫内。此外,也会引发严重的母体并发症,包括:子痫前期、产前出血、难产等。在同一条染色体上"cis"位置 α 基因的缺失(α⁰- 地贫, --/)在东南亚国家、中国和远东地区很常见,但这种类型在地中海地区少见,在非洲几乎没有。该分布的差异提示 HbBart 水肿胎综合征和 Hb H 疾病存在区域性特征。胎儿阶段无 α 珠蛋白生成会导致无 α 珠蛋白链的四聚体的形成,引发 HbBart 水肿。目前,经过采用最新的胎儿药物结合宫内输血的治疗,部分 HbBart 胎儿可以在宫内存活,因此,幸存的 HbBart 胎儿已越来越多。但是,这些患儿需要终生输血治疗。所以 HbBart、HbH 水肿胎或者输血依赖性 Hb H 疾病都应该按照 TDT 指南来治疗。

(七)病理生理学基础

α 珠蛋白合成减少导致 HbA(α2β2)的减少,导致正常结构的血红蛋白合成的减少,相对过量的 β 珠蛋白会形成 β4 蛋白四聚体,该四聚体通常不稳定,黏附到红细胞膜表面导致红细胞膜的氧化损伤,缩短红细胞的寿命。β4 蛋白四聚体可以通过血红蛋白分析来检测,类似于 HbH。这类病人在急性发热性疾病中 HbH 含量会增加。在非缺失型 α- 地贫中,如果合并 β 珠蛋白的基因突变(例如 HbCS),这些变异蛋白可以直接加入细胞膜表面,产生活性氧。因此,这类非缺失型 HbH 病人的症状通常比缺失型 HbH 病人更严重。

(八)血液学诊断

与 β- 地贫综合征类似,HbH 病人表现为小细胞低色素性贫血,血红蛋白水平在 4~13g/dl 左右,血细胞形态学分析可以观察到多染细胞和网状细胞增多的现象,在急性感染期或溶血性危象时这些细胞会急剧增加。在表型症状严重的类型中(如 HbBart 水肿胎和严重的非缺失型 HbH 疾病),常见成核的和嗜碱性点彩阳性的红细胞。通过外周血涂片活体染色(甲酚蓝)检测 HbH 包涵体是判断 HbH 疾病的特征性鉴别方法。

(九)定性和定量的血红蛋白分析

针对 α- 地贫综合征,可采用电泳法检测 HbH(β₄)和 Bart(β₄)中快速移动的血红蛋白种类。HbH 水平变异程度可从 <1% 到高达 40%(通常是 10%~15%),该蛋白分布的差异与检测方法的敏感性、实验室人员的技术、实验器材和血液样本的质量等都有关。HbH 的检测不能单纯依靠液相色谱法平台,还需利用血红蛋白种类的特定保留时间(RT)来进行人工判断。由于可利用的 α 珠蛋白链减少,HbA₂(α₂δ₂)的量也下降,在非缺失型 HbH 疾病的病人中,特别是 HbH/HbCS,微量(1%~4%)的 HbCS 变异也能被检测到。

(十)分子诊断

与 β- 地贫类似,普通的 α- 地贫基因突变通过聚合酶链反应(PCR)检测。

因大部分的 α- 地贫是由基因缺失引起，所以常使用 GAP-PCR 技术扩增缺失的基因片段。对于非缺失型突变最常用的方法是逆向斑点杂交分析、酶消化后的引物特异性扩增或 PCR。普通 PCR 不能检测出突变的病人，需要对 α₁ 和 α₂ 珠蛋白基因进行测序。对于罕见的或者未知的突变，可使用多重连接探针扩增（MLPA）技术，该技术已经完全取代了传统使用 southern blot 来检测染色体的方法，而且可信度高、灵敏度好，不需要放射性探测。

因为几乎所有前面提到的地中海贫血都表现为小细胞低色素，所以，对于地中海贫血的诊断应该考虑到所有的异常红细胞特征。但是需要与常见的缺铁性贫血进行鉴别。

小细胞低色素性贫血以及进一步的地中海贫血综合征的诊断流程总结如图 1-4～图 1-6。

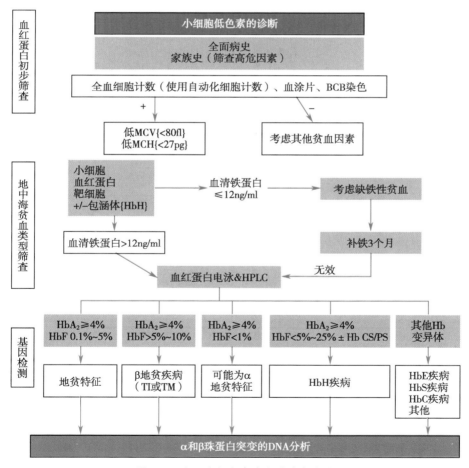

图 1-4　小细胞低色素病人的诊断方法

	β–TM	β–TI	HbE/β–Thal		HbH
Hb水平	<5g/dl	~7~10g/dl	轻型	9~12g/dl	2.6 ~ 13.3g/dl
			中间型	6~7g/dl	
			重型	4~5g/dl	
外周血涂片 低Hb生成	小细胞低色素、靶细胞				
外周血涂片 溶血	红细胞皱缩、网状红细胞增多（5%~10%）				
外周血涂片 无效造血	有核红细胞，嗜碱性点彩				
外周血涂片 特征	+大量F细胞/酸规避	+F细胞/酸规避	+DICP着色{HbE} +F细胞/酸规避		HbH包涵体
Hb分析	HbF高达100% HbA2↑	HbF10%~50% {高达100%} HbA2>4%	HbE{40%~60%} HbF{60%~40%} +/–HbA{β+地贫} HbA2↑		HbH变异 {0.8%~4%} HbA2↓ +α变异的存在：如 Hb CS、Hb PS等
DNA分析	• 特定人群中常见的β0和β+突变可以用PCR检测 • 不常见的或罕见的突变需要直接测序或基因芯片 • β–TI的其他分析包括α和β珠蛋白重组，Xmn I多态性和其他γ珠蛋白表达的QTLs				Gap-PCR用于检测7种常见的缺失型α地贫，RDB用于检测非缺失型α突变；未知突变采用Southern bloting或MLPA分析，以及测序分析

图 1-5 地中海贫血和血红蛋白病的诊断方法

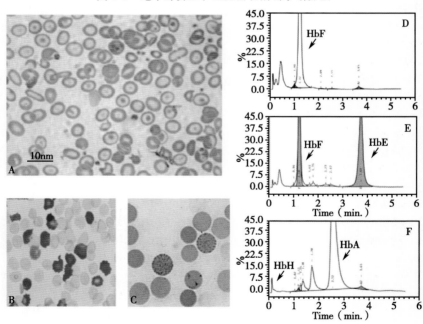

图 1-6 地中海贫血综合征中常见的血红蛋白特征和血液学特点

A：地中海贫血病人的外周血涂片提示显著性的小细胞低色素(不均性细胞异形，靶型红细胞和多色性)；B：F 细胞染色检测在 β- 地贫中阳性；C：α- 地贫中可见 HbH 包涵体阳性，液相色谱法可显示重型 β- 地贫的血红蛋白谱（D）、HbE/β 地贫（E）和 HbH 疾病（F）

参 考 文 献

1. Bernini L. Geographic distribution of alpha- thalassemia//Steinberg MH, Forget BG, Higgs DR, Nagel RL, ed. Disorders of Haemoglobin. 1ˢᵗedition. Cambridge, 2001: 878-894.

2. Fucharoen S, Viprakasit V. HbH disease: clinical course and disease modifiers. Hematology Am Soc Hematol Educ Program, 2009: 26-34.

3. Galanello R, Cipollina MD, Dessí C, et al. Co-inherited Gilbert's syndrome: a factor determininghyperbilirubinemia in homozygous beta-thalassemia. Haematologica, 1999, 84: 103-105.

4. Galanello R, Cao A. Relationship between genotype and phenotype. Thalassemia intermedia. Ann N Y Acad Sci, 1998, 850: 325-333.

5. Galanello R, Sanna S, Perseu L, et al. Amelioration of Sardinian beta0 thalassemia by genetic modifiers. Blood, 2009, 114: 3935-3937.

6. Galanello R, Origa R. Beta-thalassemia. Orphanet J Rare Dis, 2010, 5: 11.

7. Ganz T. Hepcidin--a regulator of intestinal iron absorption and iron recycling by macrophages. Best Pract Res Clin Haematol, 2005, 18: 171-182.

8. Laosombat V, Viprakasit V, Chotsampancharoen T, et al. Clinical features and molecular analysis in Thai patients with HbH disease. Ann Hematol, 2009, 88: 1185-1192.

9. Origa R, Galanello R, Ganz T, et al. Liver iron concentrations and urinary hepcidin in beta-thalassemia. Haematologica, 2007, 92: 583-588.

10. Origa R, Galanello R. Pathophysiology of beta thalassaemia. Pediatr Endocrinol Revi, 2011, 8: S263-S270.

11. Premawardhena A, Fisher CA, Olivieri NF, et al. HbE β thalassaemia in Sri LanKa. Lancet, 2005, 366: 1467-1470.

12. Uda M, Galanello R, Sanna S, et al. Genome-wide association study shows BCL11A associated with persistent fetal haemoglobin and amelioration of the phenotype of beta-thalassemia. Proc Natl Acad Sci U S A, 2008, 105: 1620-1625.

13. Viprakasit V, Tanphaichitr VS, Chinchang W, et al. Evaluation of Alpha Haemoglobin Stabilizing Protein（AHSP）as a genetic modifier in patients with βthalassemia. Blood, 2004, 103: 3296-3299.

14. Viprakasit V. Alpha-thalassaemia: From Clinical and Molecular Diagnosis to Bedside Management. Hematology Am Soc Hematol Educ Program, 2013, 7: 11-21.

15. Viprakasit V, Limwongse C, Sukpanichnant S, et al. Problems in determining thalassemia carrier status in a program for prevention and control of severe thalassemia syndromes: A lesson from Thailand. Clin Chem Lab Med, 2013, 23: 1-10.

16. Weatherall DJ. The inherited diseases of haemoglobin are an emerging global health burden. Blood, 2010, 115: 4331-4336.

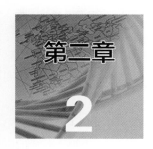

第二章 输 血

作者：Sara Trompeter；Allen Cohen

审核：John Porter

本章将阐述与重度地中海贫血输血治疗相关的五个主要问题：

1．输血治疗的对象是谁？何时开始输血治疗？
2．为达到有效安全的输血治疗，如何选择及处理血液？
3．经过有效的输血，理想的血红蛋白水平是多少？
4．输血要求怎样影响铁螯合治疗的成功率？
5．最常见及最严重的输血反应分别是什么？
6．输血过程中正确的处理及监测方法是什么？

（一）输血治疗的目的

合理的输血目的和理想、安全的血源是对地中海贫血病人进行常规输注红细胞治疗的关键。主要目标包括：

1．受血者所使用的供血者红细胞应有理想的回收效果和正常的半衰期。
2．输血后，受血者的血红蛋白能提高到合理的水平。
3．避免输血副作用包括输血相关的病原体传播。

（二）血液制品的质量和数量

为保障地中海贫血病人的健康，血液制品应来源于严格挑选的正常、健康、自愿、无偿的志愿者，并在有质量保障的输血中心进行血液的收集、处理、储存及分配等。

参照欧盟、WHO 及美国血液银行联盟等多家国际组织的指南基础，应结合考虑各国的需求以及不同的感染源来源和分布，保障输血的安全性。献血的流程、献血志愿者的选择（通过问卷等）、特殊抗原检测（HBV、HCV、HIV 等），及某些国家传染病 HAV、HTLV I/II、疟疾及弓形虫、西尼尔病毒及锥虫病等的检测，以上措施组成了保障血液制品质量的重要部分。

（三）输血的对象的选择

选取输血对象需考虑以下条件：

1．确诊的地中海贫血病人。
2．实验室指标随机两次、间隔 2 周以上的血红蛋白水平均 <7g/dl，排除

其他因素如感染等。

3．临床指标（不考虑血红蛋白水平）血红蛋白水平＞7g/dl，并伴有以下表现之一：面部改变、生长受限、骨折和有临床意义的髓外造血。

（四）推荐使用的血液制品

重度地中海贫血病人应输注血红蛋白含量至少在40g以上的去白细胞的浓缩红细胞。每单位红细胞悬液中白细胞含量应减至白细胞所致副作用的临界阈值1×10^6以下（表2-1）(Klein, 2007)。

表2-1 血液制品中白细胞造成的副作用

不良反应	发生原因
非溶血性发热	病人的HLA抗体，供体白细胞引起的细胞因子反应
HLA-同种免疫反应	受血者HLA同种免疫反应
输血相关性感染	细胞相关的病原体如巨细胞病毒

（五）减少白细胞的方法

1．全血过滤 在储存前，首选全血过滤法。这种高效的过滤除去白细胞的方法，具有稳定的低白细胞残留率和高红细胞回收率。去白细胞的全血经离心后可得到浓缩红细胞。

2．实验室过滤 即在输血前，血库实验室将从捐献的全血中得到的浓缩红细胞进行过滤。

3．床旁过滤 指输血时在床旁对浓缩红细胞悬液过滤。因为床边过滤变异因素太多，该方法不能保证最佳的质量控制。

（六）用于特殊病人的血液制品

1．洗涤红细胞 该方法对反复出现严重输血过敏反应的地中海贫血病人及IgA缺陷（受血者自身的IgA抗体可能引发过敏反应）的病人有利。通过对供血者血液制品进行洗涤，可以去除可能成为受血者抗体靶点的血浆蛋白。洗涤可以通过人工或者自动技术来完成。未在储存液中悬浮保存的洗涤红细胞必须在24小时内输注。因此，如果血液准备好时没有合适受血者，这种保质期较短的洗涤红细胞则可能浪费。在SAGM中悬浮的洗涤红细胞在应用封闭的循环系统洗涤后可以延长保质期到14天。

因不能完全去除白细胞，洗涤并不代表可以有效减少白细胞含量。一般洗涤可与过滤联合进行。洗涤红细胞可能去除血液制品的一部分红细胞，所以监测输血后血红蛋白水平，对于检测受血者是否达到理想的血红蛋白水平具有一定价值。

2. 冷藏保存的红细胞　指从全血中提取、在收集的 7 天内采用冷藏剂如甘油进行冷冻，并贮存在 −80～−60℃间的红细胞成分。这种制品是用来供应罕见病人（具有特殊细胞抗体，或缺少常见红细胞抗原）。保质期 1～7 天之间，其保质期的长短取决于该制品是否在开放或封闭系统内洗涤过，及是否在 SAGM 中呈重悬。较短的保质期同样可能造成浪费。捐献的红细胞大约 20% 会在冷藏及洗涤过程中丢失。尽管一些血液中心的红细胞保存了 10 年，但没有充分证据表明血液制品究竟能储藏多久。

3. 同一献血者来源分离后得到的红细胞　是指从同一个捐献者收集两单位的红细胞并输注给一个病人，这样单一的献血者可降低感染、过敏及其他输血相关并发症的风险。但这一方法也存在局限性，这就需要献血者有较高的血红蛋白水平，献血的频率也会降低，收集血液需要更有创性的分离技术。而且采用两个分离的采血袋收集血液，很难确保两袋血液去向相同。

4. 幼稚红细胞输注　是指输注献血者红细胞中幼稚红细胞，降低了对血液的要求（Spanos，1996）。然而，病人需要更多不同来源的血液，因此成本增高，感染、过敏的风险增加。

（七）献血者红细胞的储存

在血液收集过程中使用抗凝保护剂（表 2-2）可以预防凝固、保障血液储存过程中代谢完整性。所有这些溶液均包含柠檬酸钠、柠檬酸和葡萄糖等，还有含有腺嘌呤、鸟嘌呤核苷及磷酸盐（比如 CPD-A）等。如表 2-2 所示，使用添加剂（AS-1、AS-3 及 AS-5）可以将红细胞保存期延长到 42 天。

表 2-2　抗凝保存时间（有或无添加剂）

类型	保存时间（天）
CPD	21
CP2D	21
CPDA-1	35
添加了 AS-1（保存液）、AS-3（营养液），AS-5 的 CPD、CP2D 或 CPDA-1	35～42

不同类型的红细胞制品的保质期限也不同，但是所有储存的制品在输血后 24 小时仍应该有不少于 75% 的红细胞。但是实际操作中，血液中心很难根据添加剂和储存时间不同来检查献血者红细胞的实际半衰期。

在正常储存情况下，2,3-BPG 会进行性减少，导致血红蛋白氧气释放功能下降，而该功能对于地贫病人极其重要，因此，在输血后快速补充 2,3-BPG 有助于血红蛋白功能恢复。综合上述多种因素，尤其是重度地中海贫血病人,面对血红蛋白恢复能力下降以及红细胞半衰期缩短这些问题,无疑增加了病人对输血需求,其结果是增加了病人输血后铁负荷,所以,目前只使用存储时间在 2 周以内的含添加剂的血液制品,在合并心脏疾病或年幼的病人,需特别注意使用添加剂后血液容量增加的问题。总体看来,对于所有病人而言,计算年输血后铁负荷,需要考虑血液制品中使用添加剂带来的低血细胞比容等因素。

(八)抗原相容性检测

长期输血治疗一个常见的并发症,就是病人体内会产生一种或多种红细胞抗体即过敏反应(Thompson,2011;Singer,2000;Spanos,1990)。然而,由于人群的同质性差异及抗原检测技术和其他因素等,不同的输血中心检测到的抗体也不同。因此,细致监测新抗体的产生,减少供血者相应的抗原就尤其重要。输血病人体内产生的最为常见抗体为抗 E、抗 C 及抗 KELL 抗体,有 5%~10% 的病人可产生其他红细胞抗原的抗体,或者出现未知类型的温抗体或冷抗体。

建议:

1. 在进行输血治疗前,应该扩展红细胞抗原检测类型,至少包括 C、c、D、E、e 及 Kell,以便在随后的免疫反应中识别和鉴定抗体类型。

2. 如果病人已经过输血治疗,抗原类型的确定需要采用分子学检测方法而非血清学检测。

3. 所有地中海贫血病人均应输注与 ABO、Rh 及 Kell 抗原相容的血液,以避免过敏反应。

一些中心甚至扩大抗原检测范围,包括 RH 所有亚类,或者重点关注那些更易导致特殊人群过敏的特殊抗原(Cheng,2012)。

大多数血库在每例病人输血前通常检测新抗体及交叉配型。在一些中心,血库应用更新的方法,而原先的方法仅用于抗体筛查。可选的严谨交叉配型方法,通常指只用电子技术进行交叉配型,只有在一些遵循通过电脑系统标记取样等严格流程的中心适用。无论使用哪种方法,都必须测定新抗体,从而给无相应抗原的受血者使用。不是所有抗体都具有临床意义,不一定都能在体温条件下摧毁不相容的红细胞。所以,如果抗体在某温度下无反应及交叉配型相容,并不一定是抗体阴性。

有必要完整而详细地记录并保存每名病人的抗原类型、红细胞抗体及输血反应。而且保证病人在不同中心进行输血治疗时均能够随时调取该资料。一级近亲的输血应该避免,因为产生抗体的风险会影响后期干细胞移植和产生输血相关移植物抗宿主病。取样、抗体检测到输血整个过程的时长通常是72 小时,但是在检测全部 RH 亚类及 KELL 抗原的中心可能长达 1 周。从抗体检测到输血之间的这段时间，担心的主要问题是在此期间新抗体的产生而导致未检测出的抗体。

（九）输血程序

地贫病人推荐的输血治疗方案是终生常规输血，通常每 2～5 周输血一次，维持输血前血红蛋白水平高于 9～10.5g/dl。该输血方案能促进大多数患儿的正常生长，维持基本体力活动，抑制大多数病人的骨髓活性，并且输血后铁累积量最少（Cazzola，1997；Cazzola，1995）。输血前血红蛋白处于 11～12g/dl 的水平，可能适用于心脏病、临床上明显的髓外造血或其他内科合并症的病人，以及低血红蛋白水平无法合理抑制骨髓活性的病人。有时，输血前出现背痛可能提示输血前血红蛋白处于较高水平。尽管输血间隔更短时能减少总体的输血需求，但是间隔期须考虑其他因素，例如病人的学校或工作安排以及其他生活事项。

上面所列出来的输血时间表已证实可减少铁负荷，而且在意大利的重度地中海贫血病人中可有效抑制骨髓活性（Cazzola，1997；Cazzola，1995）。针对需要单独其他输血的同类型疾病如 E-Beta 地中海贫血的最佳输血方案目前尚未有正式研究的报道，但应该有所不同，因为有证据显示 E-Beta 地中海贫血病人能耐受更低水平的血红蛋白水平，但由于缺乏前瞻性数据证实低输血方案可以在此类病人中达到相同效果，因此也推荐同样的输血方案。

在病人确诊为地中海贫血后，就应该考虑决定启动终生输血治疗方案的时机，疾病的确诊需要考虑分子学缺陷、多次的贫血严重程度的结果、无效的红细胞生成水平以及临床指标如生长不良或骨骼改变等，重型地中海贫血病人应在 2 岁以内即开始常规输血治疗，轻型地中海贫血病人在 20 岁内只用偶尔输血治疗，只有当血红蛋白水平进行性下降或合并其他并发症时才需要启动规律输血治疗方案。地贫病人经过最初几年的输血治疗后易出现同种免疫反应（Spanos，1990；Michai-Merianou，1987，见表 2-3）。中间型地贫病人在成年后开始输血可出现同种抗体或自身抗体，极大影响输血治疗方案的实施。

表 2-3　地贫的年龄和同种免疫

第一次输血年龄（岁）	同种免疫反应发生率（%）	参考
<1	7.7	（Machail-Merianou，1987）
>1	27.9	
<3	20.9	（Spanos，1990）
>3	47.5	

输注红细胞的推荐量取决于不同抗凝剂及添加剂的使用。对于 CPD-A 溶剂红细胞比容约为 75% 的血液制品，每次输血容量应为 10～15ml/kg。含添加剂红细胞比容处于 60%～70% 之间的血液制品通常需要更大输注量（表 2-4）。对于大多数病人，避免这种差异的简便方法是在输血时预定红细胞单位（如 1 个单位，2 个单位）而非输血容量。低龄儿童病人可能仅需要小于 1 单位红细胞以避免过量输血。对于这些儿童，或者其他需要特殊容量的病人，通常采用下面的计算方法。

拟输血量 ml =（目标血红蛋白值－实际血红蛋白值）× 体重 ×3/ 拟输注的红细胞单位比容

输注 2～3 单位红细胞一般需要 3～4 小时。但是，在伦敦的两个地中海贫血中心正在进行的研究表明，无心脏病的不需要大容量输血的病人输血可以以 1 个单位 /h 的速率进行。当病人合并心衰或初始血红蛋白水平较低时应采用经常性的小剂量输注红细胞的方案，输注速度应更慢。

表 2-4　输血量指南

输血量		供体红细胞比容			
		50%	60%	75%	80%
血红蛋白增加目标	2g/dl	12ml/kg	10ml/kg	8ml/kg	7.5ml/kg
	3g/dl	18ml/kg	15ml/kg	12ml/kg	11.2ml/kg
	4g/dl	24ml/kg	20ml/kg	16ml/kg	15ml/kg

例如，某病人体重 40kg，拟提升血红蛋白 4g/dl，应该输注 AS1 红细胞比容 60% 的血液制品 800ml。该计算方法假设人体血容量 70ml/kg。

输血后的血红蛋白不应超过 14～15g/dl，因为输血后高血红蛋白会导致血液高黏稠及发生脑卒中的风险。输血后应不定期检测血红蛋白水平以评估输血间期血红蛋白下降速度，下降程度的监测变化有助于分析输血治疗后产生变化的效果、脾功能亢进的程度及输血不能解释的变化。

因此，目前普遍接受的血红蛋白目标水平是 12g/dl 左右，输血后在 14～15g/dl 之间，输血前 9～10.5g/dl 之间。该输血方案可促进病人正常生长，保持正常的生理活动，适当抑制骨髓活动，并在大多数病人体内达到最小量的铁蓄积。

尽管红细胞去除法、自动红细胞置换等方案已证实可以减少净输血需求及输血后铁蓄积，但是这种方法也存在局限，需要增加 2～3 倍献血者血量，提高了成本，增加了输血相关感染及过敏反应发生的风险等，同时还要考虑经费受限及合适的静脉通道选择等问题。

每个病人的输血过程应详细记录并保存，包括血液输注量及重量，血液中含血红蛋白的量或应用相同抗凝保护剂的血液制品血红蛋白平均值以及病人的体重等。根据这些信息,可根据输血量或者每千克体重纯红细胞数(血细胞比容血细胞比容100%)计算出年血液需要量,按后者数值(每千克体重纯红细胞数)乘以1.08,即可估计每毫升红细胞铁蓄积量(见第三章铁过载和螯合治疗),从而得出病人一年内每千克体重输血过程中蓄积的铁含量。如图2-1详细举例了每天每千克体重铁蓄积量的计算方法,表2-5显示了年输血量要求与每天铁蓄积的关系,这对选择适量的铁螯合剂非常重要。例如建议的铁螯合剂量是基于每天或每年的铁蓄积量计算的。

病人体重:40kg
输血量及日程:600ml/月
输注红细胞的平均红细胞比容:60%

每年血液需要量:13次输血×600ml/40kg=195ml/kg
每年净红细胞需要量:195ml/(kg·yr)×60%=117ml/(kg·yr)

每年输血铁蓄积量:
117ml/(kg·yr)净红细胞×1.08mg/ml净红细胞铁含量=126mg铁
每天输血铁蓄积量:126mg铁/年/365天=0.34mg/kg

图2-1 每年输血需要量及输血后铁蓄积量计算

表2-5 每年输血需要量和每天铁蓄积量关系

每年血液需要量 (血细胞比容60%)	每年血液需要量 (血细胞比容75%)	每千克净红细胞量 (血细胞比容100%)	每天铁蓄积量
100～150ml/kg	80～120ml/kg	60～90ml/kg	0.18～0.27ml/kg
150～200ml/kg	120～160ml/kg	90～120ml/kg	0.27～0.36ml/kg
200～250ml/kg	160～200ml/kg	120～150ml/kg	0.36～0.44ml/kg
250～300ml/kg	200～240ml/kg	150～180ml/kg	0.44～0.53ml/kg

了解每年输血需求量有利于发现其中的变化,为鉴别脾功能亢进或献血者红细胞加速破坏等提供重要依据。

(十)输血和脾脏

脾脏未切除的病人输血需求量通常高于脾切除病人的需求。一项针对重度地中海贫血病人的研究显示,这类病人每年每千克体重输注红细胞需要多出250ml左右,脾切除后每年铁蓄积量平均减少约39%左右(Graziano,1981)。近期研究表明,脾脏未切除的病人平均输血需求量0.43mg/(kg·d),超出脾脏切除术后地中海贫血病人0.33mg/(kg·d)的需求量约30%左右(Cohen,2008)。应用现代铁螯合方法,除非病人的输血需求量增至无法承受,同时伴脾脏增大,否则较少有证据确定需要行脾切除术。采用多次输血的方案一方面可减缓脾脏增大的速度,进而减少因脾脏原因所致输血的需求(Modell,1977)。

因早期的一些研究缺乏输注血液的红细胞比容的相关数据，也未对脾脏切除后输血铁蓄积量减少的可能性和发生败血症、血栓及肺动脉高压等并发症相关因素进行详尽分析，目前，很难确定脾脏切除的年输血需求量阈值。因此，在决定进行脾切除术前，也须考虑同量输血后铁负荷情况下，不同个体经铁螯合治疗后控制铁储存的能力，但当每年输血需求量超过 20ml/kg 时，应考虑脾切除术作为降低铁蓄积量的方案之一。

（十一）副作用

输血会带来诸多风险及副作用（表 2-6）。因此，持续改善血液安全性、降低输血量、降低献血者暴露十分重要。

1. 非溶血性发热输血反应　该症状在过去几十年很常见，但是近来因为减白技术、尤其是预存减白技术的发展，极大地减少了细胞因子的蓄积，降低了白细胞过敏反应。在缺乏有效地减少白细胞技术时，应在输血前给予病人解热类药物以避免发生此类反应。由于发热也可能是溶血反应或血液制品细菌污染等因素引发，因此同时应该鉴别区分这些情况。

2. 过敏反应　此类反应常由血浆蛋白引起，轻重程度各异。轻型过敏反应包括荨麻疹、发痒、发红等，常可被 IgE 中和。而更多需要引起重视的则是重型反应，比如喘鸣、支气管哮喘、低血压或者其他过敏反应等，尤其在 IgA 缺陷及存在抗 IgA 抗体的病人中更甚。偶发的轻型过敏反应可以通过输血前使用抗组胺药或类固醇来避免。

3. 急性溶血反应　该反应常在输血开始后的数分钟或数小时内发生，其特点为发热、寒战、下背部疼痛、濒死感、蛋白尿及休克等，这些不寻常的反应多数发生于病人血型鉴定错误情况下；当病人在不同的或不清楚其病例及病史的医院就诊时，不当输血的风险增高。这种溶血反应可以通过以下方法来避免：①应用合理的血型鉴定及交叉配型方案；②在血库中适当留存供血者的血液样本；③遵循标准的抗体筛查流程，进行必要全面的交叉配血；④输血前应用更多方法对病人进行鉴定等。如果症状和体征提示急性溶血反应，应该立即停止输血，并通过静脉输注液体以维持血管内血容量，使用利尿药可以避免肾衰，DIC 可能需要使用肝素，并且需要再次鉴定病人的血型，再次查对血液制品，也应注意血库是否存在未检查抗体。

4. 自身免疫反应　如上所述，该反应是输血治疗的常见并发症，在地贫病人中发生率约 10%～20% 左右，常见 1～3 岁后开始输血治疗的儿童病人，但非更早进行输血的患儿。一些证据也表明，在脾切除手术后出现新型抗体现象更常见，所以，采用扩大范围的抗原匹配方案对于减轻自身免疫反应更有效。

5. 延迟性输血反应　该反应经常出现在输血后的 5～14 天，以未预计到的严重贫血、乏力及黄疸表现为主。这些反应可能由于一种自身抗体、输血前未被检测到的抗体或产生的新抗体所致。因此应寄送标本至血库检测新抗体并且对近期输注的血液再次进行配型。

6. 自身免疫性溶血贫血　是输血治疗一种非常严重的并发症，但在存在自身抗体的病人中不常发生（Ameen，2003）。甚至相容的血液制品的红细胞生存期可能明显缩短，并且由于献血者和受者红细胞破坏导致血红蛋白低于通常的输血前水平。血库的血清学分析经常显示有能跟大量受试细胞发生反应的抗体，而缺乏特异性的抗原。临床采用类固醇、免疫抑制药物和静脉免疫球蛋白治疗该并发症，但效果不明显。部分病人应用利妥昔单抗，而其效果也不确切。自身免疫溶血性贫血更常见于晚期开始进行输血治疗的病人（Rebulla，1991）。在对青少年和成人中间型地中海贫血开始输血治疗时也应该注意预防该种并发症。

7. 输血相关急性肺损伤　是一种潜在的严重并发症，通常由特殊抗中性粒细胞抗体或抗 HLA 抗体引发，也可能由于存储血液中升高的炎性因子前体导致（Vlaar，2013；Swanson，2006）。该并发症可能以喘鸣、支气管哮喘、发热或低血压表现为主，出现在输血后的 6 小时内。无证据怀疑输血容量过多，出现低氧血症及胸片提示肺水肿时应考虑该并发症。其治疗方法包括吸氧、使用类固醇和利尿药，适时采用辅助呼吸设备。

8. 输血引起的移植物抗宿主病　由于献血者红细胞中的淋巴细胞所致，是比较罕见但严重的输血并发症。免疫抑制病人风险较高，但是也可能发生于接受了单一相容性的献血者（如家庭成员）血液的免疫功能正常的病人中。该并发症出现在输血后的 1～4 周，以发热、皮疹、肝功能损伤、腹泻及骨髓之一引起的血细胞减少为主要表现。为降低其风险，应该避免使用家庭成员捐赠的血液，或者应用该种血液输注后接受辐照。不适合单独采用去除白细胞来避免该并发症的产生。

在确诊或未确诊的心功能损害病人中，或者输血速率过快时，可能发生输血相关循环过量。其症状和体征包括呼吸困难、支气管哮喘及胸片提示肺水肿。治疗方案主要是降低血容量及强心治疗。

输血中，病原体如病毒、细菌及寄生虫等传播是输血过程中的主要风险之一（见第七章感染）。甚至在输血传播感染原风险降至较低水平的国家，该问题仍持续存在或加重，其原因为：

（1）由于窗口期或敏感性不足，实验室未检测到病毒。

（2）某些有临床意义的新发现的感染原不明确，并且献血者未检测这些抗原。

（3）新发现的感染原如冠状病毒、高传染性流感病毒及朊病毒存在潜在风险。

（4）缺乏广泛意识，未能常规检查细菌、病毒及其他抗原（比如，耶尔森菌、HPA、弓形虫、疟疾及巴贝西虫）。

由于红细胞制品中病原体失活系统仍在研究中，所以在日常实践中较难进行。在地中海贫血常见的发展中国家的某些地区，持续的乙肝、丙肝及HIV病毒感染阻碍了国内输血服务的发展，包括资源献血、仔细的献血者选择及献血者血液检测，以及持续应用疫苗，比如乙肝病毒疫苗。

表2-6　免疫介导的输血反应种类及已报道的发生率

急性	发生率	慢性	发生率
溶血（冠状动脉）	1/25 000	同种免疫	1/100
过敏	1/50 000	溶血（血管外）	1/2500
非溶血性发热	1/100	移植 *vs.* 宿主病	很低
过敏（荨麻疹）	1/100		
肺损伤	1/10 000		

（十二）总结及建议

1．确诊地贫，合理安排临床及实验室输血治疗方案。

2．应谨慎选择及筛查献血者，倾向于采用自愿、常规、不计酬劳的献血者。

3．在第一次输血前，执行病人扩大范围的红细胞抗原检测，至少C、E及KELL。

4．每次输血时，给予ABO、RHD相容的血液。更推荐C、E及KELL抗原相配。

5．应用减白红细胞。强烈推荐预存血液过滤，血库在输血前过滤也是可以接受的。但是床边过滤仅在没能力预存血液过滤或血库输血前预存时考虑。

6．对有严重过敏反应的病人建议应用洗涤红细胞。

7．在CPD-A内贮存的红细胞应在收集血液的1周内输注，贮存在添加剂。

8．血液中的红细胞应在收集后2周内使用。

9．每隔2～5周输血，维持输血前血红蛋白在9～10.5g/dl，或者对于有心脏并发症的病人可以维持在更高水平（11～12g/dl）。

10．对红细胞抗体、输血反应及每年输血需要量进行记录。

11．维持输血后血红蛋白低于14～15g/dl。

参 考 文 献

1. Ameen R，Al-Shemmari S，Al-Humood S，et al. RBC alloimmunization and autoimmunization among transfusion-dependent Arab thalassemia patients. Transfusion，2003，43：1604-1610.

2. Berdoukas VA，Kwan YL，Sansotta ML. A study on the value of red cell exchange transfusion

in transfusion dependent anaemias. Clin Lab Haematol, 1986, 8: 209-220.

3. Cazzola M, De Stefano P, Ponchio L, et al. Relationship between transfusion regimen and suppression of erythropoiesis in beta-thalassaemia major. Br J Haematol, 1995, 89: 473-478.

4. Cazzola M, Borgna-Pignatti C, Locatelli F, et al. A moderate transfusion regimen may reduce iron loading in beta- thalassemia major without producing excessive expansion of erythropoiesis. Transfusion, 1997, 37: 135-140.

5. Cohen AR, Glimm E, Porter JB. Effect of transfusional iron intake on response to chelation therapy in thalassemia major. Blood, 2008, 111: 583-587.

6. Cheng CK, Lee CK, Lin CK. Clinically significant red blood cell antibodies in chronically transfused patients: a survey of Chinese thalassemia major patients and literature review. Transfusion, 2010, 52: 2220-2224.

7. Davies P, Robertson S, Hegde S, et al. Calculating the required transfusion volume in children. Transfusion, 2007, 47: 212-216.

8. Friedman DF, Jawad AF, Martin MB, et al. Erythrocytapheresis to reduce iron loading in thalassemia. Blood, 2003, 102: 121a.

9. Graziano JH, Piomelli S, Hilgartner M, et al. Chelation therapy in beta-thalassemia 9.major. III. The role of splenectomy in achieving iron balance. J Pediatr, 1981, 99: 695-699.

10. Klein HG, Spahn DR, Carson JL. Red blood cell transfusions in clinical practice. Lancet, 2007, 370: 415-436.

11. Michail-Merianou V, Pamphili-PanousopoulouL, Piperi-Lowes L, et al. Alloimmunization to red cell antigens in thalassemia: comparative study of usual versus better-match transfusion programmes. Vox Sang, 1987, 52: 95-98.

12. Milkins C, Berryman J, Cantwell C, et al. Guidelines for pre-transfusion compatibility procedures in blood transfusion laboratories. British Committee for Standards in Haematology. Transfus Med, 2013, 23: 3-35.

13. Modell B. Total management of thalassaemia major. Arch Dis Childhood, 1977, 52: 485-500.

14. O'Brien RT, Pearson HA, Spencer RP. Transfusion-induced decrease in spleen size in thalassemia major: documentation by radioisotopic scan. J Pediatr, 1972, 81: 105-107.

15. Pelletier JP, Transue S, Snyder EL. Pathogen inactivation techniques. Best Pract Res Clin Haematol, 2006, 19: 205-242.

16. Rebulla P, Modell B. Transfusion requirements and effects in patients with thalassaemia major. Cooleycare Programme. Lancet, 1991, 337: 277-280.

17. Singer ST, Wu V, Mignacca R, et al. Alloimmunization and erythrocyte autoimmunization in transfusiondependent thalassemia patients of predominantly Asian descent. Blood, 2000, 96: 3369-3373.

18. Spanos T, Karageorga M, Ladis V, et al. Red cell alloantibodies in patients with thalassemia. Vox Sang, 1990, 58: 50-55.

19. Spanos T, Ladis V, Palamidou F, et al. The impact of neocyte transfusion in the management of thalassaemia. Vox Sang, 1996, 70: 217-223.

20. Solheim BG. Pathogen reduction of blood components. TransfusApher Sci, 2008, 39: 75-82.

21. Swanson K，Dwyre DM，Krochmal J，et al. Transfusion-related acute lung injury 21.（TRALI）：current clinical and pathophysiologic considerations. Lung，2006，184：177-185.

22. Thompson AA，Cunningham MJ，Singer ST，et al. Red cell alloimmunization in a diverse population of patients with thalassaemia. Br J Haematol，2011，153：121-128.

23. Vlaar APJ，Juffermans NP. Transfusion-related acute lung injury：a clinical review. Lancet，2013，382：984-994.

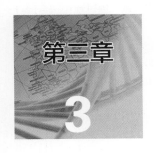

第三章 铁过载和螯合治疗

作者：John Porter；Vip Viprakasit

评审人：Anne Yardumian；Antonis Kattamis

　　铁过载是由于病人在一段时间内由于输注红细胞或经胃肠道吸收增加，导致持续铁摄入过量而发生。在地中海贫血中，输血治疗是重度地中海贫血铁过载的主要原因，而在不依赖输血治疗的地中海贫血（non-transfusion dependent thalassaemia，NTDT）中，胃肠道铁吸收过多则是主要的原因。因为体内缺乏排出过量铁的机制，因此，接受规律输血治疗的重型地贫病人不可避免地可发生铁过载，体内铁累积会对很多组织产生毒性，导致心力衰竭、肝硬化、肝癌、生长迟缓和多种内分泌失调等诸多症状。

　　螯合疗法主要是指利用螯合剂并通过尿液增加体内铁的排泄，以平衡输血中铁的累积速率，如果螯合作用被延迟或不够充分，则需要以超过该速率的方法去排铁。由于铁也是生理作用的必要元素，如何平衡利用螯合疗法的利与过度螯合的弊是螯合疗法的关键。当铁含量下降时需避免过度的螯合作用，调整剂量是非常有必要的。螯合治疗的另外一个挑战是病人需要终生坚持规律治疗，因为即使短期的中断治疗也可导致不良后果。为达到该目标，个体化螯合剂的便利性和耐受性非常重要，其他因素如心理健康、家庭和机构的支持也可影响病人的依从性和治疗效果。

　　在本章节中，我们首先描述铁过载的影响以及检查铁过量的手段，然后将讨论螯合治疗的一般目标和螯合剂发挥作用的机制。根据已获得许可的三种螯合剂的治疗效果，描述其推荐剂量。每种螯合剂的潜在毒性和如何将毒性风险降到最小（附1）。最后讨论监测螯合疗法以降低铁螯合作用的毒性风险。

一、铁沉积速率

（一）输血

　　首先，获得输血治疗中铁沉积速率的详细信息，帮助每位病人选择最好的螯合剂治疗非常重要。献血者每单位即420ml的血液含有约200mg铁或者说每毫升血液含铁0.47mg，因准备红细胞的具有不同的血细胞比容，所以可以通过输血品血细胞比容乘以1.16来估算每毫升血液中铁的含量。万一组织系统或其他困难难以采用上述方法估算，还可以假定每单位血液中含

200mg 的铁来粗略估算。也就是说，不论所使用的血液是完全充满的、半满的还是液体稀释过的，只要是输注了一个单位的血，那么就认为是获得了大约200mg 的铁。根据重型地中海贫血（第二章）的输血治疗推荐，相当于每年每千克体重输注了 100～200ml 纯红细胞，也就相当于 116～232mg 铁 /（kg•y），或 0.32～0.64mg/（kg•d）。除非进行螯合治疗，否则规律的输血治疗会导致铁的累积量是正常者的数倍。如果不给予螯合治疗，表 3-1 显示了人体每年或每天铁是如何累积的。

表 3-1　无螯合剂时铁沉积率

病人体重	20kg	35kg	50kg	65kg
纯红细胞体积（ml/y）	2000～4000	3500～7000	5000～10 000	6500～13 000
每年铁的沉积（g）	2.3～4.6	4.1～8.2	5.8～11.6	7.5～15.1
每天铁的沉积（mg）	6.3～12.6	11.2～22.5	15.9～31.8	20.5～41.4

（二）胃肠道铁吸收增加

在依赖输血的地中海贫血（transfusion dependent thalassaemia，TDT）中，相比输血来说，从饮食摄入的铁是很少的。正常肠道铁的吸收量大概是 1～2mg/kg，而对于未接受输血治疗的地中海贫血病人，铁的吸收量可成倍增加。当骨髓中前体红细胞扩增超过正常人 5 倍的时候，铁的吸收量会超过铁的丢失量。输血治疗旨在保持输血前血红蛋白超过 9g/dl，这样可以阻止病人体内前体红细胞的扩增（Cazzola，1997）。对于输血治疗不太理想的病人，铁的吸收高达甚至超过 3～5mg/d，即每年铁累积增加 1～2g。

二、铁过载的毒性作用

（一）毒性机制

铁是高活性的，在 Fe^{3+} 和 Fe^{2+} 两种状态间也非常容易转换，在这个过程中会导致电子的增加和丢失以及产生有害的自由基（有不成对电子的原子或分子）。这些自由基可破坏细胞脂膜、细胞器和 DNA，导致细胞死亡和纤维化。正常情况下，铁通过跟其他分子如转铁蛋白结合可保持"安全状态"，但如细胞和血浆中铁含量超出了分子结合的能力时，则会对体内产生危害，除非能接受螯合治疗，否则细胞或血浆中的游离铁会破坏身体组织甚至致命。游离铁也增加感染（第七章）和肿瘤的风险，图 3-1 展示了铁过载的毒性机制和影响。

重复多次输血和长期铁吸收增加导致病人体内铁过载，游离铁没有附着于转铁蛋白、铁蛋白和治疗性铁螯合剂上，会产生多种活性氧，多数为羟基自由基。以上发生于血浆内不稳定的铁被摄取并被转换成储存铁（铁蛋白和血

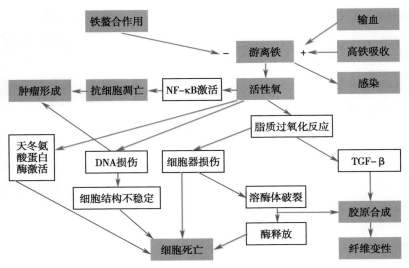

图 3-1　铁过载的致病机制和影响

铁黄素）累积的细胞中。活性氧会导致脂质过氧化、细胞器和 DNA 破坏和凋亡等细胞异常调节，增加了肿瘤的风险，例如肝癌。不稳定的铁还可被微生物用来结合转铁蛋白和铁蛋白，从而增加感染的风险（Porter，2014）。

（二）输血后铁过载的分布及影响

体内如无铁过载，铁进入细胞主要依赖于转铁蛋白和其受体的相互作用，上述反应主要发生在前体红细胞、肝细胞和分化细胞内。体内铁过载时，一旦转铁蛋白饱和，游离铁存在于血浆内（血浆中没有转铁蛋白及非转铁蛋白结合铁 NTBI）。非转铁蛋白结合铁的分布与转铁蛋白铁不同，有学者认为这涉及不同的钙离子通道。输血后铁过载中所导致器官损害的铁多是由于对这类铁的摄取造成的。组织通过对非转铁蛋白结合铁的摄取减轻体内铁负荷，例如骨骼肌等，在心肌、内分泌组织和肝细胞等对非转铁蛋白结合铁的摄取速率非常快。这些铁以铁蛋白或血铁黄素等形式储存，通过磁共振可见。如果没有螯合作用，心肌铁过载可导致原发性心肌病病人在 10～20 岁时发生心力衰竭，铁过载也会损坏垂体，导致性腺功能减退、生长迟缓和青春期延迟等，也可出现内分泌合并症，比如糖尿病、甲状腺功能减退和甲状旁腺功能减退，肝脏疾病如肝纤维化甚至肝硬化和肝细胞癌，尤其伴慢性肝炎，是非常严重的合并症（第五章）。

正常人体中每天有 20mg 左右的铁在传递，在不依赖输血的地中海贫血病人体内铁的传递中会增加数倍，但可通过高灌注进行控制。当体内转铁蛋白饱和时（正常时大概 30% 饱和度）即产生非转铁蛋白结合铁。转铁蛋白饱和的情况主要发生于巨噬细胞系统出现铁负荷，或者是过度输血病人转铁蛋

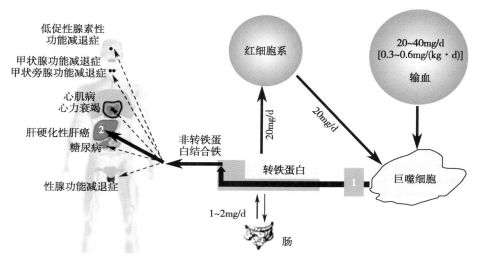

图 3-2 铁摄入及转运的主要路线（通过右边部分的实心黑箭头展示）

白铁清除力下降时。摄入并储存非转铁蛋白结合铁的器官在图 3-2 的左边部分展示，超过 80% 都是在肝细胞中代谢的。尽管多种少量的铁被其他组织摄入（虚线展示），但仍然可能发生严重的、不可逆的铁相关损伤。①红细胞分解代谢后阻止巨噬细胞铁的释放通过螯合治疗的铁的排泄；②肝细胞中通过铁蛋白机制的铁的释放，这两篇中主要介绍了螯合治疗中铁的排泄。

三、铁过载的检测

铁过载的检测对于确定铁螯合治疗的效果和调整方案进行个体治疗尤为重要。对于所有病人，仍然有一些铁过载的检测的总原则。

（一）血清铁蛋白的检测

1. 目的 血清铁蛋白与体内铁储存相关，相对容易重复测定且花费小，结果容易判断。血清铁蛋白降低是体内铁缺乏的证据，但没有降低不代表体内不缺乏铁。血清铁蛋白增加暗示铁负荷增加，但也有可能是机体炎症或组织损伤所致，所以，在理解解释结果变化时，应该结合临床表现进行评估。在技术手册中提到长期监测血清铁蛋白，对监测合并症的风险有良好的指导作用。多项研究阐明了控制血清铁蛋白和预后存在相关性（Borgna-Pignatti，2004；Davis，2004；Gabutti，1996；Olivieri，1994），研究认为至少 2/3 病例长达十年或以上，将血清铁蛋白控制在 2500μg/L 以下水平（用去铁胺，DFO），在降低心脏疾病及死亡率上有显著意义（Olivieri，1994）。大样本观察发现，维持血清铁蛋白在 1000μg/L 水平会有更好的临床结局（Borgna-Pignatti，2004）（表 3-2）。

表 3-2　使用血清铁蛋白监测螯合治疗

优点	缺点
易重复测量	不能直接评估铁负荷
廉价	可因炎症而增加
重复测样可确定结果	不能直接决定铁的平衡
长期控制有利于预后	与高水平的铁负荷没有线性关系
当铁水平下降时予以调整剂量可有效测量	缺乏特异性
	不同的螯合剂铁负荷不同
	不同的疾病肝脏铁浓度（LIC）不同

2. 局限性　大多数情况下，血清铁蛋白试验主要是用于检测体内铁缺乏，由于该实验检测值波动很大，检测值较高时，应将样本稀释再进行检测，检测值读数应该在检测试剂盒划定的线性范围内方为有效，值得注意的是，血清蛋白的测定值并不能总是精确反映体内铁的含量及趋势变化。技术手册指出体内储存铁含量的变化只占血清铁蛋白含量的 57%（Brittenham，1993）。其余血清铁蛋白变化部分因炎症而增加，另外肝内巨噬细胞（库普弗细胞）和肝细胞中铁的分布对血清铁蛋白的含量有主要影响，血清铁蛋白的突然增加提示要检查肝炎、其他感染或者炎症等情况。

使用螯合剂后，血清铁蛋白未下降并不一定证明该病人对螯合治疗无反应，如前所述，可能是因为炎症增加了血清铁蛋白，或者因为体内铁含量和血清铁蛋白并非总是呈线性关系，尤其是在体内存在炎症和组织损伤的情况下（Adamkiewicz，2009），体内铁含量的变化可以发生在铁蛋白变化之前，并从一个高起点值（例如肝脏铁浓度 > 30mg/g 干重）开始下降。当血清铁蛋白的值 < 3000μg/L 时，主要是受巨噬细胞系统的储存铁影响；反之，血清铁蛋白的值 > 3000μg/L，主要是因为肝细胞中出现了铁蛋白渗出（Davis，2004；Worwood，1980），临床需要每天观察并记录上面提到的各种相关情况的变化，检测血清铁蛋白值的变化。血清铁蛋白的变化和体内储存铁变化的关系取决于使用的螯合剂（Ang，2010）和螯合治疗的疗程的不同（Fischer，2003）。

（二）肝脏铁浓度

1. 目的

（1）监测体内铁是否有效控制：肝脏铁浓度与肝脏及肝外损害相关，正常肝脏铁浓度值超过 1.8mg/g 干重，超过 7mg/g 干重可见于没有明显显性异常的非地中海贫血人群。持续高浓度（超过 15～20mg/g 干重）与肝脏功能恶化有关，如肝纤维化进展（Angelucci，1997）或肝功能异常等（Jensen，2003）。如果没有预先进行铁螯合剂治疗，心肌铁负荷风险会随着输血量增多导致铁过载而增加（Jensen，2003；Buja，1971）。然而，肝脏铁浓度和肝外铁的关系因螯合治疗而变得复杂，铁最初在肝脏沉积，随后在心脏，但在螯合治疗后，铁从肝脏清除速率较心脏快（Noetzli，2008；Anderson，2004），从而导致接受螯合治疗的同时，一方面，肝脏铁高浓度增加了心脏铁超负荷的风险，测量肝脏铁浓度不能预测心肌铁是否过载并作为确定心脏风险指标；另一方面，在肝脏铁浓度得到很好控制的情况下，在部分病人中仍能发现心肌铁过载。

（2）确定铁的平衡：在目前治疗中，体内铁增加还是降低了？

肝脏铁浓度是体内铁负荷最可靠的指标，依据下面的公式：总的体内储存铁（mg/kg 体重）= 肝脏铁浓度（mg/g 干重）× 10.6（Angelucci，2000）。连续肝脏铁浓度的测定是确定体内铁随时间变化的最好方式。尽管血清铁蛋白的测定很简单、成本不高，且可以频繁测定，但当病人的血清铁蛋白水平偏离期待趋势时，如可疑合并有肝炎、使用螯合治疗有变化或不确定的反应时，应该考虑测定肝脏铁浓度，通过这种方法可以降低螯合治疗不足或过量的风险。因为血清铁蛋白和铁平衡的关系不确定，当应用新的螯合治疗时测定肝脏铁浓度可能更有用。当血清铁蛋白处于高水平（> 4000μg/L）时，与肝脏铁浓度不呈线性关系。在开始治疗的 6～12 个月间，病人的肝脏铁浓度可表现出下降（消极铁平衡），而血清铁蛋白没有明确的变化趋势；在数月后，当血清铁蛋白开始下降时，肝脏铁浓度的变化能鉴别目前治疗是否充分或需要调整（增加频率或力度、增加剂量或改变方案）。

2. 测量肝脏铁浓度的方法

（1）组织活检：最初测定肝脏铁浓度的方法是通过肝组织活检（新鲜、固定或石蜡包埋后脱蜡）（表 3-3）。组织活检为侵入性，需有经验的医师操作，可减少并发症（Angelucci，1997）。但是，当样本大小不足（4mg 干重或 2.5cm 长）或铁分布不均，尤其是有肝硬化的时候（Villeneuve，1996），可能会导致结果出现误差。组织活检能可靠评估肝组织情况，这是非侵入性方法达不到

表 3-3　肝脏铁浓度 MRI 和组织活检的原理和优缺点

优点	缺点
最可靠地估计体内铁	价格昂贵（两者都是）
可估算铁平衡（肝脏铁浓度改变）	不能像血清铁蛋白那样经常反复检验（MRI 的费用高及组织活检取材不便）
长期肝脏铁浓度控制——与预后有关	肝脏铁浓度不能可靠预测螯合病人心脏铁浓度
肝脏铁浓度不受炎症影响（与血清铁蛋白不同）	组织活检有并发症的风险
组织活检可显示肝组织损害的程度	组织活检与抽样技术有关
MRI 为非侵入性，病人接受程度高	MRI 没有广泛普及
MRI 在不同中心很容易建立并标准化	MRI 技术要求外部校正
	肝脏铁浓度 30mg/g 干重以上时 MRI 技术不可靠

的。试验标准并不重要，因为不同的实验室标准不同，例如干湿重的比率等，也就意味着不同实验室的结果是不相等的。

（2）超导量子干涉仪：超导量子干涉仪的特性决定了肝脏的顺磁性与肝脏铁浓度成正比（Brittenham，1993）。目前该技术需要用到液态氦，液态氦价格昂贵。此外，超导量子干涉仪需要在远离顺磁力的环境中运行（比如升降机、汽车），要求严苛，难以实现，鉴于上述原因，超导量子干涉仪不太可能被普遍采用，且并非所有的超导量子干涉仪的设置会采用一致的标准。因此，当我们比较来自不同中心的结果时，除非有关的机器已经交叉验证，否则必须谨慎地解释结果。

（3）磁共振：磁共振成为目前测定肝脏铁浓度最广泛使用的方法。首个通过对比肝脏或心脏与骨骼肌信号的技术，尽管不会导致铁沉积（Jensen，1994），但是由于被其他更好的方法取代，所以当前并未广泛采用。目前所采用的MRI技术的基本原理是当射频磁场脉冲施加于组织（例如肝或心肌），质子消耗能量，改变自旋方向，最后放松返回其原来的状态。通过自旋回波，脉冲后的原子核需要时间放松回到原来状态所消耗的时间称为"弛豫时间"，"弛豫时间"在纵向平面 T_1 和横向平面 T_2 的值表示为弛豫率：R_1 速率（与 $1/T_1$ 相同）和 R_2 速率（与 $1/T_2$ 相同）。该原理的变型是梯度回波技术，通过对用于自旋回波的射频脉冲施加一个强梯度磁场来实现。这比自旋回波技术更依赖于多个回波在较短的采集时间周期比。较短的采集可提高灵敏度，并且可以被 T_2^*（毫秒）测量，其中 $1/T_2^* = 1/T_2 + 1/T_2'$，T_2 是组织松弛时间，T_2' 是组织的磁性不均匀性。重要的一点是，组织铁浓度并非与 T_2^* 或 T_2 成线性相关，而是与 $1/T_2^*$ 或 $1/T_2$（R_2^* 或 R_2）成线性相关。梯度和自旋回波技术都已应用于临床。T_2^*（或 R_2^*）可以用一个屏气来实现，而 T_2 或 R_2 需要一点时间来采集数据。适宜的 MRI 扫描仪厂家有：西门子（德国埃尔兰根）、通用电器医疗保健（密尔沃基，WI，USA）和飞利浦医疗保健等。以上扫描仪得到的磁场的强度单位为特斯拉（T）。大多数成像可由 1.5T 机来完成，而 3T 机可提供更好信噪比的信号。然而，3T 机具有更大的敏感性假象，最大可检测铁电平也被减半（对很多病人来说过低）（Wood，2008；Storey，2007）。目前只有 1.5T 机基于标准化的验证程序有可靠的精确度和准确度，并获得广泛应用。具备这些软件的 MRI 仪器里包含有肝包（包括标准序列和数据分析）。肝脏铁浓度专业分析软件也可单独购买。

值得注意的是，不同 MRI 技术并不能等同，至少目前其校正和实践的方式各有差异。首个被广泛使用的技术是 T_2^* 技术（Anderson，2001），肝活检可采用该方法，但由于回声时间长（TE 2.2～20.1 毫秒）及多屏气的采集等因素，加上各类机型标准不一，且估值为肝脏铁浓度的 1/2，因此，该方法会低估肝脏的铁浓度（Garbowski，2009）。基于 R_2 的 Ferriscan 技术似乎具有可接受的线性度,其重复性达到约 30mg/g 干重肝脏铁浓度值(St Pierre,2005),并以 >85% 的平均灵敏度和 >92% 最高特异性为 15mg/g 干重的肝脏铁浓度在欧盟和美国注册。对于 Ferriscan 校准,MRI 机器必须使用本公司提供的幻影软件,而采集的数据通过网络由专用 Ferriscan 软件分析(payment per scan analyzed),这个技术最大的优点是,它不需要特别训练,只要该中心有最新的 MRI 机器即可(见表 3-3)。

(三)心肌铁估算:T_2^* 和其他工具

心脏磁共振成像的物理原理与肝脏相同(见上面),并且面临的额外挑战是测量物心肌的移动性。T_2^*(或 R_2^*)技术比 T_2 或 R_2 具有优势,需要的采集时间较短,可在一个屏气之内完成(Kirk,2010)。心肌 MRI T_2 的效果最初是建立在左心室射血分数降低的病人缩短 T_2^* 值 <20 毫秒的基础上(Anderson,2001)。最近生化测定心肌铁含量和心肌 T_2^* 的关系已经通过尸检心肌材料证实(Carpenter,2011)。严重心功能衰竭的 10 例病人死后平均心肌铁为 5.98mg/g 干重(3.2～9.5mg/g),该水平在肝脏中不被视为有害。心肌铁浓度(MIC)与 T_2^* 的关系:MIC(mg/g 干重)= $45 \times (T_2^* ms)^{-1.22}$(Kirk,2009b)。小于 10 毫秒时,这些非线性关系的 mT^* 变化不大,表明 MIC 变化相对较大。T_2^* 值小于 10 毫秒时会增加心率衰竭发生的风险,在接下来的 12 个月内发生心衰的几率增加了 160 倍(Kirk,2009b)。当 T_2 在 8～10 毫秒,6～8 毫秒和小于 6 毫秒时,未来 12 个月里病人发生心力衰竭的比例分别为 18%、31% 和 52%。这些风险来自病人的螯合疗法,在定期服用螯合剂病人脑卒中风险可能较低。例如,在最近的一项前瞻性研究中,重症心肌铁负荷(T_2^* 值小于 10 毫秒)的病人同时服用地拉罗司(DFX)和去铁胺(DFO)联合治疗 2 年,无一例发生心脏衰竭(Ayidinok,2014)。

在已经过验证 T_2^* 方法的中心,T_2^* 值对确定患 LVEF 高风险的预测有一定价值,从而在发生心衰之前进行有针对性的强化治疗。最近一个报告支持了 T_2^* 检测的价值,该报告中一组 MT 病人使用 T_2^* 连续检测 10 年,其中铁介导的心肌病不再是死亡的主要原因,在过去的 10 年里,$T_2 < 20$ 毫秒病人的比例从 60% 下降到 1%(Thomas,2010),替代因素,如提高螯合物也可能与这个结果有关。现已在国际上建立了 T_2^* 监测和验证机制(Kirk,2010),并且作为推荐为多次输血病人每年监测心肌铁负载风险的一部分。非常重要的是,在指定的中心进行测量的方法必须进行独立验证和校准,否则,可能不利于对心脏衰竭预后评估。表 3-4 总结了使用 $MRIT_2^*$ 检测铁超负荷的优缺点。

(四)心脏功能

LVEF 连续监测可鉴定可能发生心衰的高风险病人(Davis,2004;Davis,2001),当 LVEF 低于参考值时,平均 3～5 年内发生心衰和死亡的风险可增

表 3-4　MRI T_2^* 方法评估心肌铁

优点	缺点
快速检测到心肌间隔中的铁含量	与心肌铁呈间接非线性关系
可重复性	需要专业的验证中心
与心脏铁相关（相反关系）	技术要求严格
可同时评估心脏功能	需要全球标准化的方法学
可同时评估肝脏铁浓度	不可预测肝体铁超负荷
评估时与 LVEF 有关	需要持续的质量保证,如定期投影扫描
与下一年心力衰竭的风险有关	

加 35 倍,可采用螯合疗法。这种方法需要重复测定射血分数（如 MUGA 或 MRI）,采用超声心动图进行评估需过于依赖操作者的技术,因此,在射血分数降低之前,我们需要明确病人处于高风险,心肌 MRI T_2^* 检查能做到这一点,并有预测功能（见上文本章第（三）节心肌铁估算:T_2^* 和其他工具）,然而,只有 T_2^* 的子集的值在 10～20 毫秒之间或者 T_2^* 小于 10 毫秒时才能说明心脏功能异常。射血分数的连续监测可识别哪个病人的左心室功能发生代偿处于高风险状态,需要非常密集的螯合疗法,见下文。

（五）其他器官功能和铁介导损伤监测

器官功能作为铁过载损伤的标志监测将在其他章节充分讨论。一般来说,当确诊糖尿病、甲状腺功能减退、性腺功能增强或减退（HH）时,已经有了不可逆损伤,焦点则变成激素替代,这些都是后期影响,而螯合疗法则是为了防止以上损伤。铁过载的病人必须监测性腺功能是否发生增强或低下（生长和性腺发育及 HH 的生化标志物）、是否患有糖尿病（每年 OGTT）和甲状腺功能减退及亢进等。最新的方法是把 MRI 作为检测内分泌系统铁介导破坏风险的手段。早期研究表明,MRI 表现（垂体损耗量）和垂体损伤生化标志物之间有密切关系（Chatterjee,1998）。随着 MRI 技术的进步,也可评估其他内分泌器官（Wood,2007）。另外,心脏铁沉积和内分泌组织的铁沉积之间具有密切相关性,如垂体和胰腺（Noetzli,2009;Au,2008）。该结果支持心脏和内分泌系统 NTBI 吸收机制的通路相同,一旦铁从肝脏溢出,心脏和内分泌系统共同承担临床风险。

（六）24 小时尿铁估算

尿铁排泄量的测量用于评估去铁胺（50% 经尿排出）及去铁酮（80% 经尿排出）的去铁效果（Pippard,1982）,但不能评估地拉罗司治疗的效果,因为其几乎所有的铁都由粪便排泄。尿铁也被用于与含有去铁酮（DFP）组合和单一治疗的效果比较（Aydinok,2012a;Mourad,2003）。每天铁排泄的固有变异性需重复测定,但并非常规监测手段。

(七)等离子非转铁蛋白结合的铁和不稳定血浆铁

离子铁,即未结合到转铁蛋白的铁离子(NTBI)被认为是铁分布到肝及重型地中海贫血病人肝外铁超负荷的主要途径,NTBI 水平可能与这些组织损伤的风险相关。该指标可通过直接使用螯合捕获方法直接估算 NTBI,接着通过 HPLC(Singh,1990)或者比色分析(Gosriwatana,1999),或者间接地通过不稳定物种氧化,例如在不稳定血浆铁中测试(Zanninelli,2009;Cabantchik,2005)。LPI 测定法一个潜在的优点是它能在血浆中测量铁螯合剂(Zanninelli,2009)。虽然有些调查发现 NTBI(Piga,2009)和 LPI(Wood,2011)的心脏铁和螯合物的标志物有松动,但迄今为止还没有足够准确的测量方法被推荐在临床上用于预测心脏风险。部分原因可能是因为 NTBI 和 LPI 非常不稳定,在铁螯合剂被清除后(Zanninelli,2009)迅速回复甚至上升(Porter,1996)。虽然 NTBI 松散与铁过载有关,它同时也受其他因素影响,如无效生成的红细胞,输液周期的相位,输血(Porter,2011)增加了解释的复杂性(Hod,2010)。同时,我们并不清楚何种方法评估心肌摄取铁最有效。因此,虽然 NTBI 或 LPI 的测量已经被证明是一种用于评估按合计与血浆铁池交互的有用工具,但它作为常规治疗或预后的指导价值还未完全明确。

四、铁过载的治疗

(一)铁螯合疗法目的

1. 预防治疗 螯合疗法主要目的是维持输血(铁增加)与螯合作用(铁排泄)之间的(铁平衡),使体内铁一直处于安全水平。

2. 补救治疗 一旦体内累积形成铁负荷,输血后排出的铁就必须比积聚的铁多,但是,除去储存铁的过程是缓慢和低效的,因为只有一小部分的体内铁可随时用于螯合。一旦铁沉积在某些组织里,其损伤是不可逆的。因此,预防优于治疗,螯合疗法应在铁累积至中毒水平前开始。

3. 紧急治疗 一旦发生心衰,必须马上采取行动。通常需要调整治疗方案或者强化治疗。

4. 治疗剂量调整 剂量和治疗方案需要根据情况变化来调整,可通过严密监控体内铁及其分布来决定。如果没有监测铁负荷趋势(肝铁及铁蛋白)及铁分布(心脏铁及功能),病人存在以下两种风险之一:①螯合减少而铁毒性增加;②螯合过度而螯合剂毒性增加。考虑到以上的因素,治疗的剂量必须定期调整。

5. 治疗的依从性 螯合剂必须定期服用才能有效发挥作用,因此,需要病人对螯合剂具有较好的依从性。间歇大剂量螯合导致负铁平衡,但对不稳定铁不能提供持续的保护作用,且铁螯合毒性的风险增加。很多实际问题可导致病人依从性不强,如 DFO 输液困难,对某种螯合剂不耐受或者心理 / 社会问题等。治疗中心的重要角色之一就是监督和鼓励病人坚持螯合疗法,同时病人家人的支持也很重要。然而,鼓励病人采取控制或"自我管理"往往是一个长期有用的方法。

(二)螯合铁的来源

体内只有极少一部分铁可在任何时候被螯合,这是因为螯合铁与更多低分子量"不稳定"铁而不是储存铁相互作用形成铁蛋白或铁血黄素。不稳定的铁不断产生,使得螯合剂随时存在时(螯合剂每天 24 小时都有),螯合的效率更高。24 小时螯合也可能去除细胞内有毒的不稳定铁池,对于逆转心衰尤其重要。螯合铁只有两个来源:被巨噬细胞吞噬的破碎红细胞(在健康成人每天约 20mg)及细胞内储存铁蛋白的分解代谢。人体内大多数储存铁位于肝细胞中,在这些细胞中铁蛋白转化较少(每几天)。铁在肝内通过胆道系统排泄,或者转化成等离子从尿液中排出。螯合铁在粪便或者尿液中排泄的程度因螯合剂差异而不同。随着 DFO 约有一半从尿液中排出而另一半通过粪便排出。DFX 排泄主要是通过尿液而 DFP 排泄主要通过粪便。尿液通过 DFO 排泄的铁螯合剂主要来自巨噬细胞吞噬的红细胞,而通过 DFP 排泄的铁螯合剂主要来自于巨噬细胞和肝细胞池。少量的储存铁也可沉积于内分泌系统及心脏。与肝细胞不同,由于这些细胞不用铁储存和释放,储存铁在溶酶体内较少被转化,细胞内较低比例的铁可随时被螯合。因此,在这些组织内去铁比肝细胞通常需要更长时间。

(三)螯合剂的化学特性和药理机制

现在有三种铁螯合剂可用于临床。它们的铁结合性能,吸收、消除和代谢途径不同。在表 3-5 中进行了总结。值得注意的是,这里大多数信息指的是螯合剂的原型配方。

1. 化学特性　结合铁的螯合剂分子的数量根据不同的螯合剂而不同。DFO 以 1∶1 的比例结合铁,这使铁螯合物非常稳定,然而大分子不能从肠道被吸收。DFX 以 2∶1(螯合剂∶铁)的比例结合铁,分子量足够小可用于口服。DFP 稳定性较小,与三价铁结合,形成较不稳定的铁络合物,在螯合剂浓度较低的情况下有较低的活性(低 PM)。

2. 药理机制　铁螯合复合物的清除模式见表 3-5。如果不与铁结合,游离铁 DFO 在尿液和粪便中迅速清除($T_{1/2}$),铁复合物下清除比较慢。铁游离 DFP 血浆半衰期很短,需要每天给药 3 次。其在肝细胞内铁结合位点迅速被代谢。DFX 的血浆半衰期较长,通常只需每天给药 1 次,并能提供不稳定血浆铁 24 清除率。不同螯合剂血药浓度不同。DFO 在晚上注射时很少超过

表 3-5　螯合剂的化学和药理特性

合成	去铁胺	地拉罗司	去铁酮
窗体顶端分子量（道尔顿）	560	373	139
LOG 铁结合亲和力（PM）	26.6	22.5	19.9
途径	皮下注射或静脉注射	口服 1 次 /d	口服 3 次 /d
药物游离铁半衰期	20～30 分钟	12～16 小时	3～4 小时
脂溶性	低	高	中
铁的排泄途径	尿液和粪便	粪便	尿液
游离铁最大血药浓度	7～10（Porter, 2005b）	80（Galanello, 2003）	90～450（Kontoghiorghes, 1990）
铁复合物浓度	复合物剂量递增类似（大约 7μm），但游离铁和代谢产物增加（Porter, 2005b）	复合物在血药中比例稳定于 10%（Waldmeier, 2010）	复合物与铁尿液排泄和对治疗的预测有关（Aydinok, 2005）
每天给药的最小血浆水平	0	20	0
铁复合物的消除	尿液 + 粪便铁复合物清除比游离铁慢	粪便	尿液
代谢	肝内代谢结合铁的 B（Porter, 2005b; Porter, 1998）	90% 被清除。在粪便中 60% 未代谢，主要在肝脏以葡萄糖醛酸代谢。<10% 被细胞色素 450 氧化代谢。大部分代谢物结合铁（Waldmeier, 2010）	肝内生成葡萄糖醛酸不结合铁。（Kontoghiorghes, 1990）
推荐剂量 mg/（kg•d）	30～60 5～7x/week	20～40, 1 次 /d	75～100, 分 3 次
螯合效率（铁的药物排泄 %）	13	27	7
主要不良反应（详情参阅附 2）	眼, 听觉, 骨骼发育迟缓等局部反应, 过敏	胃肠道反应, 肌酐升高, 肝酶升高	胃肠道反应, 关节炎, 粒细胞缺乏症 / 中性粒细胞减少

10μm，而在白天游离铁螯合剂水平几乎可以忽略不计。DFP 约在摄入后 2 小时波动水平的高峰超过 100μm，如果在白天给药 3 次，那么在夜间水平可忽略不计（Aydinok，2012a；Limenta，2011）。DFX 及其铁络合物在粪便中被清除（Nisbet-Brown，2003），约有 10% 的血浆 DFX 与铁结合（Galanello，2003）。主要通过使铁结合物葡萄糖醛酸化来代谢，小于 10% 通过细胞色素 P450 氧化代谢（Waldmeier，2010）。

五、螯合剂的个体化治疗

在一般情况下，与任何治疗一样，应该平衡螯合治疗的潜在益处和偶发的不期望发生的副作用，副作用通常与铁超负荷的高剂量有关，细致的监督可降低该风险。不幸的是，联合螯合疗法并没有专门的认证，因此缺乏该领域的授权处方信息。然而，当单一疗法存在不足时，很多治疗中心根据临床和研究经验采用联合治疗的方法。附 1 总结了获授权的处方具体信息，以指导个体化单一药物治疗。

（一）去铁胺单一疗法

去铁胺单一疗法（DFO）在全球范围内被许可用于受慢性铁输血铁超负荷影响的超过 2 岁病人的治疗，在临床上使用时间较长。不同国家的开始治疗年龄和最大治疗剂量略有差别。

（二）去铁胺单一疗法（甲磺酸去铁胺®或去铁胺；DFO）

去铁胺是目前国内外广泛应用并且具有较长临床应用历史的去铁药物，主要用于 2 岁以上由于长期输血引起的慢性铁过载的病人。对不同年龄阶段的病人，去铁胺的起始剂量和最大剂量在不同地区之间尚存在差异。

六、临床治疗效果

去铁胺是首个应用于临床的去铁药物。此后，为了减轻药物并发症、提高病人生存率，众多学者对其进行了回顾性队列研究为主的临床研究；通常地贫病人不止使用一种螯合剂，在去铁胺引入临床应用初期并没有其他更多可用的螯合剂，因此去铁胺的远期效果比较其他螯合剂更加明确。去铁胺主要的缺点是费用昂贵而且只能肠道外给药，耗费病人大量时间并且增加病人不适感。此外，由于其半衰期短，只能在注射期间发挥螯合铁的作用，在非药物使用期间，病人将有超过 12 小时的空白期，造成体内的铁清除率不能达到标准，同时，药物使用期间，体内铁水平降低同时意味着 DFO 带来的毒性风险增加（见附 2），因此，对去铁胺的使用指南也相对趋于保守。一般建议 SF 达到 1000μg/L 的病人才使用去铁胺螯合治疗，治疗期间应注意 SF 的变化情况，避免螯合过度。

（一）对血清铁蛋白的治疗效果

有学者认为（Olivieri，1994）血清铁蛋白长期控制在 2500μg/L 以内有助于减少心脏疾病发生，改善病人预后；当 SF＜1000μg/L，病人获益更大（Borgna-Pignatti，2004）。四期临床试验证明，单纯使用去铁胺疗法（40～50mg/kg，8～10 小时注射，5 次／周）能有效控制铁蛋白水平。但是，对于儿童地贫患儿，去铁胺注射剂量不应超过 40mg/kg，同时，应尽量减少药物对生长及骨骼发育的影响。指南关于去铁胺注射剂量以及防止铁过载建议主要参考一些回顾性分析的资料，而最近一项随机试验纳入了 290 名需要去铁治疗以维持稳定的 TF 或者降低 TF 水平的重型地贫病人（Cappellini，2006），结果发现，病人每天注射剂量为 42mg/kg，治疗 1 年后血清铁蛋白平均降低 364μg/L；当治疗剂量为 51mg/kg，治疗 1 年后平均 Tf 降低 1000μg/L。进一步研究发现（Cohen，2008），去铁胺的治疗效果与输血的频率有关，输血频率较高的病人对去铁胺的治疗剂量需求也相应增加。因此，应用去铁胺治疗控制 SF 水平与药物剂量、频率、注射时间以及输血频率有关。

（二）对肝脏储铁的治疗效果

每周 5 次以上的足量去铁胺治疗能有效控制肝脏铁蓄积，同时维持体内正常的铁储存稳态（Brittenham，1993）。一项前瞻性随机研究发现（Cappellini，2006），对于肝脏储铁在 3～7mg/g 干重的病人，去铁胺平均剂量在 37mg/kg 能有效维持肝脏储铁稳定；当去铁胺平均剂量达到 42mg/kg 时，1 年治疗后，病人储铁水平平均下降 1.9mg/kg 干重。当肝脏储铁＞14mg/g 干重时，平均剂量为 51mg/kg 能降低肝脏储铁 6.4mg/g 干重。因此，对于肝脏铁蓄积过高、需要药物降低肝脏储铁的病人，建议每周去铁胺治疗剂量为 50mg/kg，至少 5 天／周（平均每天剂量 50×5/7＝36mg/kg）。值得注意的是输血频率会影响去铁治疗效果，因此治疗剂量也应根据输血频率适当调整（Cohen，2008）。

（三）对心功能的影响

研究发现，皮下注射去铁胺能有效防止（Wolfe，1985）重型地贫病人的心脏并发症发生、改善重型地贫病人无症状性心脏病变（Aldouri，1990；Freeman，1983）。

多项队列研究中发现，在 DFO 引入并应用于去铁治疗以后，病人因为铁过载引发的心脏并发症显著减少，而且，这一效应与去铁治疗的起始年龄密切相关（Borgna-Pignatti，2004；Brittenham，1994）；高剂量静脉给药可以逆转症状性心脏病变（Davis，2000；Cohen，1989；Marcus，1984）。同时，小剂量的去铁治疗[50～60mg/（kg·d）见下]不仅可以改善心脏疾病，病人的长期预后也得到明显改善；但要避免大剂量用药造成的药物蓄积及毒副作用（Davis，2004；Davis，2000）。连续静脉注射给药[50～60mg/（kg·d）]3 个月，能有效提高左室射血分数（Anderson，2004），但心脏或肝脏铁蓄积下降到正常水平则需要更长的时间。然而，DFO 对出现在强化去铁治疗之前的进行性心衰，治疗效果欠佳；建议尽早积极纠正左心室功能。心功能改善以后，尤其是心脏储铁持续增加的情况下，长期维持用药能有效改善预后（Davis，2004）。

（四）对心脏铁蓄积的治疗效果

在合理的治疗剂量和治疗频率下，无论皮下给药或者静脉内注射给药都能减轻心肌铁蓄积。前瞻性随机研究证实（Pennell，2014；Pennell，2006b；Tanner，2006），间歇小剂量（5 天 / 周）给药能有效改善轻中度心脏 T_2^*。出现轻中度心肌铁蓄积的病人，可以通过增加用药剂量和频率改善 mT_2^*。比如，小剂量（35mg/kg）维持治疗 1 年能使 T_2^* 平均增加 1.8 毫秒（Pennell，2006b）；增加治疗剂量（40~50mg/kg，5 天 / 周）维持 1 年以后能使 T_2^* 平均增加 3 毫秒（Porter，2005a）。当 mT_2^* < 10 毫秒，需要联合其他药物维持治疗数年以后才能将心脏铁蓄积降至正常水平（Porter，2002）。当 T_2^* < 10 毫秒，去铁胺皮下注射 5 天 / 周不足以达到治疗效果，需要进行强化治疗，包括增加去铁胺长期治疗剂量和改用其他去铁治疗措施（见下）。

（五）对远期预后的影响

去铁胺在 19 世纪 70 年代开始引入临床应用，大概在 1980 年以后广泛采用皮下注射给药。DFO 的治疗效果主要体现为病人生存率提高、发病率降低（表 3-6）。此后，相关队列研究结果也证实了以上治疗效果。起始治疗年龄对病人结局具有重要意义（Borgna-Pignatti，2004；Brittenham，1993），而只有在 1980 年以后出生的病人才有可能在幼年时期就开始接受 DFO 去铁治疗。10 岁以前规律皮下注射治疗能有效减少相关的继发病变，如性腺功能减退（Bronspiegel-Weintrob，1990）、代谢性疾病如糖尿病（Borgna-Pignatti，2004；

表 3-6　队列研究显示 DFO 应用以后意大利地贫病人并发症下降

	出生年份 1970 ~ 1974[*]	出生年份 1980 ~ 1984[†]
20 岁病死率	5%	1%
性腺功能减退	64.5%	14.3%
糖尿病	15.5%	0.8%
甲状腺功能减退	17.7%	4.9%
静脉注射 DFO 始于 1975		
皮下注射 DFO 始于 1980		
1995 年，121 名病人改用 DFP 去铁治疗（已审查）		

注：[*]：1975 引入 IM DFO
[†]：1980 引入 SC DFO
1995 年，121 例病人改用 DFP（截至审查时间）
数据来源：Borgna-Pignatti，2004

Olivieri，1994；Brittenham，1993）等。治疗的依从性是病人结局预后的重要影响因素；部分病人不能坚持长期维持每周 5 天的足量的去铁治疗，继发性引起血清铁蛋白升高，继而增加发病率（Gabutti，1996）。截至 2000 年，在英国，这类病人 35 岁的死亡率约 50%（Modell，2000），提示长期应用 DFO 去铁治疗存在困难，比如，目前能够提供需要长期去铁治疗的地贫病人的治疗中心远远不够，只有小部分病人能得到这方面的医疗资源和设备支持。应该强调的是，铁过载的毒性作用是一种长期存在的治疗中并发的毒副作用，应该予以长期密切监测和预防，而不仅只在不良事件发生时采取处理措施。

七、推荐的 DFO 单药治疗方案

（一）标准治疗方案

1. DFO 治疗起始时间　如上所述，输血治疗 2～3 年内开始 DFO 去铁治疗，长期足量规律维持 5 天 / 周，对改善铁过载继发的心脏等器官并发症、提高生存率上都有很好的治疗效果。对于重型地贫，应该在铁蓄积造成器官损伤之前就应该开始预防性去铁治疗。但是关于这一方面的治疗意见尚无统一共识，目前地贫病人一般是在输血 10～20 次以后或者 SF 超过 1000μg/L 以后开始去铁治疗。对于 3 岁以下的地贫去铁治疗患儿，要密切监测生长发育和骨骼发育，并逐渐减少治疗剂量。

2. 推荐治疗剂量和治疗频率　地贫病人去铁治疗的原则是要平衡输血引起的铁输入和经尿粪的铁清除。推荐治疗方案是 8～12 小时持续缓慢皮下泵入 10% DFO 溶液，至少每周 5 天。在部分国家和地区，使用预填充气球注射工具，增加地贫病人治疗的便利，也使得治疗依从性增加。一般而言，在生长发育阶段治疗剂量不应超过 40mg/kg，儿童标准治疗剂量是 20～40mg/kg，成人在 8～12 小时维持微量泵入情况下，推荐治疗剂量可以达到 50～60mg/kg，每周至少 5～6 天 / 周。对于需要输血维持治疗的部分病人，治疗剂量 50mg/（kg·d），每周至少 5 次，有助于维持负铁平衡。铁过载过高或者合并心脏等器官并发症的地贫病人，建议长期足量去铁胺去铁治疗，适当考虑联合其他治疗措施。

3. 联合维生素 C 治疗　维生素 C 可以促进铁螯合从而增加铁清除，但是过量的维生素 C 可能增加铁的毒副作用。

建议每天维生素 C 的补充剂量不超过 2～3mg/kg，并且在 DFO 去铁治疗期间配合使用，以更好地螯合游离铁；此外，建议在 DFO 治疗若干周以后开始进行维生素补充治疗。

4. DFO 剂量调整，避免毒副作用　当血清铁蛋白水平较低时，DFO 治疗剂量也应维持在较低水平，并且要密切监测 DFO 相关的毒副作用（见下文）。治疗剂量的调整可参考治疗指数 =[平均每天治疗剂量（mg/kg）]/SF（μg/L），使得该指数控制在 0.025 以下（Porter，1989）。虽然这一治疗指数有助于防止病人铁螯合过度，但并不能取代临床医师对病人症状等进行临床治疗的观察。近年来认为，在体内总储铁较低的情况下，肝脏储铁浓度更能反映体内的真实储铁状态（见下文）。

（二）补救治疗

1. 补救治疗 争取负铁平衡。

当体内储铁过载并且达到了损害机体其他器官的情况下（见监测部分），药物去铁、负铁平衡是必需的。对铁螯合治疗来说，螯合药物的合理剂量调整十分重要；当病人铁过载需要补救治疗时，可增加用药剂量、延长给药时间、增加给药频率；当体内储铁控制良好时，可以适当减少给药剂量。表 3-7 表述了如何根据输血频率调整用药剂量，以更好维持体内负铁平衡。当每天输血 >0.5mg/kg 时，仅 1/2 的病人能在药物剂量 35～50mg/kg 下维持负铁平衡；因此建议这类病人每天用药剂量 >50mg/kg，避免铁蓄积。

表 3-7 输血程度、治疗剂量与治疗有效率（% 负铁平衡）的数据统计

剂量 （mg/kg）	轻度输血程度 <0.3mg/（kg·d）	中度输血程度 0.3～0.5mg/（kg·d）	重度输血程度 >0.5mg/（kg·d）
35～<50	76	75	52
≥250	100	86	89

数据来源：Cohen，2008

2. 补救治疗 缓解心脏铁蓄积。

对于轻中度心脏铁蓄积病人（T_2^* 10～20 毫秒），在规律治疗情况下，DFO 每天治疗剂量增加到 50～60mg/kg 能有效改善 T_2^*。对于部分心脏铁蓄积在 6～10 毫秒的病人，应联合其他治疗措施，如：DFX 单一疗法、DFO＋DFP 联合疗法[见本章第（四）节：去铁酮单一疗法、第（五）节：地拉罗司（DFX）]。严重的心脏储铁（T_2^*<6 毫秒），慎重选择其他去铁治疗措施[见下文第（五）节：地拉罗司（DFX）]。部分病人合并左室射血分数异常，建议采取紧急治疗方案。

3. 强化治疗的其他原因 对于计划怀孕或者骨髓移植的地贫病人需避免铁过载（见第九章、第十二章），进行强化去铁治疗有助于尽量减轻体内铁过载的情况。目前尚未有系统针对这类病人的治疗方案做出相关的研究结论，建议通过上述的措施如调整用药剂量、加强治疗规律性等控制储铁水平。

（三）紧急治疗方案

高危病人合并左室射血分数下降时，与每天定期用药相比，持续注射用药可能使病人获益更多；其原因在于当停止静脉给药数分钟以后，体内的游

离铁水平即可上升到治疗前水平；而持续维持注射治疗更有助于持续螯合体内游离铁，减轻游离铁的毒副作用（Porter，1996）。在尽量保证病人 24 小时都能处于铁螯合治疗的状态，不同给药途径之间治疗效果并没有太大的区别。通过静脉输注装置（如 Port-a-cath）（Davis，2000）或皮下注射（Davis，2004）24 小时维持治疗的强化治疗方案有助于纠正心功能、改善心衰症状、增强心肌收缩力 T_2^*（Porter，2013b；Anderson，2004），在长期维持治疗下，病人的长期生存率也明显改善。部分研究纳入病例采取强化治疗方案，但是由于设备条件问题等，无法做到持续给药。持续给药通常是借助穿刺入体内的内置管，以更好长期管理和给药。当紧急事件发生而病人尚未有中心静脉置管的情况下，也可以从外周静脉给药；但从外周静脉给药的时候，去铁药物必须用生理盐水稀释至 100mls 以防止药物对静脉的损伤。推荐每天 24 小时持续去铁治疗剂量维持在 50～60mg/kg（Davis，2004；Davis，2000）。部分临床医师采用更高剂量的 DFO 去铁治疗方案，但是不符合 DFO 的使用准则，并且会增加病人视网膜病变的风险。心功能衰竭多出现在持续治疗 3 个月以后（Anderson，2004），当出现急性心功能衰竭的时候，可以考虑复合使用维生素 C 联合治疗。当病人血清铁蛋白下降后，可以根据治疗指数适当减少给药剂量，但一般不推荐缩短给药时间（见本节：DFO 剂量调整，避免毒副作用）。

关于是否联合 DFP 强化 DFO 治疗的问题有待慎重考虑，原因是和传统的皮下注射给药、每周 5 天的治疗方案相比，大剂量的 DFP（90～100mg/kg）更容易引起 T_2^* 增加（Pennell，2006b）；联合 DFO＋DFP 治疗方案也更容易急剧引起 T_2^* 增加（Tanner，2007）。但是，对于左室射血分数基础值正常、未合并心衰症状的情况下，联合 DFP 治疗更有助于提高病人左室射血分数。有研究对传统的 DFO 间断非强化治疗方案和联合 DFP 的治疗方案进行比较结果发现，低剂量的 DFO 治疗方案不适用于心衰病人。仅有一项随机试验研究针对 DFP 对 DFO 的强化治疗方案的强化效果进行比较，结果发现，对提高射血分数、改善 T_2^*，联合 DFP 与否的治疗方案之间治疗效果并没有显著差异（Porter，2013b）。然而，研究还发现，联合 DFP 治疗并不会增加额外的药物毒副作用，由此得出，对于心衰病人，只要病人能耐受口服 DFP，那么联合 DFP 强化 DFO 去铁治疗可能更容易使病人获益。

（四）去铁酮单一疗法（奥贝安可®，Kelfer®，GPO-L-ONE®；去铁酮）

去铁酮是一种口服的二价铁离子螯合物，19 世纪 80 年代最开始引入临床使用。19 世纪 90 年代以后，多个国家批准 DFP 应用于重型地贫病人；近些年，美国也批准使用 DFP（October，2011）（Traynor，2011）。但是不同国家之间的用药指南有所差别（见下 8、9、10、11）：

1. 对血清铁蛋白的治疗效果　20 世纪 90 年代以来，多项随机试验探讨

DFP 对基础血清铁蛋白和血清铁蛋白变化情况的治疗效果（Pennell，2006b；Ha，2006；Gomber，2004；Maggio，2002；Olivieri，1997）。部分数据分析得出治疗 6 个月以后 DFO 降低血清铁蛋白的效果更好；但是对于 12 个月以后下降血清铁蛋白情况，两种药物的治疗效果之间并没有显著差异（Pennell，2006b；Gomber，2004）。多项非随机队列研究发现，在研究纳入的三种剂量之中，每天治疗剂量在 75mg/kg 时，血清铁蛋白水平下降情况更加明显。当基础血清铁蛋白水平越高的时候，降低血清铁蛋白的效应也更加明显。研究发现，当 SF 超过 2500μg/L 时，DFP 能显著降低 SF 水平（Viprakasit，2013；Olivieri，1995；Al-Refaie，1992；Agarwal，1992）；当 SF 小于 2500μg/L，尚未发现 DFP 显著降低 SF 的作用效应（Cohen，2000；Hoffbrand，1998；Olivieri，1995）。最近泰国一项纳入对象为 2 岁以上地贫患儿的研究发现，每天治疗剂量大于 79mg/kg，维持治疗一年能显著降低患儿血清铁蛋白水平（Viprakasit，2013）；在该研究中，基础 Sf 值是临床治疗效果的重要预测指标，当 SF > 3500μg/L，病人一年治疗以后 SF 下降最明显。2011 年 FDA 发表声明表示，一项总共纳入 236 名地贫病人研究中，224 名地贫病人接受 DFP 单一疗法，对这 224 名地贫病人进行了血清铁蛋白水平相关分析；研究显示，236 名病人中约 50% 病人 SF 下降达到 20% 以上，95%CI 为 43%-57%。

2. 对肝脏铁蓄积的治疗效应　多项随机研究试验对 DFP 治疗后不同阶段肝脏铁蓄积变化情况进行分析（El-Beshlawy，2008；Ha，2006；Pennell，2006a；Maggio，2002；Olivieri，1998），并与 DFO 单一疗法、DFO + DFP 联合治疗的治疗效果进行比较分析（Aydinok，2007）。其中一项研究发现，去铁治疗一年后肝脏储铁降低，但是 33 个月后，DFP 治疗组（n = 18）肝脏储铁增加 5mg/g 干重；DFO 治疗组（n = 18）肝脏储铁增加 1mg/g 干重（Olivieri，1998）。另外一项研究则发现去铁治疗 30 个月以后，DFP 治疗组（n = 21）和 DFO 治疗组（n = 15）病人均出现了肝脏储铁降低（Maggio，2002）。也有研究得出了 DFO 和 DFP 单一治疗 1 年以后能更显著降低肝脏储铁（Aydinok，2007；Pennell，2006a）。Pennell 等人发现 DFP 单一疗法（n = 27）1 年降低肝脏储铁 0.93mg/g 干重而 DFO 单一疗法（n = 30）1 年能降低肝脏储铁 1.54mg/g 干重（Pennell，2006）。Ha 等人则发现 DFP 和 DFO 治疗 6 个月以后均能降低肝脏储铁水平，但在 6 个月以后的研究观察中，肝脏储铁水平随后出现了上升（Ha，2006），这和既往的 Olivieri 等人的研究结论相似（Olivieri，1998）。Aydinok 等人对 DFO、DFO + DFP 治疗效果进行比较，结果发现治疗 1 年后 DFP 单一疗法组并没能显著降低肝脏储铁水平；但在 DFP + DFO 组、DFO 组均出现了肝脏储铁下降（Aydinok，2007）。Fisher 等人对 DFP 进行了前瞻性的非随机研究发现，DFP 治疗两年后肝脏储铁增加 28%，治疗三年后肝脏储铁增加 68%（Fisher，2003）。Viprakasit 等人最近在地贫患儿中开展研究发现，肝脏储铁下降多伴随着临床效应改善如血清铁蛋白下降,而且往往基础肝脏储铁水平较高(Viprakasit,2013)。部分观察性研究中,组织活检往往在 DFP 治疗数年以后才进行;研究报道数量不等的病人出现肝脏储铁超过 15mg/g 干重,Del Vecchio 等人报道中有 11%(Del Vecchio,2002),Tondury 等人报道有 18%(Tondury,1998),Hoffbrand 等人报道为 58%(Hoffbrand,1998)。对于常规的输血治疗病人,采用 DFP 单一疗法,治疗剂量在 75mg/kg 时,仅 1/3 的病人能达到肝脏储铁负平衡(Fischer,1998)。

3. 对心肌铁蓄积的治疗效果 目前已有随机试验研究分析了 DFP 单一疗法对心肌铁蓄积的治疗效果。有学者对大剂量 DFP[92mg/(kg•d)]和每周 5~7 天皮下注射 DFO 在轻中度心肌铁蓄积(mT_2^* 8~20 毫秒)病人的治疗效果进行比较。当 DFO 的实际治疗剂量为 43mg/kg,每周 5~7 天或平均每天注射剂量 35mg/kg,治疗 1 年后,DFP 组 mT_2^* 从 13 毫秒增加到 16.5 毫秒,显著高于 DFO 组(从 13.3 毫秒增加到 14.4 毫秒)(Pennell,2006b)。

Maggio 等人进行类似的研究比较 DFP 和 DFO 对心肌铁蓄积治疗效果,研究中每天 DFP 剂量 75mg/kg,较前述研究略低;同样在治疗 1 年以后对心肌铁蓄积变化情况进行比较;结果发现,通过 MRI 信号密度比较,治疗前后两组的心脏铁蓄积情况并没有明显改变(Maggio,2002)。Pepe 等人的一项回顾性研究对 DFP 单一疗法($n=42$)、DFO 单一疗法($n=89$)、DFX 单一疗法($n=24$)治疗效果进行分析,结果发现采用多重治疗方法,左心室整体收缩功能较好的病人治疗后 mT_2^* 值上升;但在不同的治疗组中平均值均在正常范围内(Pepe,2011)。

4. 去铁酮对心功能的影响 有文献报道了去铁酮对于心脏功能正常的病人的影响(Pennell,2006b;Maggio,2002),但对于左心射血分数低于正常值的病人的影响却没有相关报道。在一项为期 1 年的随机研究中,给病人(左心射血分数正常)服用高剂量的去铁酮(92mg/kg),可以提高左心射血分数(Pennell,2006b)。在另外一项为期 1 年的随机对照研究里,使用去铁酮[75mg/(kg•d)]治疗的病人和使用去铁胺[75mg/(kg•d)]治疗的病人相比,其射血分数或其他反映左心功能的指标无明显差异(Maggio,2002)。对一个为期 1 年的前瞻性研究中的病人进行为期 3 年的回顾性分析,结果显示:对左心射血分数正常的病人,去铁酮的治疗和其左心射血分数的显著增加之间存在相关性(Maggio,2012)。在另一项对 168 名重型地中海贫血病人的回顾性分析中(他们的左心射血分数的均值处于正常范围),在使用去铁胺或去铁酮治疗期间对病人们进行五年追踪,结果显示:去铁酮治疗组和去铁胺治疗组的左心射血分数均升高,其中使用去铁酮治疗了 3 年的病人的左心射血分数更高。但是,对于小部分左心射血分数小于 55% 的病人来说,相比于使用去铁酮治疗,使用去铁胺治疗后其射血分数更高(Filosa,2013)。

5. 去铁酮治疗的依从性 在一个研究中对比发现，去铁酮治疗和去铁胺治疗的依从性分别是 85% 和 72%（Olivieri，1990），然而另一项研究显示，去铁酮治疗和去铁胺治疗的依从性分别是 94% 和 73%（Pennell，2006b）。在其他样本人群中，去铁酮治疗的依从率也是相近的。和其他口服螯合剂一样，我们必须考虑到两个重要问题：①与平时比较，任何治疗的依从性在临床研究这个背景下往往会更高；②虽然我们认为口服治疗的依从性会更好，但在实施去铁胺治疗期间，对治疗进行督导和为病人提供支持这两点不容忽视。

6. 去铁酮治疗远期好处的证据 几个回顾性研究报道：相较于单独使用去铁胺治疗，单纯使用去铁酮（Borgna-Pignatti，2006）治疗或去铁酮联合去铁胺治疗（Telfer，2006）的病人拥有更好的生存优势。例如：在对使用去铁酮或使用去铁胺治疗的病人进行的一个回顾性队列分析结果显示：使用去铁酮治疗组没有出现死亡病例；而使用去铁胺治疗组出现 10 例死亡病例（Borgna-Pignatti，2006）。其他回顾性研究或观察性研究根据生存替代指标（如：血清铁蛋白、心肌 MRI-T_2^* 加权信号或是左心射血分数）推测去铁酮疗法比去铁胺疗法有更多的潜在益处（Filosa，2013；Maggio，2012；Pepe，2011）。然而，两个系统性分析结果显示，并没有明确证据证实螯合剂治疗存在生存优势（Fisher，2013b；Maggio，2011）。克昆系统评价综述里总结：早期对心肌铁沉积的间接测量（通过磁共振 T_2 序列测量）显示与去铁胺治疗相比，去铁酮能更快地去除心肌的沉积铁。两个研究的 Meta 分析结果显示：与接受去铁酮联合去铁胺治疗的病人相比，单独接受去铁胺治疗病人的左心射血分数显著下降（Fisher，2013b）。另一个系统性研究总结：在两个研究中，联合使用去铁酮和去铁胺治疗的病人，其左心射血分数比单独使用去铁胺病人显著提高。但是，在对不同螯合物的随机临床实验中，没有证据表明螯合物治疗可以显著降低严重器官损伤的发生。综上所述，虽然回顾性分析支持"相比于去铁胺治疗，去铁酮治疗有生存优势"这个观点，但系统性分析却未证实这一点。

7. 去铁酮治疗的副作用 去铁酮治疗的副作用以及副作用的监测和治疗请查阅附 2。

8. 推荐的去铁酮治疗方案 根据美国食品药品监督管理局（FDA）：地贫病人由于输血而导致体内铁超负荷，当使用螯合剂治疗铁超负荷效果不佳时，推荐使用 Ferriprox（去铁酮片）（FDA，2011）。FDA 的推荐理由是它可以降低血清铁蛋白水平。欧洲药品评估局（EMEA）推荐：当使用去铁胺治疗重型地贫病人铁超负荷时，如果治疗效果不佳或有去铁胺使用禁忌证，采用 Ferriprox（去铁酮片）治疗。在泰国和许多亚洲国家，去铁酮有相似的适应证，并被批准从 6 岁开始就可以使用。

9. 标准剂量和使用频次 通过彻底的评估，去铁酮每天剂量为 75mg/kg，1 天分 3 次服用。在欧盟国家，去铁酮的准许剂量可高达 100mg/（kg•d），但关于这个剂量的安全性研究目前还比较少。因此，我们推荐的标准剂量为：75mg/（kg·d），日均分为 3 次服用。药品的标签上包括图表说明——体重在 20～90kg 的病人每次应服用多少片药剂。药片上每 500mg 上就有一道折痕，这样可以很方便地把药片掰开。同时也有适用于小孩治疗的口服溶剂。

10. 去铁酮治疗中的剂量增加问题　根据病人对治疗剂量的反应进行调整，但每天总剂量不应超过 99mg/kg，即每天的分次剂量不应超过 33mg/kg。但有一个前瞻性研究发现，每天给予 100mg/kg 并没有增加其副作用反应（Pennell，2006）。在单一的研究中并没有给出去铁酮使用剂量和血清铁平衡或血清铁蛋白之间的关系。对于心脏功能障碍的地中海贫血病人，由于高剂量的去铁酮治疗的安全性和有效性尚未得到很好的评估，目前还是推荐使用去铁酮联合去铁胺方案或 24 小时注射去铁胺的加强治疗方案进行治疗。

11. 开始治疗的年龄　相比于成人，对小于 6 岁的儿童实施去铁酮治疗方案的安全性和有效性的经验很少。最近，在一项公开的前瞻性研究中，检测了 73 个儿科病人（3～19 岁）对去铁酮治疗的有效性和耐受性（Viprakasit，2013），此外还有人对 100 位使用去铁酮制剂治疗的患儿（1～10 岁）进行了类似研究。两个研究均未发现接受去铁胺治疗的小孩存在耐受性问题，在之前的针对成人的研究也没有发现该问题。

12. 维生素 C 的使用　去铁胺治疗过程中，服用维生素 C 对铁的排泄的影响尚未明确，因此，不推荐联合使用维生素 C。

13. 安全监测、预防和相互作用　详见附 1、附 2。

（五）地拉罗司（DFX）

地拉罗司（DFX）是治疗输血性铁过载的口服药，每天服用 1 次。虽然早些时候，FDA 和 EMEA 批准 DFX 应用于临床治疗的时间有所不同（见附 1），但如今，它已被全球 100 多个国家批准为治疗地中海贫血的一线用药。

1. DFX 的化学性质和药理作用　DFX 为经口服吸收的三齿状铁螯合剂，与三价铁离子以 2∶1 比例结合。表 3-5 概括了其化学性质和药理作用。使用非金属搅拌器可使 DFX 药片在水中或果汁中扩散（不是溶解），每天一次，餐前服用效果更佳。药物吸收很快，以 20mg/kg 剂量计算，在体内峰值浓度为 80μM；在没有和铁离子结合的状态下，其半衰期很长，体内最低的浓度为 20μM，其中约 90% 是以药物形式的游离状态存在，约 10% 是以与铁螯合的复合状态存在（Waldmeier，2010）。这个 20μM 的最低浓度可以有效地螯合不稳定铁离子长达 24 小时（Nisbet-Brown，2003；Galanello，2003）。

脂溶特性可使 DFX 进入细胞内（包括心肌细胞）。大部分药物通过粪便排泄。DFX 主要的代谢途径是通过葡萄糖苷酸化，在这个过程中，它仍旧保持对铁的螯合能力（Waldmeier，2010）。对铁的新陈代谢研究显示，大部分铁通过粪便排出,通过尿排出的铁不到 0.1%(Nisbet-Brown,2003)。DFX 经过主要代谢途径葡萄糖苷酸化,生成代谢产物 M3(酰基葡萄糖苷酸)和 M6(2-O-葡萄糖苷酸)。大约 10% 的药物通过次要代谢途径:细胞色素 450 氧化代谢(Waldmeier,2010)。在不同的药物剂量水平和铁负荷水平上,DFX 的螯合效率为 28%,说明其与药物剂量和铁负荷水平无关。

2. 对 DFX 药效的证实

(1) **DFX 对 SF 的剂量效应**:DFX 对 SF 存在的剂量依赖效应在几个实验中都可以观察到(Porter,2008;Cappellini,2006;Piga,2006)。一个前瞻性随机研究对比了 DFX 和 DFO 的疗效,DFX 组有 296 名重型地中海贫血病人,DFO 组有 290 名。结果显示:DFX 以 20mg/(kg·d)的剂量服用 1 年以上,病人的 SF 稳定接近于 2000μg/L;以 30mg/(kg·d)的剂量,SF 平均下降 1249μg/L(Cappellini,2006)。对 SF 动态变化的长期分析显示:随着时间的推移,SF 值小于 1000μg/L 和小于 2500μg/L 的病人比例逐渐增多。根据对 371 名病人长达 4~5 年的随访结果分析显示:其 SF 中位值低于 1500μg/L(Cappellini,2011)。DFX 的平均剂量从最开始小于 20mg/kg 增加到 25mg/kg,与 SF 显著降低有关。总的来说,服用 DFX 之后,SF 小于 1000μg/L 和小于 2500μg/L 的病人比例分别为 41% 和 73%,基线水平分别是 12% 和 64%。一个大样本的前瞻性调查分析了 DFX 剂量和用药后 SF 反应之间的关系。这个研究纳入了 1744 位需要长期输血的贫血病人,其中有 1115 名为地中海贫血病人(Cappellini,2010)。每月输血 2~4 单位红细胞的病人,接受 DFX 的初始剂量为 20mg/(kg·d);每月输血量小于或大于 2~4 单位的病人,其 DFX 的初始剂量分别为 10mg/(kg·d)或 30mg/(kg·d)。每间隔 3 个月,根据 SF 的动态变化调整剂量。服用一年后,所有病人的 SF 显著且缓慢地下降。最近的一项研究中,在 SF 基础值最高的病人中,记录到的 SF 一年最大降幅达 1496μg/L(SF 中位基线值为 6230μg/L)(Porter,2013a)。这一组病人接受 DFX 的剂量为 35~40mg/(kg·d),这个剂量也是目前治疗严重铁过载病人的推荐剂量。

(2) **DFX 对肝脏铁和铁平衡的剂量效应**:新陈代谢平衡研究显示:服用剂量为 10、20 和 40mg/(kg·d)的 DFX 其各自的平均排泄量为 0.13、0.34 和 0.56mg/(kg·d);预测分析每天服用 DFX 的剂量 ≥20mg/kg 时,可以达到铁平衡或者负铁平衡的效果(Nisbet-Brown,2003)。在一个长期的随机前瞻性研究中,共有 586 位地中海贫血受试者,年龄 2~53 岁之间,其中 50% 受试者年龄小于 16 岁。通过对肝脏铁的连续测定结果显示:290 名 DFX 服用剂量为 20mg/(kg·d)的病人,其 SF 浓度达到铁平衡,肝脏铁的均值保持稳定长达一年以上(Cappellini,2006)。当剂量达到 30mg/(kg·d)时,出现了负铁平衡长达一年以上,平均 LIC 下降幅度为 8.9mg/g 干重(相当于以体重计算体内铁下降 94mg/kg)。这些都是 DFX 对肝脏铁和铁平衡的剂量效应的平均趋势。最近的研究显示输血率会影响到 DFX 的治疗效果（Cohen，2008）（表 3-8）。这表明：长达一年以上的负铁平衡率（应答率）随着剂量的增加而增加；负铁平衡率随着输血率的增多而减少，因此需要更高的 DFX 治疗剂量。

表 3-8　DFX 剂量和输血率的应答率（负铁平衡率）%

剂量 （mg/kg）	低输血率 <0.3mg/（kg·d）	中度输血率 0.3～0.5mg/（kg·d）	高输血率 >0.5mg/（kg·d）
10	29	14	0
20	76	55	47
30	96	83	82

数据来自于：Cohen，2008

在随后的 4～5 年间，LIC 小于 7mg/g（通过组织活检检测）的病人比例从原来的 22% 上升到 44%（Cappellini，2011）。6 岁以下的小孩其 LIC 的下降幅度更佳，即使其服用的平均剂量只有 21.9mg/kg。然而，这些病人的输血性铁摄入是最高的。对 374 名 EPIC 研究中的病人的肝脏进行 MRI 扫描，分析结果显示：DFX 降低 LIC 的效应和病人本身铁过载的基础水平有关。LIC 达到 27.5mg/g 干重时，以 25～35mg/（kg·d）剂量的 DFX 治疗，LIC 下降 6.9mg/g；LIC 达到 32mg/g 时，以 35～40mg/（kg·d）剂量的 DFX 治疗，LIC 下降 7.3mg/g。因此，我们需要给出一个恰当的剂量，这个剂量适用于 LIC 的各个水平，而且治疗效果显著（Porter，2013a）。

（3）**DFX 对儿童中铁平衡影响及其安全性**：DFX 是第一种经过正式评估适用于 2 岁大小患儿的螯合剂。纳入 703 例病人的 5 项临床研究中，大约 50% 的病人是年龄 <16 岁的儿童。儿童和成人病人几乎都能耐受这种药。重要的是，DFX 的剂量为 10 或 20mg/（kg·d）时，对生长和骨骼发育无不良反应（Piga，1988）。在另一项观察性研究中，受试者为小于 5 岁的螯合剂输血依赖性患儿，其 SF 基线值大于 1000μg/L，用 DFX 或 DFP 维持 SF 水平在 500～1000μg/L 之间，之后对 DFX 组（$n=71$）随访平均约 2.3 年，对 DFO 组（$n=40$）随访平均约 2.8 年，结果显示：DFX 显示出良好的耐受性，而且在使 SF 水平维持在安全范围内和保证病人正常生长发育这两方面效果和 DFO 一样（Aydinok，2012b）。

（4）**DFX 对心脏 T2* 信号值的影响**：一项回顾性分析研究了服用 DFX 1～2 年后对心脏 T_2^* 信号值的影响，研究结果首次报道了 DFX 可以改善心脏 T_2^* 信号值（心肌横向弛豫时间图序列）（Porter，2010；Porter，2005a）。前瞻性研究表明，41% 的严重心脏铁过载的病人其心脏 T_2^* 值小于基线水平 10 毫秒，而服用 DFX 可以使心脏 T_2^* 信号值提高 5～20 毫秒以上（Pennell，2010）。在一项前瞻性临床试验中，对 114 例 LIC 平均基线水平较高（平均 28mg/g 干重）

的病人，用 DFX 治疗 3 年（Pennell，2012），第 1、2、3 年平均治疗剂量为 33、35、34mg/（kg·d）。与 T_2^* 值基线水平为 10～20 毫秒的病人 [32mg/（kg·d）] 相比，5～10 毫秒的病人接受了平均剂量为 37mg/（kg·d）的 DFX 治疗。在最初纳入研究的 114 例病人中，101 例继续第 2 年的治疗方案，其中 86 例完成第 2 年的治疗方案，71 例继续第 3 年的治疗方案。实验结果显示心脏 T_2^* 信号值逐年显著性提高；经过 3 年的治疗，基线水平从 12.0 毫秒升至 17.1 毫秒，相对应的心肌铁浓度降低（基线从 2.43mg/g 降至 1.80mg/g）；治疗 3 年后，T_2^* 值基线在 10～20 毫秒的病人中有 68% 恢复到标准化 T_2^* 值，T_2^* 值基线在 5～10 毫秒之间的病人有 50% 基线改善至 10～20 毫秒。经过 3 年的治疗，心脏左室射血分数没有显著变化，也没有出现死亡病例。耐受性和其他用大剂量 DFX [≥40mg/（kg·d）] 治疗地中海贫血病人的研究结果一致。

在为期 1 年的随机前瞻性研究中（CORDELIA），197 例 T_2^* 值为 6～20 毫秒且无心功能不全症状的病人随机进行 DFX 治疗 [目标剂量 40mg/（kg·d）] 或皮下注射 DFO [50～60mg/（kg·d），5～7 天 / 周] 治疗（Pennell，2014）。在 DFX（平均 29.8mg/g 干重）和 DFO（30.3mg/g 干重）治疗的病人中 LIC 基线呈现高水平，73% 的病人 LIC 基线 >15mg/g 干重。经过 1 年，用 DFX 治疗的病人心脏 T_2^* 值基线的几何均数（Gmean）从 11.2 毫秒升至 12.6 毫秒（Gmeans 比 1.12），而用 DFO 治疗的几何均数从 11.6 毫秒升至 12.3 毫秒（Gmeans 比 1.07）。本研究建立了以非劣效的 DFX 与 DFO 在该病人群中去铁治疗的比较。左心射血分数在两组间均保持稳定，两组药物相关不良事件的频率相当 [DFX（35.4%）、DFO（30.8%）]。综上所述，这些研究表明 DFX 治疗对心脏铁浓度增加、心脏 T_2^* 值 >5～20 毫秒的病人是一种有效的疗法，对 LIC 基线、SF 基线高水平的病人有同样的疗效。监测治疗的成效表明，同其他螯合剂一样，高水平的心脏铁基线（<10 毫秒）通常需要数年才能清除，但在此期间发生心力衰竭的风险很低 [见下文本章第（5）节：DFX 对心脏功能的影响]。

（5）DFX 对心脏功能的影响：在上面的研究中，即使心脏 T_2^* 值基线低至 5～6 毫秒、心脏 T_2^* 值 <10 毫秒的病人比例也有显著差异（17.2%～33%），左心射血分数仍然保持稳定，而且既没有死亡病例出现，也没有观察到有心力衰竭症状的病例出现，只报道了一例心房颤动和心肌病案例。在其他地中海贫血人群中，根据心力衰竭风险分析，发生心力衰竭的风险是确定的，其相对风险较 T_2^*<10 毫秒的病人高 160 倍（Kirk，2009a）。在有其他高风险的病人甚至在 T_2^* 值为 5～10 毫秒的病人中，左心射血分数的稳定性和心力衰竭缺失表明 DFX 能有效预防心力衰竭，这可能与 DFX 的长血浆半衰期所导致的 24 小时保护时间对抗不稳定铁有关（Daar，2009）。DFX 尚未在有症状的心力衰竭或左心射血分数 <56% 病人的正式试验中进行评估，因此对此类病人建议选择其他螯合剂。

（6）**DFX 有利于远期生存率的证据**：由于某些原因，纳入超过 5900 例病人的前瞻性研究通常只进行短期评估。一项来自初诊资料的前瞻性临床试验，进行 5 年的随访后，为 DFX 治疗的风险和益处提供了有效证据（Cappellini，2011）。其他关于心脏 T_2^* 值为 5～20 毫秒、肝铁高水平但无并发症的病人的前瞻性数据提供了对高风险病例的并存病和死亡率的进一步认识。即使在心功能不全、心脏 T_2^* 水平低至 5 毫秒（Pennell，2012）或 6 毫秒（Pennell，2014）的高危病例中，左室功能稳定、无心力衰竭进程和任何死亡病例依然是前瞻性 3 年 EPIC（评估病人的铁螯合）和 1～2 年 CORDELIA 心脏研究的重要特征。

（7）**DFX 治疗便捷性和对生存质量的影响**：和其他口服螯合剂一样，DFX 治疗的便捷性和带来的生存质量有望影响依从性及其生存率。在正式临床研究外依从性通常比常规临床应用更好，因此可能有更好的影响。重型地中海贫血病人用 DFX 和 DFO 治疗的满意度和方便性的对比研究发现，DFX 具有显著的、持续性的优势（Cappellini，2007）。在一项随机对照实验中，DFX 治疗的病人在 1 年内缺失率为 6%，相对的 DFO 缺失率为 4%（Cappellini，2006）。相比之下，虽然 DFP 治疗人群没有进行匹配，但是其病人 1 年内缺失率为 15%（Cohen，2000）。在一项大规模的 EPIC 研究中，对比于开始 DFX 治疗前的基线，病人生活质量得到改善（SF 估计值 36 分），对螯合剂治疗有更好的依从性（Porter，2012）。

3. DFX 的推荐治疗方案

（1）**推荐标准剂量**：DFX 应口服，每天用水冲服，饭前为宜。对接受过 10～20 次输血治疗和正在接受铁摄入频率为 0.3～0.5mg/（kg•d）标准输血治疗的重型地中海贫血病人推荐起始剂量为 20mg/kg。在输血中有高比率的铁摄入[>0.5mg/（kg•d）]或已存在高水平铁负荷、临床期望铁负荷下降的病人，推荐剂量为 30mg/（kg•d）。对低水平铁负荷[<0.3mg/（kg•d）]的病人，10～15mg/kg 的剂量足以控制铁负荷。

（2）**开始治疗的年龄**：对于开始治疗的年龄，每个国家设定的标准不同（详见附 1）。然而，基于在 2 岁患儿中使用 DFX 治疗的随机前瞻性研究，我们可以得出一些建议。所有年龄组中都有 LIC 下降，说明此副作用与年龄无关。研究中并没有观察到与生长、性发育、骨骼有关的副作用（Piga，2006）。所以 DFX 适用于这个年龄段的儿童。目前所知，开始使用 DFX 治疗的标准（铁蛋白水平、年龄、输血次数）与 DFO 相似。然而，DFX 的目标治疗量 500～1000μg/L 似乎可以达到，且没有额外的组织毒性，不过前提是当 SF 降低时，治疗剂量也必须相应减少。

（3）**负铁平衡的补救治疗**：当机体里的铁离子累积到高水平时（见铁离子监测），人体就需要负铁平衡。接受治疗剂量的负铁平衡病人的比例部分取决于铁负荷率。有 LIC 或 SF 值的病人建议剂量高至 40mg/（kg·d），而且这个剂量现已被批准（Porter，2013a）。对于一些没有达到负铁平衡的病人采用 40mg/kg、每天 2 次的服用方式可以帮助其达到负铁平衡，而不是增加治疗剂量。一些病人饭后服用 DFX，相比饭前服用具有更加明显的效果。这与已知的食物在胃肠吸收中的影响一致。

（4）**对轻、中度的心脏铁沉积（5~20 毫秒）病人的补救治疗**：基于众多前瞻性研究，轻、中度心脏铁沉积的病人可以通过 DFX 成功治愈，保持左心室功能稳定。当病人 LIC 或 SF 很高时，DFX 推荐剂量高至 40mg/（kg·d）。

（5）**对重度心脏铁沉积（<6 毫秒）病人的补救治疗**：DFX 单一疗法的前瞻性临床研究只针对于 mT_2^* 值 T 疗法的前瞻的病人。对于 mT_2^* 值 <6 毫秒的病人，建议使用其他螯合剂。

（6）**对于有 LVEF 下降或有临床症状的心衰病人的紧急治疗**：目前 DFX 尚未在有 LVEF 下降或有临床症状的心衰病人中进行前瞻性临床试验评估，因此不给予推荐。

（7）**其他指征或禁忌证**：DFX 禁用于肾衰或明显肾功能异常的病人（如下表 A1 示）。进行性肝疾病或肝功能失代偿者慎用。

（8）**DFX 的副作用**：DFX 的副作用及其监测和管理请参见附 2。

八、联合治疗

（一）联合治疗的概念和药理

当单一治疗效果不佳时，常使用联合治疗来提高疗效。原则上，两种铁螯合剂可以同时使用，或者相继使用。但事实上，同时使用的情况相对较少，我们常采用两种铁螯合剂相继使用。一些研究者采用隔日疗法，即两种药物隔日交替服用，同时保留了 DFO 夜用 +DFP 日用的连续疗法。在实际治疗过程中，治疗方案既包括连续疗法，又包括隔日疗法。例如 DFO 隔日夜用 +DFP 每天使用。大多数病人治疗方案采用 DFO（每天常规剂量）+DFP（剂量、使用频率不等）。近来，联合治疗方案 DFX+DFP、DFX+DFO 被证明有效。联合治疗情况下，由于 DFX 的半衰期和在血浆中的延长时间（24 小时），我们可以看到一段时间内血浆中或细胞内两种药物同时出现。

铁螯合剂联合治疗的药理和活化机制取决于药物是否可以在血浆或细胞中同时出现。DFO 夜用 +DFP 日用使铁螯合剂 24 小时都可以检测到，这与单用 DFO 或 DFX 效果相似。理论上，联合治疗有二价铁离子的保护作用（Cabantchik，2005）。如果同时使用这些药物，它们将相互作用影响铁离子的穿胞运动，进而增加了细胞或血浆中游离铁的螯合作用，因此，螯合剂的作用也提高了。另一方面，金属酶的螯合作用可能导致药物相关毒性，但是这一点尚未在临床上得到认可。血浆中存在 24 小时的 DFX 结合间断输入的 DFO 的联合治疗使得血浆中二价铁和游离铁减少（Lal，2013）。同时使用两种螯合剂也可能起到细胞内铁去除的协同作用。三种螯合剂联合使用的细胞培养证明了这一点。

（二）DFP＋DFO 联合治疗

迄今为止，DFP＋DFO 是研究最多的联合治疗方案。当 DFP 或 DFO 的单一治疗失败时，无论是正规研究还是其他特殊情况，很多联合治疗方案得到应用，包括 DFP＋DFO 联合治疗。详述请见（Porter and Hershko，2012）。下面将陈述一些提供有用证据的重要研究。

1. 连续治疗对 SF 的影响 一项研究发现连续使用 5 天 DFO（n＝11）使 SF 下降的程度与使用 DFO 2 晚＋DFP 75mg/（kg·d）7 天（n＝14）的效果相似（Mourad，2003）。另一项包括 30 名病人和 3 种不同治疗方案的随机试验发现，使用 DFO5 晚的 SF 下降程度最明显，但与使用 DFO 2 晚/周＋DFP 7 天/周并无明显差别。进一步包括 60 名病人的随机研究表明，接受隔日疗法（Galanello，2006）的病人 SF 下降程度与接受联合治疗（DFO 33mg/kg 2 天＋DFP 75mg/kg 7 天）或者 DFO 33mg/kg 5 晚/周的效果相似。另一项土耳其的随机研究表明，联合治疗 SF 下降程度比 DFP 单一治疗效果明显，但是与 DFO 单一治疗效果相似。一项包括 65 名病人的随机研究表明，联合治疗（DFO 5 天/周＋DFP 7 天/周）SF 下降程度比标准化 DFO 单一治疗（40mg/kg 5 次/周）明显。一项随访 5 年的随机临床试验（Maggio，2009）也表明连续治疗 DFP[75mg/（kg·d）4 天/周]-DFO[50mg/（kg·d）3 天/周]SF 下降程度比单一使用 DFP 明显，具有更小的副作用和更少的花费。然而，两组的生存趋势并无明显差异。总而言之，以上研究共同表明，使用 DFO 2 天和标准剂量 DFP 75mg/（kg·d）的联合治疗可以有效控制 SF 浓度。

2. 连续治疗对 LIC 的影响 当把隔日疗法 DFP＋DFO 与 DFO 单一疗法相比较时，两组研究中 LIC 基线均小于 7mg/g 干重（Galanello，2006）。另一项随机前瞻性研究表明，DFP＋DFO（2 次/周）与 DFO 单一疗法均使 LIC 下降，但是 DFP75mg/（kg·d）单一疗法并无 LIC 下降（Aydinok，2007）。在另一项比较 LIC 变化的研究中，使用 DFP＋DFO 联合治疗比 DFO 单一治疗（5 次/周）MRI-T_2^* 值（间接反映 LIC）更高（Tanner，2007）。

在另一项随机研究中，心衰病人接受 DFO 单一治疗或 DFP＋DFO 联合治疗，结果发现：联合治疗组有 LIC 和 SF 下降，而单一治疗组没有下降（Porter，2013b）。这些研究并没有给出关于联合治疗相比其他治疗方案对 LIC 影响的明确结果，尽管这些研究支持联合治疗比 DFP 单一治疗对 LIC 影响更明显。DFP＋DFO 联合治疗与 DFO 单一治疗对 LIC 影响主要取决于 DFO 在不同治疗方案中的剂量和使用频率。

3. 联合治疗对心脏功能和 T_2^* 值的影响　在一项随机对照研究中,将 65 名无心衰、LVEF 正常,但有中度心脏铁沉积(T_2^* 值 8～20 毫秒)的病人分为两组去观察心脏 T_2^* 值的变化,一组是予 DFP 75mg/kg 7 天 / 周 + DFO 5 天 / 周治疗,另一组予 DFO 标准剂量 5 次 / 周治疗(Tanner,2007)。研究发现联合治疗组 LVEF 在正常范围内增长约 2.5%,而单一治疗组增长约 0.5%。心脏 T_2^* 值在两组中都有升高,但是联合治疗组升高更明显。一项前瞻性随机研究发现,对有 LVEF 降低或有心脏病临床症状的高危病人,无论是 DFO 治疗组还是 DFO + DFP 治疗组,病人 LVEF 和心脏 T_2^* 值均有明显提升(Porter,2013b)。两组对比并无统计学差异,但是需要更大样本的研究来揭示 LVEF 的 5% 差异。一些观察性研究也指出联合治疗病人出现心脏功能的变化。在 79 名 SF > 3000μg/L 病人中,予以 DFP 75mg/kg 7 天 / 周 + DFO(不定量)治疗 12～57 个月,超声心动发现 LVEF 增加(Origa,2005)。在一项观察性研究中,42 名连续使用 DFP 75mg/(kg•d) + DFO 2～6 天 / 周治疗 3～4 年的病人,左心室缩短分数得到改善(Kattamis,2006)。在另一项多中心观察性研究中,将病人分为联合治疗组(DFP + DFO)($n=51$)、DFP 组($n=39$)和 DFO 组($n=74$),监测病人 T_2^* 值和 LVEF 的变化(Pepe,2013)。DFO 和 DFP 单一治疗组相比,维持正常心脏 mT_2^* 值的病人比例相当。联合治疗组和 DFP 单一治疗组的 mT_2^* 值比 DFO 单一治疗组的 mT_2^* 值高,但是联合治疗组和 DFP 单一治疗组的 mT_2^* 值并无明显差别,也就是说联合治疗并没有比 DFP 单一治疗对心脏功能有更多影响。DFX 单一治疗可以明显提高 T_2^* 值(Pennell,2012)。目前,DFX 并无与 DFP 或 DFP + DFO 比较其对 T_2^* 值的影响。因为 DFP 联合 DFO 会加速心脏铁沉积,提高 LVEF,这一点尚未在其他联合治疗中发现,所以如果急需提高 T_2^* 值(比如准备受孕或准备进行骨髓移植病人),应使用高剂量 DFP(> 90mg/kg)单一治疗或常规剂量 DFP 联合标准剂量 DFO 5 天 / 周治疗。

4. 联合治疗对生存的长期影响　多项回顾性分析表明联合治疗相比 DFO 单一治疗对生存有更大的益处。其中一项分析显示,1980～2004 年来自塞浦路斯的 544 名 β- 地贫病人接受治疗,304 名病人从 1999 年开始将联合治疗作为他们的常规治疗的一部分。2000 年前,研究者们报告了塞浦路斯日益恶化的生存率,随后,生存率开始有明显提高,研究者们将其归功于转向联合治疗(Telfer,2009;Telfer,2006)。75 名病人中断联合治疗,因为粒细胞缺乏(5%)、周期性中性粒细胞缺乏(2.9%)、胃肠不适(5.6%)、关节痛(1.6%)、过敏(0.7%)、体重增加(0.7%)、肝酶升高(0.3%)、未能坚持使用 DFO(3.3%)、妊娠(2.6%)和其他原因(2%)。虽然使用联合治疗的原因尚不清楚,但一些研究者灵活使用联合治疗使 SF 浓度极低,并且没有出现任何已报道的副作用（Farmaki，2010）。然而，目前尚缺乏对照试验证实联合治疗对缓解疾病相关症状、改善器官功能或提高生存率有作用。Meta 分析发现：在联合治疗和单一治疗期间，心脏 T_2^* 值并无明显统计学差异（P 分别是 0.46、0.14）（Maggio，2011），但却发现射血分数提高（P 分别是 0.01、0.000 01）。然而，这些发现并不能支持所有特定螯合剂的治疗。此文献存在片面风险，仍需要更大型的临床研究证实这一结论（Maggio，2011）。

5. DFP＋DFO 联合治疗的安全性 联合治疗的安全性数据很有限。以上副作用与铁螯合剂使用个体的已知副作用相一致，除了一个小脑综合征的个例。同时使用两种药物与相继使用两种药物的个体耐受性不同，但是现在这仍未得到证实。

6. 结论和可能的治疗方案 DFP 和 DFO 联合治疗非常有用，特别是在多种单一治疗方案控制不好 LIC 或心脏铁沉积时。单一治疗方案治疗不佳通常是 DFP 药理差异或者 DFO 依从性差的结果。一般来讲，如果病人使用 DFP 效果不好，联合治疗往往可以提高铁平衡。当病人使用 DFO 效果不好，即使强化量也无效时，联合治疗常是一种好方法来减少维持 SF 和铁平衡所需 DFO 的使用频率。对于心脏高浓度铁沉积或心脏失代偿的无心衰病人，应当强烈建议 DFO 24 小时治疗结合 DFP 日常维持治疗。

（三）DFX 和 DFO 的联合治疗

DFX 和 DFO 的联合治疗相对上述联合治疗使用较少。有两项前瞻性研究对此联合治疗进行评价。第一个研究中，跟踪 22 个病人使用 DFX 20～30mg/kg 每天一次＋DFO 35～50mg/kg 3～7 天/周治疗超过 12 个月。LIC 中位数下降了 31%，SF 中位数下降了 24%。心脏铁沉积升高的 6 名病人 MRI T_2^* 值也升高。游离铁离子和不稳定铁离子都明显下降了。药物的耐受性与单一治疗一致（Lal，2013）。另一项更大型的前瞻性研究追踪了 60 名患有严重肝疾病和心脏铁沉积（心脏 T_2^* 5～10 毫秒）的病人，他们的治疗方案是 DFX 20～40mg/（kg·d）7 天/周＋DFO 40mg/（kg·d）5 天/周，每天治疗 8 小时以上（Aydinok，2013）。治疗 2 年后结果表明 SF 下降了 44%、LIC 下降了 52%，心脏 T_2^* 值增加了 33%（Aydinok，2014）。LIC＜30mg/g 干重病人与 LIC＞30mg/g 干重病人相比，前者心脏 mT_2^* 值升高更明显。研究期间，LVEF 保持稳定。药物的耐受性与单一治疗一致。

（四）DFX 和 DFP 的联合治疗

目前，DFX 和 DFP 的联合治疗使用更有限，单一病例报告表明这是一种有效的治疗方案（Voskaridou，2011）。一项研究指出，对 16 名病人进行了为期 2 年的联合治疗，通过监测 SF、LIC 和 MRI T_2^* 值等指标评估，结果显示病人总铁负荷减少（Farmaki，2010）。联合治疗的不良事件发病率相比单一治疗用药的药物相关毒性要低得多。目前仍未证实铁过载相关的并发症，其中2/4的病人出现心衰逆转和LVEF明显升高。近期，一项大型随机试验的初步结果对联合治疗和单一使用DFP治疗进行了比较（Elalfy，2013）。96名埃及病人施行为期1年多的两种联合治疗方案，DFP75mg/kg分两次剂量分别与DFX 20mg/kg每天一次或DFO40mg/kg隔夜联合使用（DFO的使用频率并未在摘要中阐述）。两组中SF、LIC和MRI T$_2^*$值等指标均有明显升高，研究期间并未报道严重不良事件。研究表明，DFP＋DFX组与DFP＋DFO组相比，前者生活质量提高的病人数更多。这些研究结果是积极的，但是我们需要进一步的研究阐明此联合治疗的药物耐受性并确定如何能够更有效安全地使用此治疗方案。每种药物的最佳使用剂量和使用频率也需要确定，而这些可能取决于心脏或总铁过载的程度。

（五）选用什么螯合剂？什么时候开始治疗？药物剂量是多少？

1. 铁平衡的标准化治疗 螯合剂的许可指南应该作为何时开始用药及剂量的初步指导，特别是在规定治疗的国家中（见附1）。标准一线用药剂量已在前面进行过详细讨论，其部分取决于输血铁负荷率。在铁负荷过量或造成不可逆损伤前就使用螯合剂是非常重要的。SF未达到1000μg/L，不考虑使用DFO，因为当机体里铁浓度维持在比较低水平时，使用DFO会对生长发育、眼和耳造成不良影响。但是，是否可以提早使用其他螯合剂，目前还没有更多研究。在实践中，由于在某种程度上受到监管局的药物授权许可的限制，每个国家开始使用螯合剂的确切时间也都不同。如果病人一线治疗失败了，就需要调整药物剂量并坚持治疗（必要时可提供心理支持）。如果仍未有明显效果，就需要根据情况考虑换用其他螯合剂方案。

2. 铁负荷过量或铁负荷迅速增加——达到负铁平衡的补救治疗 如果由于病人开始使用螯合剂过晚、用量不足、依从性差或对单一治疗不敏感，则需要以下一种或多种治疗措施：

（1）增加螯合剂剂量"1）、2）、3）"。

（2）增加螯合剂使用频率（改善依从性"4）"或者增加处方建议）。

（3）更改螯合剂方案。

（4）更换单药治疗或联合其他螯合剂"5）、6）"。

1）足够剂量和足够频率的DFO单一疗法在负铁平衡中很有效，但是依从性差。

2）加大剂量的DFX在负铁平衡中很有效（见表3-7）。对于LIC或SF较高的病人DFX使用剂量为35～40mg/kg。

3）仅仅在1/3的平均输血率病人中，DFP75mg/kg单一治疗能够达到铁平衡。DFO常和DFP联合使用。

4）如果病人依从性是影响药物疗效的主要原因，那么就需要医护团队对病人以及他们的家人进行支持以改善病人的依从性。

5）考虑到病人依从性和药物的不良影响，需及时更换单一治疗的药物。

6）虽然联合治疗方案没有具体授权，但真正的"联合治疗"被广泛应用（两种螯合剂联合使用可产生一定程度的重叠药理作用）。当单一治疗控制铁平衡或铁离子分布效果不佳时，临床上采用联合药物治疗。

3. 心脏铁沉积轻度升高（T_2^* 10～20 毫秒）——去除心脏铁沉积的补救治疗 DFO、DFP 和 DFX 以适当剂量不间断进行单一治疗，对于减少心脏铁沉积均有作用。只要病人未间断使用螯合剂，其发生急性心衰的风险很低（Kirk，2009b）。以最佳剂量（通常从当前的剂量或频率增加）的常规每天单一疗法可以改善心脏铁沉积，但其标准化则需要数年的一致治疗并连续监测 T_2^* 值。DFX 单一治疗是有效的，近来研究表明，在正常范围 LIC 内，DFX 可以有效提高 T_2^* 值（Pennell，2014；Pennell，2012）。当需要快速减少心脏铁沉积时，例如备孕或为骨髓移植作准备时，需要使用高剂量 DFP（＞90mg/kg）或常规剂量 DFP 联合常规剂量 DFO 5 天 / 周，而不是单一使用 DFO 5 天 / 周。DFX 还未和 DFP 进行过比较，无论是单一使用时的 DFP 还是与 DFO 联合使用时的 DFP。如果单一使用 DFO、DFP 或 DFX 治疗并没有使 T_2^* 值升高，则需要考虑 DFO 和 DFP 联合使用。

4. 心脏 T_2^* ＜10 毫秒——对心脏铁沉积的补救治疗 当心脏 T_2^* 值降低，特别是 T_2^* ＜10 毫秒（例如重度心脏铁沉积）时，发生心衰的风险大大增加。然而，如果继续使用螯合剂治疗，即使 T_2^* 值小于 10 毫秒的情况还未被纠正，心衰仍可能避免。这在连续使用 DFO 联合高剂量 DFX 治疗的 T_2^* 值为 6～10 毫秒病人中已得到证实，也在联合治疗（DFO＋DFP，DFO＋DFX）的病人中得到证实。心脏 $T_2^* \leqslant 6$ 毫秒的病人是发生心衰的高危人群。这个人群并没有大量干预试验来评估（缺乏心衰病人样本）。一些研究中使用 DFO＋DFP 去治疗此类病人，但是随机试验中没有包括 T_2^* ＜8 毫秒的病人（Tanner，2007）。在缺乏其他治疗方案作对比的情况下，建议 DFO（尽可能连续使用）＋DFP（常规剂量）的治疗方案。DFX（＞30mg/（kg•d））单一治疗在 T_2^* ＞5 毫秒且心功能正常的病人中也是有效的。如果病人铁离子浓度高而且有心脏铁沉积，螯合剂在降低机体铁离子浓度时也是非常重要的。

5. 心衰病人——纠正心衰 如果正规使用螯合剂治疗，心衰是极少发生的。纠正心衰需要连续使用 DFO 治疗，一般在开始治疗后数周生效。这种治疗方法并不是在所有病例中都有效，但是，如果在心衰早期就开始治疗，一般都是有效的。虽然一项小型随机对照研究显示，是否联合 DFP 并无差别，但在这种情况下，联合 DFP 治疗也许有益（Porter，2013b）。临床和心肌 MRI 或超声心电图同时监测，一旦心衰纠正后，同样的治疗方案将持续到

$T_2^*>8$ 毫秒，治疗时间的长短将取决于开始治疗时的 T_2^* 值，也许治疗时间会维持一年。治疗成功的关键在于心衰发生后的及早干预以及心衰纠正后的维持治疗。

6. 如果病人铁离子水平迅速下降或处于较低水平时，应减少螯合剂的使用剂量 一个越来越常见的问题是：医师没有及时发现和（或）减少那些对螯合剂反应良好的病人的药物用量，导致螯合剂过量所带来的毒副作用。这种现象经常发生在没有长期或正规监测螯合剂的医院。对每种螯合剂来说，监测的最低要求是：每月 1～3 次测 SF 浓度和已知的毒副作用。机体铁离子水平迅速下降时，调整螯合剂用量的基本原则是明确的，但是对一些新的治疗方案，目前有些细节尚不清楚，比如减量多少以及何时减量。这将在各章节中详细讨论。一般来讲，当 SF 发生药物相关性下降时，DFO 使用过量的风险将大大增加。这种现象在其他螯合剂使用中仍缺少系统性研究。使用 DFX 时，即使不输血的病人也能出现 SF 减少，当 SF < 500μg/L 时，DFX 使用低剂量（5～10mg/kg）治疗（Taher，2013）。当 SF > 500μg/L，如果浓度下降很快，也可能会发生螯合剂过量的毒副作用。调整 DFX 的使用剂量需要首先考虑血肌酐水平（血肌酐水平是与 SF 和 LIC 值下降相关的晚期事件）。对于 DFP，当 SF 水平下降或发生迅速降低时，是否调整剂量以及如何调整剂量目前仍不明确。

九、总结与建议

1. 不受控制的输血相关铁过载会增加心力衰竭、内分泌紊乱、肝硬化及肝细胞癌发生的风险（B 级）。

2. LIC 用于评价机体总铁负荷，SF 粗略地反映了 LIC（B 级）。

3. 螯合疗法能有效提高病人生存率，降低心力衰竭的发生风险，减少输血相关铁过载疾病的发病率（A 级）。

4. 适宜的剂量及用药频率能平衡体内铁排泄及输血相关铁蓄积（A 级）。

5. 肝内铁浓度的变化可以用于衡量螯合治疗后体内铁浓度的绝对变化（B 级）。

6. 体内 SF 的变化常常用于预测输血后及铁螯合治疗后体内总铁浓度的变化趋势，但并不是绝对的（B 级）。

7. 螯合疗法预防体内铁蓄积优于去铁治疗，因为铁过载相关损害常常是不可逆的，且螯合疗法去铁（尤其是肝外铁）缓慢（B 级）。

8. 螯合疗法的效应依赖于使用剂量及暴露时间（A 级）。

9. 输血频率将会影响螯合疗法的疗效（B 级）。

10. 心脏铁沉积的发生晚于肝内铁沉积，且 8 岁之前极少发生，仅影响小部分的病人（B 级）。

11. 螯合去除肝内储存铁快于螯合去除心肌内储存铁（B 级）。

12. 倘若用心脏 MRI（例如心脏准 T$_2$）通过独立标准化的经验方法准确测量出铁聚集中心的范围来估测心脏内铁浓度，则心脏内铁浓度与心力衰竭的发生风险直接相关（B 级）。

13. 若在心脏内铁浓度不稳定时，连续进行 24 小时的螯合治疗，通过与体内不稳定铁快速螯合可以在数周之内逆转铁负荷相关心脏功能损害（A 级）。

14. 螯合疗法去除心肌内沉积铁速度缓慢，往往需要数月或数年（A 级）。

15. 过度的螯合治疗增加螯合疗法的副作用，当 SF 或肝内铁浓度下降时应及时减少螯合剂剂量（DFO 已得到明确的证实）（B 级）。

16. 最佳的螯合方案应具个体化，且随临床表现而变化。

17. 不规律的螯合治疗并无效，螯合疗法管理的关键之一是与病人共同合作保持最佳的规律治疗。

附 1

表 A1　已获批准螯合剂的适应证及注意事项

分类	DFO	DFP	DFX
2～6 岁的儿童	一线用药	无充足证据支持	美国一线用药 当 DFO 禁忌或不适当时欧洲的二线用药
大于 6 岁的儿童以及成人	一线用药	当其他螯合剂（2011年 FDA）或 DFO 不耐受或无效时	一线用药 非输血依赖性地中海贫血的一线用药
途径	皮下给药／肌内注射或静脉内注射	口服，片剂或口服液	口服，分散片
剂量及频次	20～60mg/（kg·d），每周 5～7 次 欧洲 50mg/kg 儿童最大剂量 40mg/kg	75～100mg/（kg·d），分 3 次口服	20～40mg/（kg·d）每天 1 次 非输血依赖性地中海贫血剂量应适当减小
禁忌证	● 妊娠（妊娠晚期可用） ● 过敏	● 妊娠 ● 中性粒细胞减少症史或潜在的全血细胞减少的病变 ● 过敏，包括过敏性紫癜：荨麻疹、眼周水肿及皮疹	● 妊娠 ● 过敏 ● 肌酐清除率＜60ml/min ● 肝功能受损或肾衰竭

续表

分类	DFO	DFP	DFX
注意事项	● 监测 SF：SF<1000μg/L 时减小剂量，维持治疗指数（平均剂量/SF）<0.025 ● 定期检测听力，尤其当 SF 下降时 ● 定期检测视力，大剂量时应包括视网膜电图检查 ● 发热提示机体铁过载相关败血症（小肠结肠炎耶尔森菌感染、克雷伯杆菌感染） ● 肾衰竭或肾功能减退的其他合并症	● 用药前检测中性粒细胞计数（ANC），且每周定期监测 ● 中性粒细胞减少症（ANC<1.5×10⁹/L）应停药 ● 粒细胞缺乏症（ANC<0.5×10⁹/L）应停药并建议住院治疗 ● 告知病人一旦出现感染症状立即告诉医师，发热时停药 ● 注意关节病变的症状 ● 定期监测肝功能 ● 无关于低 SF 时用药剂量调整的相关指南	● 用药的最初 4 周内动态监测血肌酐，剂量增加后每月监测 ● 若 SF 迅速降至<1000μg/L，应减少用量。当 SF 迅速降至 500μg/L 时，应考虑用极低剂量* ● 可有蛋白尿，偶尔出现肾小管性酸中毒。须定期监测尿蛋白 ● 老年人用药：可出现非致命性胃肠出血及溃疡；慎用可引起胃溃疡或胃肠出血的药物（如非甾体类抗炎药、皮质激素类、口服二膦酸盐类、抗凝剂等） ● 过敏反应 ● 定期监测肝功能
药物相互作用	● 与丙氯拉嗪同时服用可引起暂时性意识障碍 ● 由于结合在 DFO 上的镓-67 迅速经尿排泄，镓-67 成像会失真，建议采用闪烁法检查前 48 小时即停服 DFO	● 理论上，与葡醛酸转移酶 1A6 抑制剂（如双氯芬酸、丙磺舒、水飞蓟素等）相互作用 ● 避免与引起中性粒细胞减少的药物同服 ● 与镓-67 的相互作用同 DFO ● 若同时口服多价阳离子制剂如含铝制酸剂及锌剂，应至少间隔 4 小时	● 理论上与由细胞色素 3A4 代谢的药物如咪达唑仑有相互作用 ● 理论上与由细胞色素 1A2 代谢的药物如茶碱有相互作用 ● 与镓-67 的相互作用同 DFO ● 口服多价阳离子制剂相互作用同 DFP

*药品说明书建议当 SF 在 500μg/L 但铁浓度不稳定且铁过载反复变化时停药。建议 SF 降至<1000μg/L 时缓慢减量

附2

(一)铁螯合剂不良反应的监测与管理

螯合疗法的不良反应常发生于大剂量螯合剂以及低水平铁过载时,也有可能与体内铁降低速率过快有关。相对于 DFX,更多的资料证明 DFO 与这些因素的关系。极少资料能证明 DFP 剂量相关不良反应。尽管获批准的螯合剂说明了关于如何监测不良反应的建议,在此附录中,我们在地中海贫血病人全程规范化管理中综合考虑到了这些建议。

不良事件相对发生频率的循证依据来自于一项集合了 18 个随机试验研究的系统综述(Fisher, 2013a;Fisher, 2013b)。证据表明:① DFP 治疗的不良事件发生率高于 DFO 治疗,DFO 联合 DFP 治疗的不良事件发生率高于单独使用 DFO 治疗;②用任何螯合剂治疗的病人都必须在医疗监督范围内,且用DFP 或 DFX 治疗的病人必须定期监测白细胞计数或肾功能。

(二)DFO 的不良反应

1. 全身耐受性及不良反应发生率　DFO 的不良反应主要发生于大剂量治疗高水平铁过载的情况下,最常在螯合治疗后的数周或数月之后形成。部分不良反应为非剂量依赖性。由于目前推荐治疗剂量循证医学证据大多来自于 20 世纪 70~80 年代,当时对最佳剂量的了解少之又少,故目前并没有足够的循证医学证据说明当前推荐治疗剂量不良反应的发生率。一项为期 1 年的比较 DFO 与 DFX 疗效的随机临床试验报道,排除其他药物影响后,在 DFO 治疗组,听力异常的发生率为 2.4%,白内障或晶状体混浊的发生率为 1.7%,而两组间的心脏不良事件发生率相近,DFO 组为 6.9%,DFX 组为 5.1%。

2. 过量螯合剂的不良反应

(1)**听力问题**:大剂量的 DFO 治疗可能会发生高频感觉神经缺失、耳鸣及耳聋等不良反应,尤其在低铁负荷的儿童中(Olivieri, 1986)及治疗指数大于 0.025(Porter, 1989)。轻度神经感觉缺失在某些情况下可以逆转,但严重的听力障碍常是永久性的。耳鸣有时也可发生。因此建议:必须每年监测听力,切记过量 DFO 所致听力改变常是对称性的;非对称性听力改变提示其他病变所致。在 SF 下降迅速、SF 低于 1000μg/L 或者治疗指数大于 0.025 的病人中,每年定期监测听力尤其重要。

(2)**视力问题**:若在适宜剂量内使用,极少发生视力障碍,如视网膜病变、白内障等。1983 年首次报道视网膜病变发生于超高治疗剂量[> 100mg/(kg•d)](Davies, 1983)。视力症状包括夜盲、色视觉受损、视野受损以及视敏度下降。严重者眼底检查可发现视网膜色素变性,病变轻者只能由视网膜电图才能发现。检查包括暗点区及视神经炎。大剂量似乎是不良反应发生的主要风险因素(Olivieri, 1986),然而糖尿病病人(Arden, 1984)或者同时接受吩噻嗪类药物治疗病人(Blake,1985)也容易发生相关并发症。一旦出现上述并发症，应立即停药，并在并发症治愈后再次从小剂量开始进行螯合治疗。建议持续输注 DFO 病人或者因铁负荷而需大剂量螯合剂治疗病人定期进行视网膜电图检查。

（3）**生长迟缓**：大剂量使用 DFO 可导致生长迟缓。生长迟缓发生的另一个危险因素是开始接受治疗的年龄小于 3 岁(De Virgillis,1988；Piga,1988)。激素替代治疗无效，然而当治疗剂量减少至 40mg/(kg·d)时生长速度能迅速恢复。因此建议，在生长发育稳定之前治疗剂量不得超过 40mg/kg，所有儿童病人用药期间均应定期监测生长发育情况（见第八章内分泌疾病）。

（4）**骨骼改变**：骨骼改变在大剂量 DFO 治疗的低水平铁负荷病人中较常见(Gabutti,1996；Olivieri,1992；De Virgillis,1988)。可出现与骨干骺端病变相关的改变如佝偻病样骨性病变、膝外翻，尤其是椎体改变，例如不匀称的肢体短小。椎体影像学特征为椎体去矿化，椎骨体扁平。以上不良改变是不可逆的，故应定期观测病人骨骼变化。若以上部位脱离了正常的生长曲线，那么在鉴别诊断中应该考虑仔细监测 DFO 的主要毒性反应的生长图表。

（5）**罕见并发症**：肾功能损害可发生于大剂量螯合剂治疗时，建议定期监测肾功能。有报道称间质性肺炎曾出现于治疗剂量超过 10mg/(kg·h)时。有报道称也可能发生神经系统并发症；如无铁过载病人同服 DFO 与吩噻嗪衍生物，可致可逆性的昏迷(Blake,1985)。快速静脉注入时可出现低血压，这种现象可能出现在 DFO 滴注后冲管过程中，因此应避免。

3. 非过量相关不良反应

（1）**局部皮肤反应**：注射局部皮肤瘙痒、红斑、硬结及轻～中度不适较常见，可能与 DFO 稀释不足有关。皮下注射时在最近注射部位可发生溃烂，随后应选择更深的部位进行注射。DFO 溶液浓度不应超过 10%，以免增加皮肤不良反应的发生。

（2）**小肠结肠炎耶尔森菌感染**：小肠结肠炎耶尔森菌感染是 DFO 治疗的重要不良反应（详见第七章）。这种感染不易诊断。一旦有临床证据可疑小肠结肠炎耶尔森菌感染，应暂时停药。任何病人治疗过程中出现发热，尤其当合并腹痛、腹泻、关节痛等症状时，应考虑小肠结肠炎耶尔森菌感染，并按医疗紧急事故处理。一旦感染症状消失且抗生素达到足够疗程时即可再次开始 DFO 治疗。长期应用 DFO 治疗也会加重其他感染如克雷伯杆菌感染。因此建议，任何病人一旦出现发热症状，必须停药，直到明确发热原因并开始有效的抗生素治疗。何时重新开始进行 DFO 治疗需要在准确的临床判断及仔细权衡利弊后再作决定。例如，若因发生败血症而停用 DFO，尽管使用了抗生素，病人发生高水平心脏铁沉积或心功能衰竭的危险也远高于感染。

（3）**严重的过敏反应**：严重过敏反应比较罕见，即使发生了也可在密切的医疗监督下行脱敏治疗（Bosquet，1983；Miller，1981）。脱敏治疗效果良好，但须重复进行。若脱敏不成功，可考虑选择其他螯合剂去铁治疗，如 DFP 或 DFX（见下文）。

（三）DFP 的不良反应及相关管理

1. 全身耐受性及不良反应的发生率　不良反应发生率基于有限的临床试验数据，这些数据来自于参加无对照试验或阳性对照临床试验的 642 例病人。最常见的不良反应是棕色尿（尿因含铁量高而呈红棕色），一般不良反应包括：恶心（13%），呕吐，腹痛（10%），谷丙转氨酶升高（8%），关节痛（10%），中性粒细胞减少症（7%）。其他发生率大于 1% 的不良反应包括：背痛（2%），关节病（1%），粒细胞缺乏症（1.7%），食欲改变（5%），腹泻（3%），消化不良（2%）以及头痛（3%）（FDA，2011）。

2. 剂量与铁过载水平的关系　根据目前所报道的药物耐受性，大多数研究剂量均为 75mg/（kg•d），分三次服用。获得批准的最高剂量是 100mg/（kg•d），但是没有足够的数据证明过高的剂量是否会增加严重并发症即粒细胞缺乏症的发生率，或者低剂量是否真能减少粒细胞缺乏症的发生率。由于缺乏 DFP 剂量相关不良反应的官方研究，下述不良反应何种是由于螯合剂过量所致，何种是非剂量相关不良反应，目前尚不清楚，因此只能一并叙述。由于各种各样的不良反应，20%～30% 的病人无法长期接受 DFP 治疗（Hoffbrand，1998）。

3. 中性粒细胞减少症、粒细胞缺乏症以及血小板减少症　DFP 药品说明书上用黑框警示可致粒细胞缺乏症（中性粒细胞绝对值 /ANC 小于 500/mm³），进而引起重症感染甚至感染致死。粒细胞缺乏症的前驱表现是粒细胞减少。目前报道的病人粒细胞缺乏症的发生率大约为 1.7%。所有病人在接受 DFP 治疗之前必须检测中性粒细胞计数，并在治疗期间每周监测。药品说明书上提示当病人出现感染症状，需立即停药并密切监测中性粒细胞计数。根据说明书表示，DFP 所致粒细胞减少的不良反应的机制并不清楚，且在人群中是不可预测的。骨髓发育不全以及粒细胞减少症与剂量的关系在动物实验中已得到证实。目前报道的始发粒细胞缺乏症的时间为治疗后的数月～9 年不等。出现粒细胞缺乏症的病人也可能伴随血小板减少，但是也有单纯发生血小板减少的报道，尤其是在可能存在脾功能亢进的亚裔病人中。

　一项前瞻试验研究每周测定病人中性粒细胞计数，并在中性粒细胞绝对值小于 1500/mm³ 时停用 DFP，其粒细胞缺乏症的年发生率为 0.2/100，轻型中性粒细胞减少症（中性粒细胞绝对值在 500～1500/mm³ 之间）的年发生率为 2.8/100（Cohen，2003；Cohen，2000）。中性粒细胞减少症较常发生于脾脏完整病人治疗的第一年。最近，一些研究人员提倡轻型中性粒细胞减少症

（中性粒细胞绝对值在 1000～1500/mm³ 之间）病人在每天监测血细胞计数的前提下，可继续 DFP 治疗（El-Beshlawy，2013）。然而，临床实践中难以判断低水平的中性粒细胞计数是否是中性粒细胞减少症的潜在体现，或者致命性粒细胞缺乏症的首发征兆。欧洲曾报道 46 例病人中有 9 例死于粒细胞缺乏症（Swedish Orphan，2006），其中有 5 例病人并不符合说明书中的用药指征，有数例为没有每周监测血细胞计数。瑞典随后发布了关于 DFP 应用的建议："一旦出现感染征象，应每周甚至更加密切地监测中心粒细胞绝对值；应避免影响白细胞计数的其他相关治疗；如果发生了严重的中性粒细胞减少症或者粒细胞缺乏症，应立即停用 DFP 并不再使用，粒细胞缺乏症病人可考虑使用粒细胞集落刺激因子治疗；避免超适应证用药"。有报道称联合应用 DFP 与DFO 也会出现中性粒细胞减少症及粒细胞缺乏症。

4. 胃肠道症状 恶心、呕吐、胃刺激及食欲改变（下降或增加）等胃肠道症状的发生率为 3%～24% 不等（Ceci，2002；Cohen，2000）。部分病人因上述症状不能耐受而不得不停止治疗，各研究结果参差不齐。现有的 DFP 口服液受 1～10 岁的儿童青睐（ElAlfy，2010）。

5. 对肝脏的影响 综合现有的临床研究，FDA 发现 642 例病人中有 7.5% 出现了谷丙转氨酶升高。0.62% 的病人由于谷丙转氨酶水平升高而终止了治疗，0.16% 的病人由于谷丙转氨酶及谷草转氨酶同时升高而终止了治疗（FDA，2011）。对于其变化频率各研究结果差异显著；大约 1/4 的病人谷丙转氨酶波动于最高限值的 2 倍以上（Cohen，2000）。然而，一项前瞻性随机研究报道，DFO或 DFP 治疗期间始终没有出现有统计意义的肝酶改变（Pennell，2006b）。一项观察性研究报道 DFP 治疗 3 年或以上时可引起肝纤维化（Olivieri，1998），但是其他类似研究并没有相关报道（Wanless，2002；Hoffbrand，Tondury，1998）。一项前瞻性随机研究比较 DFP 与 DFO 为期一年治疗后其肝纤维化的演变过程并无统计学差异，且在治疗前后两者肝功能检测并无统计学意义（Maggio，2002）。有研究观察到对单独 DFP 治疗耐受的病人，其升高的肝酶水平有所下降，同时伴有 LIC 的下降（Viprakasit，2013）。肝酶波动在最高限值的 2 倍以上时需寻找原因，并考虑暂停 DFP 治疗。

6. 关节病 各研究中关节病的发生率差异显著：在以欧洲病人为主的研究中，关节病一年发病率为 4.5%（Cohen，2000），4 年后 15%（Cohen，2003）；在以印度病人为主的研究中关节病发生率高达 33%～40%（Sharma，2013；Choudhry，2004；Agarwal，1992）。这些差异是否与环境或遗传差异，或者治疗初始时人群中铁负荷水平差异等有关，目前尚不清楚。关节病症状轻重不一，可以是轻度非进展性关节病，典型表现为膝关节痛，且可经非甾体类抗炎药控制；亦可以是更加罕见的严重的侵袭性关节病，即使停药后仍有进展可能。尚有累及其他关节的报道，如腕关节、踝关节、肘关节等，也有股骨头缺血性坏死的报道。40 例儿童地中海贫血病人中有 13 例的影像学评估发现骨发育不全、畸形以及尺骨骨骺破坏，他们均接受了约平均 7 年（1～10.5 年不等）的 DFP 治疗疗程（Sharma，2013）。故有人推荐，当减少 DFP 剂量后仍有关节症状且非甾体类抗炎药无法控制时应终止治疗。

7. 神经系统的影响　DFP 可以穿透血 - 脑屏障，并且已被用于评估脑铁沉积引起的疾病的疗效，例如弗里德里希共济失调（Freidrich 共济失调）。在治疗地中海贫血过程中出现神经系统并发症是非常罕见的，并且通常与用药过量[＞230mg/（kg•d）]有关。已报道的罕见神经系统并发症包括脑卒中、认知障碍、眼球震颤、行走障碍、共济失调、肌张力障碍和运动技能受损，停止治疗后这些症状有所改善。已有相关报道可对小脑综合征进行联合治疗。

8. 对耳朵和眼睛的影响　一项研究报道指出，把 DFO 换成 DFP 后，病人出现了持续性听力下降（Chiodo，1997）。近期一项研究表明，56% 接受 DFP 或 DFO 治疗的地中海贫血儿童出现听力障碍和听力异常，但两种螯合剂组间无统计学差异，但有共同的主要危险因素——低铁蛋白（Chao，2013）。因此，它也许可用于监测使用 DFP 或 DFO 治疗病人的听力功能。也有个别报道病人出现失明（中心暗点）。因此建议治疗者定期眼科检查（至少每年一次），包括视网膜评估。

9. 其他影响　一些病人出现锌缺乏症，尤其是糖尿病病人（Al-Refaie，1994）。锌缺乏在血浆样品中难以测量到，并且需要在禁食期间且没有螯合剂的血液中采样。动物实验证明，锌缺乏症与 DFP 毒性有关，且补锌有效（Maclean，2001）。一些医师在 DFP 单药或联合治疗时常规给予补锌（不与 DFP 同时使用）（Proter，2013b）。

10. 比较 DFP 与 DFO 的不良反应发生率　有四项随机实验对 DFO 和 DFP 不良事件进行了对比研究。其中一项研究数据表明，DFP（34%）和 DFO（15%）之间的不良反应有 2 倍的差异，有显著统计学意义，但在暂时或永久停药方面没有区别（Maggio，2002）。

11. 妊娠　DFP 在动物实验中发现有致畸作用，所以禁用于备孕病人。服用 DFP 的性活跃的女性和男性必须使用避孕措施，其潜在的风险需要更多的研究。孕妇禁用 DFP。

12. 后市场营销经验　一些附加的不良反应已在 DFP 上市后有所报道[见（FDA 2011）中 6.2 节处方信息的强调部分]。但是这些是从不确定数量人群中的自愿报道，所以它并不总能可靠地估计不良反应发生率或建立药物暴露之间的因果关系。

（四）DFX 的不良反应及其管理

1. 全身耐受性和不良反应发生率　一系列前瞻性研究纳入超过 5900 名

使用 DFX 治疗病人，部分研究中对病人进行了超过 5 年的随访，所以 DFX 和其不良反应的关系相对比较确定。DFX 使用剂量为 25～35mg/（kg•d）（$n=136$；39.4%）的病人，相对于使用剂量为 15～25mg/（kg•d）（$n=118$；31.1%）或 <15mg/（kg•d）（$n=101$；29.4%）的病人，不良反应发生率更高。

2. 铁过载和剂量的关系　根据不同程度的铁过载划分不同的用药剂量对临床治疗是有帮助的。胃肠道、皮肤和肾功能都可能受到给药不同剂量的影响，但与体内铁负荷量的确切的关系尚未明确。然而，在非输血依赖性地中海贫血病人中已经表明，合适的低剂量（不超过 5～10mg/kg）会实现低水平的铁蛋白或 LIC，而低水平的铁蛋白或 LIC 无肾毒性或其他毒性。然而，治疗指数（如用 DFO）尚未计算出，减少剂量与 SF 迅速下降，或在第一时间降低到 1000μg/L 以下的关系。虽然药品说明书建议当 SF 达到 500μg/L 时，间断给药，导致了"停止 - 启动"的治疗方案，而此方案可能导致游离铁离子及不稳定铁池反弹。因此，许多临床医师采用减量方案；给予那些需要继续输血的病人非常低的剂量（5～10mg/kg）。但有些影响是不显著的，如对生长、骨关节病的影响。对 373 例病人进行了研究，报道了不良反应与铁负载（LIC）的关系（Porter，2013a）。在此，药品相关的胃肠道不良反应（多为轻、中度）在 LIC<7mg/g 干重的病人中比那些≥7mg/g 干重的病人，更经常发生，并且不会因为剂量、种族及乙肝、丙肝病史而误诊。有报道，与高铁队列病人相比，低铁队列病人的血肌酐不增加。然而，一项较小的 ESCALATOR 试验发现，在 LIC<7 和≥7mg/g 干重的两个队列中，与药物相关的不良反应的类型或频率没有明显不同（Taher，2009）。DFX 耐受性在长期治疗中不断改善（Cappellini，2011；Cappellini，2010）。DFX 相关的不良反应的综述以及一系列建议的管理策略在一本已出版的实用指南中已提到（Vichinsky，2008）。

3. 胃肠道反应　研究发现，DFX 治疗病人的胃肠道不良反应发生相对频繁，但通常是轻～中度，症状包括腹泻、腹痛、恶心、呕吐，发生率大概为 15%～26%（Vichinsky，2010）。对这类病人进行了超过 5 年的随访，发现这些症状很少需要调整剂量或停药，并逐年减少（Cappellini，2011）。在 EPIC 研究中表明，在 LIC 值低基线病人中更容易出现这些症状，因为肝功异常（Porter，2013a）。目前尚不清楚 DFX 配方中的乳糖成分对乳糖不耐症病人胃肠道耐受性的影响程度。但这需要阐明，因为乳糖不耐症普遍常见，尤其在东南亚。嗜酸乳酸菌或益生菌酸奶，是否可以联合给药帮助乳糖分解的作用还没有得到系统的研究。有报道指出，服用 DFX 病人会由于胃和（或）十二指肠溃疡引起呕血和黑便（Yadav，2013；Bauters，2010）。这些病人应进行适当的检查和治疗，包括是否需要幽门螺杆菌根除治疗。应特别注意采取联合用药的病人，因为联合用药会增加胃溃疡风险。虽然厂家不建议 DFX 与食物同服或分剂量服用，但一些临床经验表明，灵活的给药方案可能更适合于有胃肠功能紊乱病史病人。虽然药物仍然应该在每天同一时间服用，但在晚上饭时或饭后服用 DFX 可以潜在地提高胃肠道耐受性。例如，最近研究发现，当病人在服药时，如允许早餐进食易消化的食物，或可以喝有选择的饮料，这样可提高 DFX 的适口性和胃肠道耐受性（Goldberg，2013）。另一种选择是把 DFX 分剂量服用，这样可以减少胃肠道不良反应，也不会影响铁排泄。

4. 皮疹 皮疹的发生率为 7%～11%，表现为典型的瘙痒，斑丘疹，一般为广泛的，但偶尔也局限于手掌和脚掌。皮疹多见于亚洲人群（高达 18%），但往往较轻微，很少发展成严重的药物过敏（Viprakasit，2011）。皮疹通常在治疗开始后两周内出现。少数病人需要永久性停止 DFX 治疗，轻度皮疹通常不需调整剂量即可恢复，并且治疗一年后，皮疹极少发生（Cappellini，2011）。对中度～重度皮疹，应停止治疗，如需重新治疗，应用非常低的剂量（<5mg/kg），再缓慢增加到治疗剂量。血管性水肿相关的严重皮疹很罕见，与服用 DFX 病人中常见的皮疹不一样，而且停止用药和重新以低剂量用药治疗对其不起作用。因此，血管性水肿可能是由免疫过敏反应引起的，所以可能需要完全停止 DFX 治疗。

5. 肾影响 接受 DFX 治疗的病人中，有 38% 的病人血清肌酐至少连续两次读数升高≥30%，而且最常见的剂量为 20mg/kg 和 30mg/kg（Cappellini，2006）。这些血清肌酐升高有时是一过性的，并在正常范围内，从未超过标准值上限（ULN）的 2 倍，并且在 LIC 和 SF 的显著降低的病人中发生率更高。在一个随机试验研究中，如果血清肌酐至少连续两次增加大于基线的 33%，则用药剂量减少 33%～50%。一些病例中血肌酐能够自发地标准化，仅有 13% 的病人需要减少剂量。这些病人中约 25% 的病人血肌酐值会回到基线，其余的保持稳定或在基线和最大增加值之间波动，最大增加值为剂量减少前观察到的。在 5 年随访中，即使减少了剂量，仍发生了病因不明的进行性肾功能减退病例（Cappellini，2011）。在 DFX 治疗病人中也应考虑肌酐升高的其他原因，例如肾结石或同时使用非甾体类抗炎药。如果病人因其他原因突发不适，比如败血性休克或心源性猝死的严重急性血管闭塞性并发症，此时，中断螯合剂治疗，直到全身情况稳定，不失为一个明智的选择。

大约有 25% 的重型地中海贫血病人会产生蛋白尿，无论是否接受螯合治疗，蛋白尿平均值约为健康对照组的 3 倍（Economou，2010）。尿钙和胱抑素 C 升高也可见于接受 DFX 或 DFP 和 DFO 治疗病人，然而 β_2- 微球蛋白升高只在 DFX 治疗病人中可见（Economou，2010）。建议定期监测尿蛋白，这可以在交叉配血时同时进行。虽然尿蛋白可大幅波动，但是如果蛋白 / 肌酐比值大于 1mg/g 并呈明显上升趋势，考虑中断治疗或减少剂量。目前的药物说明书上建议每月进行尿蛋白检测，这有助于了解蛋白尿发展趋势，因为单凭一次的指标可能会产生误导。

　　在服用 DFX 的成人和儿童病人中鲜有报道肾小管性酸中毒（Fanconi 综合征）与电解质紊乱和由于肾小管功能障碍导致的代谢性酸中毒（Rheault，2011；Grange，2010）。在停止 DFX 治疗和适当补充电解质后，所有病例痊愈。肾小管性酸中毒的症状为非特异性，可能包括多尿、烦渴和脱水。实验室检查可表现为蛋白尿、低钾血症、低磷血症、高氯代谢性酸中毒和尿中物质丢失（例如氨基酸、葡萄糖、磷酸盐和碳酸氢盐）。有些病人，尤其是儿童，有 Fanconi 综合征相关的并发感染。由于 DFX 治疗导致的肾损害也有可能发展为广义的迟发性超敏反应的一部分。建议接受 DFX 治疗病人全程定期监测肾功能和近端肾小管功能。

　　6. 肝脏的影响　一般来说，肝酶升高与 LIC 下降有关，但是，偶尔可见肝转氨酶升高。一项纳入 1115 例 TM 病人的 EPIC 研究中发现，0.6% 的病人表现为肝转氨酶升高，大于 10 倍的正常值上限值（Cappellini，2010）。肝转氨酶变化通常是在接受 DFX 治疗 1 个月内发生，或许会更晚点，尤其是接受高剂量治疗的低铁负荷病人。因此在开始治疗前，应该进行丙氨酸转氨酶水平（ALT）的仔细评估和治疗首月每两周监测一次，此后，建议每月监测一次丙氨酸转氨酶水平。接受 DFX 治疗的儿童病人肝功能异常率更高，这种情况下应停止螯合剂治疗并严密监测丙氨酸转氨酶水平，确保其恢复到正常。在这种情况下，可采取缓慢增加 DFX 剂量方案，DFX 初始剂量为 125mg，每 2~3 周增加一次，每周监测丙氨酸转氨酶水平，保持其稳定。一项前瞻性试验中报道，219 例接受 DFX 治疗至少 3 年的 β- 地贫病人出现了肝脏病理的改善（Deugnier，2011）。在研究结束时，82.6% 的病人观察到 Ishak 纤维化分级评分（变化为 −1、0 或 1）的稳定或改善（变化为 ≤−2）。83% 铁过载的 β- 地贫病人接受 DFX 治疗 3 年或 3 年以上的出现肝纤维化逆转或肝纤维化无进展。

　　7. 血液系统的影响　血液系统的不良反应，如血小板减少症和粒细胞缺乏症已被列入 DFX 被批准的产品信息中，迄今只报道了少数病例。在两例病人中，由于 DFX 导致的血小板减少是全身迟发性超敏反应的一部分，并伴有皮疹，发热，嗜酸性粒细胞增多，肝、肾功能损害（Wei，2011；Gutiérrez Macías，2010）。

　　8. 关节病和生长发育障碍　暂时没有在接受 DFX 治疗病人身上发现关节病或生长发育障碍情况。对 296 例接受 DFX 治疗和 290 例接受 DFO 治疗的病人进行了为期 1 年的前瞻性随机对照研究。研究发现其中有 8 例服用 DFX 病人出现了耳聋、神经性耳聋或听觉减退等并发症，而服用 DFO 病人，也有 7 例出现了类似情况。

　　9. 眼睛和耳朵影响　DFX 治疗对眼睛和耳朵的影响都非常罕见，而且它们的意义暂不确定。但是，目前的药物说明书建议每年进行一次听觉和视力评估（Novartis，2013）。DFX 核心临床试验中报道了早期晶状体混浊病例，但发生率为 0.3%，与 DFO 治疗对照组没有显著差异（Cappellini, 2006）。DFX 治疗中没有提及之前 DFO 治疗中的视网膜电图影响，而且也没有正式评估使用该电图评估的频率。早期研究中发现了可能的听力影响，但尚未系统报道。一项研究指出 12 例病人中有 3 例出现了晶状体混浊（Bloomfield, 1978），其发生率是大规模临床试验中的 80 倍，其原因目前尚不清楚（Ford, 2008）。

10. 妊娠　在动物研究中已发现 DFX 具有致畸作用。然而，有一例报道称一名 38 岁重型地中海贫血病人接受 DFX 治疗期间意外怀孕并成功分娩一名健康男婴（Anastasi, 2011）。但是，目前建议地中海贫血病人计划怀孕前至少 3 个月避免使用铁螯合剂。

11. 后市场营销经验　一些附加的不良反应已在 DFX 上市后有所报道［见（FDA2011）中 6.2 节处方信息的强调部分］。但是这些是从不确定数量人群中的自愿报道，所以它并不总能可靠地估计不良反应发生率或建立药物暴露之间的因果关系。

附 3：DFO 输液的实际问题

（一）皮下注射的实际问题

规律注射 DFO 是取得好疗效的关键，所以应尽一切努力帮助个体病人找到最方便的方式来注射药物。

1. 输液的浓度　DFO 的制药商建议，每小瓶 500mg 药物至少用 5ml 水溶解，得到 10% 的溶液。超过 10% 的浓度可能会增加注射部位局部反应的风险。

2. 输液的部位　插入针头时必须小心避开邻近重要血管、神经或器官。一般情况下，腹部是最佳的注射部位。然而，由于局部反应如红斑、肿胀和硬结，它通常需要"循环"注射不同的位点（图 3-3）。有些病人在三角肌或大腿外侧的皮肤上发现替代注射点。针的型号大小因人而异，许多病人喜欢 25 号或更小型号的头皮针，以大约 45° 注射入皮肤表面。针摆动时，针尖可以自由移动。而有些病人更喜欢垂直进针，并用针粘合带固定（图 3-4）。病人的偏好充满变数，临床医师应为每一个病人找到其最适合的注射方式，最大限度地帮助他们提高依从性。

3. 注射器的类型　现在有很多类型的注射器可以使用。一些新的设备如球囊泵，比以前的产品体积更小，更轻，噪音更小。对于溶解、混合并制订 DFO 有困难的病人，填充注射器或球囊泵可能对其有用。有些泵设计用来监控依从性。

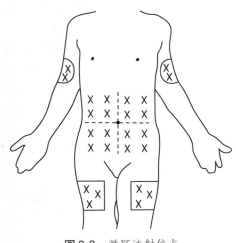

图 3-3　循环注射位点

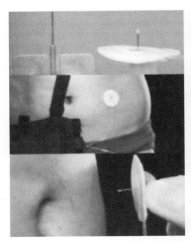

图 3-4　DFO 注射插入针

4. 局部反应　通过改变注射部位,降低输注的浓度可以减少持续性局部反应,或者严重病例中,可在注射液中加入 5～10mg 氢化可的松。注射后在局部涂抹低效皮质类固醇软膏,也可以减少局部反应。

(二)静脉滴注的操作细节

10% DFO 溶液经外周静脉滴注时会损坏血管并容易发生静脉硬化。作为紧急用药,如需采用外周静脉注射,溶液必须在 200～500ml 盐水中稀释后再滴注。

1. 静脉留置针的管理　静脉留置针可能会发生感染和导管血栓形成。必须遵循无菌操作,以防止表皮葡萄球菌和金黄色葡萄球菌的潜在感染,一旦感染,难以根除,而且经常需要去除输液系统。在长期静脉留置针使用方面没有常规经验的中心发生血栓形成和感染的风险更大(Piga,2006)。线性相关血栓在重型地中海贫血病人比较常见,建议预防性抗凝治疗(Davis,2000)。静脉留置导管的尖端可形成血栓,如果可能,避免将导管尖端放入右心房。

2. 静脉输入 DFO　静脉输入 DFO 是一种常规补充疗法(例如 1g 经 4 小时捎带到输液线),但其对铁平衡的作用是非常有限的,不建议将其作为标准治疗。特别要注意避免 DFO 意外大剂量聚集在输液线的死角。DFO 和血液的合用可导致错误稀释,而增加不良反应,例如在输血时出现急性热病、皮疹、过敏性反应和低血压。DFO 不应该直接加入到血液里。

3. 皮下注射输入 DFO　如果病人不能用输注泵,或耐受不了 10 小时输注,且其无高风险心脏疾病,可选择皮下注射。一项随机研究显示,只要给以相等的总剂量(45mg/kg×5 次 / 周),不管是通过两次皮下注射还是夜间 10 小时的皮下输注均可以同等效力控制 SF 和肝脏铁负荷(Yarali,2006)。然而,由于皮下注射的疼痛，该技术在临床上应用可能不太实际，特别是在儿科病人中难以应用。

参 考 文 献

1. Adamkiewicz TV, Abboud MR, Paley C, et al. Serum ferritin level changes in children with sickle cell disease on chronic blood transfusion are nonlinear and are associated with iron load and liver injury. Blood, 2009, 114: 4632-4638.

2. Agarwal MB, Gupte SS, Viswanathan C, et al. Long-term assessment of efficacy and safety of L1, an oral iron chelator, in transfusion dependent thalassaemia: Indian trial. Br J Haematol, 1992, 82: 460-466.

3. Al-Refaie FN, Wonke B, Hoffbrand AV, et al. Efficacy and possible adverse effects of the oral iron chelator 1, 2-dimethyl-3-hydroxypyridin-4-one (L1) in thalassemia major. Blood, 1992, 80: 593-599.

4. Al-Refaie FN, Wonke B, Wickens DG, et al. Zinc concentration in patients with iron overload receiving oral iron chelator 1, 2-dimethyl-3-hydroxypyrid-4-one or desferrioxamine. J Clin Pathol, 1994, 47: 657-660.

5. Aldouri MA, Hoffbrand AV, Flynn DM, et al. High incidence of cardiomyopathy in beta-thalassemia patients receiving transfusion and iron chelation: reversal by intensified chelation. Acta Haematologica, 1990, 84: 113-117.

6. Anastasi S, Lisi R, Abbate G, et al. Absence of teratogenicity of deferasirox treatment during pregnancy in a thalassaemic patient. Pediatr Endocrinol Rev, 2011, 8 (Suppl 2): 345-347.

7. Anderson LJ, Holden S, Davis B, et al. Cardiovascular T2-star (T2*) magnetic resonance for the early diagnosis of myocardial iron overload. Eur Heart J, 2001, 22: 2171-2179.

8. Anderson LJ, Westwood MA, Holden S, et al. Myocardial iron clearance during reversal of siderotic cardiomyopathy with intravenous desferrioxamine: a prospective study using T2* cardiovascular magnetic resonance. Br J Haematol, 2004, 127: 348-355.

9. Ang AL, Shah F, Davis B, et al. Deferiprone Is Associated with Lower Serum Ferritin (SF) Relative to Liver Iron Concentration (LIC) Than Deferoxamine and Deferasirox-Implications for Clinical Practice (abstract). Blood, 2010, 116: 4246.

10. Angelucci E, Brittenham GM, McLaren CE, et al. Hepatic iron concentration and total body iron stores in thalassemia major. N Engl J Med, 2000, 343: 327-331.

11. Angelucci E, Giovagnoni A, Valeri G, et al. Limitations of magnetic resonance imaging in measurement of hepatic iron. Blood, 1997, 90: 4736-4742.

12. Au WY, Lam WW, Chu WW, et al. A cross-sectional magnetic resonance imaging assessment of organ specific hemosiderosis in 180 thalassemia major patients in Hong Kong. Haematologica, 2008, 93: 784-786.

13. Aydinok Y, Kattamis A, Cappellini MD, et al. Deferasirox- Deferoxamine Combination Therapy Reduces Cardiac Iron With Rapid Liver Iron Removal In Patients With Severe Transfusional Iron Overload (HYPERION) (abstract). Blood, 2013: 2257.

14. Ayidinok Y, Kattamis A, Cappellini MD, et al. Deferasirox-Deferoxamine combination therapy reduces cardiac iron with rapid liver iron removal after 24 months in patients with severe transfusional iron overload（HYPERION）（abstract）. Haematologica, 2014, 99: 229.

15. Aydinok Y, Evans P, Manz CY, et al. Timed non-transferrin bound iron determinations probe the origin of chelatable iron pools during deferiprone regimens and predict chelation response. Haematologica, 2012a, 97: 835-841.

16. Aydinok Y, Ulger Z, Nart D, et al. A randomized controlled 1-year study of daily deferiprone plus twice weekly desferrioxamine compared with daily deferipronemonotherapy in patients with thalassemia major. Haematologica, 2007, 92: 1599-1606.

17. Aydinok Y, Unal S, Oymak Y, et al. Observational study comparing long-term safety and efficacy of Deferasirox with Desferrioxamine therapy in chelation-naive children with transfusional iron overload. Eur J Haematol, 2012b, 88: 431-438.

18. Bauters T, Mondelaers V, Robays H, et al. Gastric ulcer in a child treated with deferasirox. Pharm World Sci, 2010, 32: 112-113.

19. Blake DR, Winyard P, Lunec J, et al. Cerebral and ocular toxicity induced by desferrioxamine. Quarterly Journal of Medicine, 1985, 56: 345-355.

20. Bloomfield SE, Markenson AL, Miller DR, et al. Lens opacities in thalassemia. J Pediatr Ophthalmol Strabismus, 1978, 15: 154-156.

21. Borgna-Pignatti C, Cappellini MD, De Stefano P, et al. Cardiac morbidity and mortality in deferoxamine- or deferiprone-treated patients with thalassemia major. Blood, 2006, 107: 3733-3737.

22. Borgna-Pignatti C, Rugolotto S, De Stefano P, et al. Survival and complications in patients with thalassemia major treated with transfusion and deferoxamine. Haematologica, 2004, 89: 1187-1193.

23. Bosquet J, Navarro M, Robert G, et al. Rapid desensitisation for desferrioxamine anaphylactoid reaction. Lancet, 1983, 2: 859-860.

24. Brittenham GM, Cohen AR, McLaren CE, et al. Hepatic iron stores and plasma ferritin concentration in patients with sickle cell anemia and thalassemia major. Am J Hematol, 1993, 42: 81-85.

25. Brittenham GM, Griffith PM, Nienhuis AW, et al. Efficacy of deferoxamine in preventing complications of iron overload in patients with thalassemia major [see comments]. N Engl J Med, 1994, 331: 567-573.

26. Bronspiegel-Weintrob N, Olivieri NF, Tyler B, et al. Effect of age at the start of iron chelation therapy on gonadal function in beta-thalassemia major. N Engl J Med, 1990, 323: 713-719.

27. Buja LM, Roberts WC. Iron in the heart. Etiology and clinical significance. Am J Med, 1971, 51: 209-221.

28. Cabantchik ZI, Breuer W, Zanninelli G, et al. LPI-labile plasma iron in iron overload. Best Pract Res Clin Haematol, 2005, 18: 277-287.

29. Cappellini MD, Bejaoui M, Agaoglu L, et al. Iron chelation with deferasirox in adult and

pediatric patients with thalassemia major: efficacy and safety during 5 years' follow-up. Blood, 2011, 118: 884-893.

30. Cappellini MD, Bejaoui M, Agaoglu L, et al. Prospective evaluation of patient-reported outcomes during treatment with deferasirox or deferoxamine for iron overload in patients with beta-thalassemia. Clin Ther, 2007, 29: 909-917.

31. Cappellini MD, Cohen A, Piga A, et al. A phase 3 study of deferasirox (ICL670), a once-daily oral iron chelator, in patients with beta-thalassemia. Blood, 2006, 107: 3455-3462.

32. Cappellini MD, Porter J, El-Beshlawy A, et al. Tailoring iron chelation by iron intake and serum ferritin: the prospective EPIC study of deferasirox in 1744 patients with transfusion-dependent anemias. Haematologica, 2010, 95: 557-566.

33. Carpenter JP, He T, Kirk P, et al. On T2* magnetic resonance and cardiac iron. Circulation, 2011, 123: 1519-1528.

34. Ceci A, Baiardi P, Felisi M, et al. The safety and effectiveness of deferiprone in a large-scale, 3-year study in Italian patients. British journal of haematology, 2002, 118: 330-336.

35. Chao YH, Wu KH, Lin CY, et al. Audiologic and vestibular assessment in patients with beta-thalassemia major receiving long-term transfusion therapy. Pediatr Blood Cancer, 2013, 60: 1963-1966.

36. Chatterjee R, Katz M, Oatridge A, et al. Selective loss of anterior pituitary volume with severe pituitary- gonadal insufficiency in poorly compliant male thalassemic patients with pubertal arrest. Ann N Y Acad Sci, 1998, 850: 479-482.

37. Chiodo AA, Alberti PW, Sher GD, et al. Desferrioxamine ototoxicity in an adult transfusion-dependent population. J Otolaryngol, 1997, 26: 116-122.

38. Choudhry VP, Pati HP, Saxena A, et al. Deferiprone, efficacy and safety. Indian J Pediatr, 2004, 71: 213-216.

39. Cohen AR, Galanello R, Piga A, et al. Safety and effectiveness of long-term therapy with the oral iron chelator deferiprone. Blood, 2003, 102: 1583-1587.

40. Cohen AR, Galanello R, Piga A, et al. Safety profile of the oral iron chelator deferiprone: a multicentre study. Br J Haematol, 2000, 108: 305-312.

41. Cohen AR, Glimm E, Porter JB. Effect of transfusional iron intake on response to chelation therapy in betathalassemia major. Blood, 2008, 111: 583-587.

42. Cohen AR, Mizanin J, Schwartz E. Rapid removal of excessive iron with daily, high-dose intravenous chelation therapy. J Pediatr, 1989, 115: 151-155.

43. Daar S, Pathare A, Nick H, et al. Reduction in labile plasma iron during treatment with deferasirox, a once-daily oral iron chelator, in heavily iron-overloaded patients with betathalassaemia. Eur J Haematol, 2009, 82: 454-457.

44. Davies SC, Marcus RE, Hungerford JL, et al. Ocular toxicity of high-dose intravenous desferrioxamine. Lancet, 1983, 2: 181-184.

45. Davis B, O'Sullivan C, Porter J. Value of LVEF monitoring in the long-term management of betathalassaemia. 8th International Conference on Thalassemia and the hemoglobinopathies (Athens) 2001; Abstract 056: 147.

46. Davis BA, O'Sullivan C, Jarritt PH, et al. Value of sequential monitoring of left ventricular

ejection fraction in the management of thalassemia major. Blood, 2004, 104: 263-269.

47. Davis BA, Porter JB. Long-term outcome of continuous 24-hour deferoxamine infusion via indwelling intravenous catheters in high-risk beta-thalassemia. Blood, 2000, 95: 1229-1236.

48. De Virgillis S, Congia M, Frau F, et al. Desferrioxamineinduced growth retardation in patients with thalassaemia major. Journal of Pediatrics, 1988, 113: 661-669.

49. Del Vecchio GC, Schettini F, Piacente L, et al. Effects of deferiprone on immune status and cytokine pattern in thalassaemia major. Acta Haematol, 2002, 108: 144-149.

50. Deugnier Y, Turlin B, Ropert M, et al. Improvement in liver pathology of patients with beta-thalassemia treated with deferasirox for at least 3 years. Gastroenterology, 2011, 141: 1202-11, 11 e1-e3.

51. Economou M, Printza N, Teli A, et al. Renal dysfunction in patients with beta-thalassemia major receiving iron chelation therapy either with deferoxamine and deferiprone or with deferasirox. Acta haematologica, 2010, 123: 148-152.

52. El-Beshlawy A, Manz C, Naja M, et al. Iron chelation in thalassemia: combined or monotherapy? The Egyptian experience. Ann Hematol, 2008, 87: 545-550.

53. Elalfy M, Wali Y, Tony S, et al. Comparison Of Two Combination Iron Chelation Regimens, Deferiprone and Deferasirox Versus Deferiprone and Deferoxamine, In Pediatric Patients With β-Thalassemia Major (abstract). Blood, 2013, 22: 559.

54. ElAlfy MS, Sari TT, Lee CL, et al. The safety, tolerability, and efficacy of a liquid formulation of deferiprone in young children with transfusional iron overload. J Pediatr Hematol Oncol, 2010, 32: 601-605.

55. Evans P, Kayyali R, Hider RC, et al. Mechanisms for the shuttling of plasma non-transferrin-bound iron (NTBI) onto deferoxamine by deferiprone. Transl Res, 2010, 156: 55-67.

56. Farmaki K, Tzoumari I, Pappa C, et al. Normalisation of total body iron load with very intensive combined chelation reverses cardiac and endocrine complications of thalassaemia major. Br J Haematol, 2010, 148: 466-475.

57. FDA drug prescribing information for ferriprox 2011. Available online at: www.accessdata. fda.gov/drugsatfda_docs/label/2011/021825lbl.pdf 2011.

58. Filosa A, Vitrano A, Rigano P, et al. Long-term treatment with deferiprone enhances left ventricular ejection function when compared to deferoxamine in patients with thalassemia major. Blood Cells Mol Dis, 2013, 51: 85-88.

59. Fischer R, Longo F, Nielsen P, et al. Monitoring long-term efficacy of iron chelation therapy by deferiprone and desferrioxamine in patients with beta-thalassaemia major: application of SQUID biomagnetic liver susceptometry. Br J Haematol, 2003, 121: 938-948.

60. Fischer R, Piga A, De Sanctis V, et al. Large-Scale Study in Thalassemia Using Biomagnetic Liver Susceptometry. Biomag 98: Proc. 11[th]Inte. Conf. Biomagnetism (Sendai), 1998: 1-4.

61. Fisher CA, Premawardhena A, de Silva S, et al. The molecular basis for the thalassaemias in Sri Lanka. British journal of haematology, 2003, 121: 662-671.

62. Fisher SA, Brunskill SJ, Doree C, et al. Oral deferiprone for iron chelation in people with thalassaemia. Cochrane Database Syst Rev, 2013a; 8: CD004839.

63. Fisher SA, Brunskill SJ, Doree C, et al. Desferrioxamine mesylate for managing transfusional iron overload in people with transfusion-dependent thalassaemia. Cochrane Database Syst Rev 2013b; 8: CD004450.

64. Ford J, Rojkjaer L. Comment to: Development of lens opacities with peculiar characteristics in patients affected by thalassemia major on chelating treatment with deferasirox. Haematologica, 2008, 2008; 93: e49.

65. Freeman AP, Giles RW, Berdoukas VA, et al. Early left ventricular dysfunction and chelation therapy in thalassemia major. Ann Intern Med, 1983, 99: 450-454.

66. Gabutti V, Piga A. Results of long-term iron-chelating therapy. Acta Haematol, 1996, 95: 26-36.

67. Galanello R, Kattamis A, Piga A, et al. A prospective randomized controlled trial on the safety and efficacy of alternating deferoxamine and deferiprone in the treatment of iron overload in patients with thalassemia. Haematologica, 2006, 91: 1241-1243.

68. Galanello R, Piga A, Alberti D, et al. Safety, tolerability, and pharmacokinetics of ICL670, a new orally active ironchelating agent in patients with transfusion-dependent iron overload due to beta-thalassemia. J Clin Pharmacol, 2003, 43: 565-572.

69. Galanello R, Piga A, Cappellini MD, et al. Effect of food, type of food, and time of food intake on deferasirox bioavailability: recommendations for an optimal deferasirox administration regimen. J Clin Pharmacol, 2008, 48: 428-435.

70. Garbowski M, Carpenter JP, Smith G, et al. Calibration of Improved T2* Method for the Estimation of Liver Iron Concentration in Transfusional Iron Overload (abstract). Blood, 2009, 114: 2004.

71. Goldberg SL, Giardina PJ, Chirnomas D, et al. The palatability and tolerability of deferasirox taken with different beverages or foods. Pediatr Blood Cancer, 2013, 60: 1507-1512.

72. Gomber S, Saxena R, Madan N. Comparative efficacy of desferrioxamine, deferiprone and in combination on iron chelation in thalassemic children. Indian Pediatr, 2004, 41: 21-27.

73. Gosriwatana I, Loreal O, Lu S, et al. Quantification of non-transferrin-bound iron in the presence of unsaturated transferrin. Anal Biochem, 1999, 273: 212-220.

74. Grange S, Bertrand DM, Guerrot D, et al. Acute renal failure and Fanconi syndrome due to deferasirox. Nephrol Dial Transplant, 2010, 25: 2376-2378.

75. Gutiérrez Macías A, Lizarralde Palacios E, Olabarría Santurtún I, et al. Sindrome de hipers ensibilidadretardadainducido por deferasirox [Deferasirox-induced delayed hypersensitivity syndrome]. Med Clin (Barc), 2010, 134: 329-330.

76. Ha SY, Chik KW, Ling SC, et al. A randomized controlled study evaluating the safety and efficacy of deferiprone treatment in thalassemia major patients from Hong Kong. Hemoglobin, 2006, 30: 263-274.

77. Hod EA, Zhang N, Sokol SA, et al. Transfusion of red blood cells after prolonged storage produces harmful effects that are mediated by iron and inflammation. Blood, 2010, 115: 4284-4292.

78. Hoffbrand AV, F AL-R, Davis B, et al. Long-term trial of deferiprone in 51 transfusion-dependent iron overloaded patients. Blood, 1998, 91: 295-300.

79. Jensen PD, Jensen FT, Christensen T, et al. Evaluation of myocardial iron by magnetic resonance imaging during iron chelation therapy with deferrioxamine: indication of close relation between myocardial iron content and chelatable iron pool. Blood, 2003, 101: 4632-4639.

80. Jensen PD, Jensen FT, Christensen T, et al. Non-invasive assessment of tissue iron overload in the liver by magnetic resonance imaging. Br J Haematol, 1994, 87: 171-184.

81. Kattamis A, Ladis V, Berdousi H, et al. Iron chelation treatment with combined therapy with deferiprone and deferioxamine: a 12-month trial. Blood Cells Mol Dis, 2006, 36: 21-25.

82. Kirk P, He T, Anderson LJ, et al. International reproducibility of single breathhold T2* MR for cardiac and liver iron assessment among five thalassemia centers. J MagnReson Imaging, 2010, 32: 315-319.

83. Kirk P, Roughton M, Porter JB, et al. Cardiac T2* magnetic resonance for prediction of cardiac complications in thalassemia major. J. of Cardiovasr Mag Res, 2009a, 1 (Suppl 1): O2: 1-2.

84. Kirk P, Roughton M, Porter JB, et al. Cardiac T2* magnetic resonance for prediction of cardiac complications in thalassemia major. Circulation, 2009b, 120: 1961-1968.

85. Kontoghiorghes GJ, Goddard JG, Bartlett AN, et al. Pharmacokinetic studies in humans with the oral iron chelator 1, 2-dimethyl-3-hydroxypyrid-4-one. Clinical Pharmacology, 1990, 48: 255-261.

86. Lal A, Porter J, Sweeters N, et al. Combined chelation therapy with deferasiroxand deferoxamine in thalassemia. Bld cells, molecules & diseases, 2013, 50: 99-104.

87. Limenta LM, Jirasomprasert T, Jittangprasert P, et al. Pharmacokinetics of deferiprone in patients with betathalassaemia: impact of splenectomy and iron status. Clin Pharmacokinet, 2011, 50: 41-50.

88. Maclean KH, Cleveland JL, Porter JB. Cellular zinc content is a major determinant of iron chelator-induced apoptosis of thymocytes. Blood, 2001, 98: 3831-3839.

89. Maggio A, D'Amico G, Morabito A, et al. Deferiprone versus deferoxamine in patients with thalassemia major: a randomized clinical trial. Blood Cells Mol Dis, 2002, 28: 196-208.

90. Maggio A, Filosa A, Vitrano A, et al. Iron chelation therapy in thalassemia major: A systematic review with meta-analyses of 1520 patients included on randomized clinical trials. Bld cells, molecules & diseases, 2011, 47: 166-175.

91. Maggio A, Vitrano A, Capra M, et al. Long-term sequential deferiprone-deferoxamine versus deferiprone alone for thalassaemia major patients: a randomized clinical trial. British Journal of Haematology, 2009, 145: 245-254.

92. Maggio A, Vitrano A, Lucania G, et al. Long-term use of deferiprone significantly enhances left-ventricular ejection function in thalassemia major patients. American journal of hematology, 2012, 87: 732-733.

93. Marcus RE, Davies SC, Bantock HM, et al. Desferrioxamine to improve cardiac function in iron overloaded patients with thalassaemia major. Lancet, 1984, 1: 392-393.

94. Miller JM, Horger EO, Key TC, et al. Management of sickle hemoglobinopathies in

pregnant patients. Obstetrics & Gynecology，1981，141：237-241.

95. Modell B，Khan M，Darlison M. Survival in betathalassaemia major in the UK：data from the UK Thalassaemia Register. Lancet，2000，355：2051-2052.

96. Mourad FH，Hoffbrand AV，Sheikh-Taha M，et al. Comparison between desferrioxamine and combined therapy with desferrioxamine and deferiprone in iron overloaded thalassaemia patients. Br J Haematol，2003，121：187-189.

97. Nisbet-Brown E，Olivieri NF，Giardina PJ，et al. Effectiveness and safety of ICL670 in iron-loaded patients with thalassaemia：a randomised，double-blind，placebo-controlled，dose-escalation trial. Lancet，2003，361：1597-1602.

98. Noetzli LJ，Carson SM，Nord AS，et al. Longitudinal analysis of heart and liver iron in thalassemia major. Blood，2008，112：2973-2978.

99. Noetzli LJ，Papudesi J，Coates TD，et al. Pancreatic iron loading predicts cardiac iron loading in thalassemia major. Blood，2009，114：4021-4026.

100. Novartis 2013. Summary of Product Characteristics. Available online at：http://www.ema.europa.eu/docs/en_GB/document_library/EPAR__Product_Information/ human/000670/WC500033925.pdf. 2013.

101. Olivieri N，Brittenham G. Final Results of the randomised trial of deferiprone and deferoxamine. Blood，1997，90：264a.

102. Olivieri NF，Brittenham GM，Matsui D，et al. Iron-chelation therapy with oral deferiprone in patients with thalassemia major [see comments]. N Engl J Med，1995，332：918-922.

103. Olivieri NF，Brittenham GM，McLaren CE，et al. Long-term safety and effectiveness of iron-chelation therapy with deferiprone for thalassemia major. The New England journal of medicine，1998a，339：417-423.

104. Olivieri NF，Buncic JR，Chew E，et al. Visual and auditory neurotoxicity in patients receiving subcutaneous deferoxamine infusions. N Engl J Med，1986，314：869-873.

105. Olivieri NF，Koren G，Harris J，et al. Growth failure and bony changes induced by deferoxamine. American Journal of Pediatric Hematology Oncology，1992，14：48-56.

106. Olivieri NF，Nathan DG，MacMillan JH，et al. Survival in medically treated patients with homozygous betathalassemia. New England Journal of Medicine，1994，331：574-578.

107. Origa R，Bina P，Agus A，et al. Combined therapy with deferiprone and desferrioxamine in thalassemia major. Haematologica，2005，90：1309-1314.

108. Otto-Duessel M，Aguilar M，Nick H，et al. Comparison of twice-daily vs once-daily deferasirox dosing in a gerbil model of iron cardiomyopathy. Exp Hematol，2007，35：1069-1073.

109. Pennell D. MRI and iron-overload cardiomyopathy in thalassaemia. Circulation，2006a，113：f43-f44.

110. Pennell DJ，Berdoukas V，Karagiorga M，et al. Randomized controlled trial of deferiprone or deferoxamine in betathalassemia major patients with asymptomatic myocardial siderosis. Blood，2006b，107：3738-3744.

111. Pennell DJ，Porter JB，Cappellini MD，et al. Deferasirox for up to 3 years leads to continued improvement of myocardial T2* in patients with beta-thalassemia major. Haematologica，

2012，97：842-848.

112. Pennell DJ，Porter JB，Cappellini MD，et al. Efficacy of deferasirox in reducing and preventing cardiac iron overload in beta-thalassemia. Blood，2010，115：2364-2371.

113. Pennell DJ，Porter JB，Piga A，et al. A 1-year randomized controlled trial of deferasirox versus deferoxamine for myocardial iron removal in beta-thalassemia major（CORDELIA）. Blood，2014，123：1447-1454.

114. Pepe A，Meloni A，Capra M，et al. Deferasirox，deferiprone and desferrioxamine treatment in thalassemia major patients：cardiac iron and function comparison determined by quantitative magnetic resonance imaging. Haematologica，2011，96：41-47.

115. Pepe A，Meloni A，Rossi G，et al. Cardiac and hepatic iron and ejection fraction in thalassemia major：multicentre prospective comparison of combined deferiproneand deferoxamine therapy against deferiprone or deferoxamine monotherapy. Journal of cardiovascular magnetic resonance：official journal of the Society for Cardiovascular Magnetic Resonance，2013，15：1.

116. Piga A，Galanello R，Forni GL，et al. Randomized phase II trial of deferasirox（Exjade，ICL670），a once-daily，orally-administered iron chelator，in comparison to deferoxamine in thalassemia patients with transfusional iron overload. Haematologica，2006，91：873-880.

117. Piga A，Longo F，Duca L，et al. High nontransferrin bound iron levels and heart disease in thalassemia major. Am J Hematol，2009，84：29-33.

118. Piga A，Luzzatto L，Capalbo P，et al. High dose desferrioxamine as a cause of growth failure in thalassaemic patients. European Journal Haematology，1988，40：380-381.

119. Pippard MJ，Callender ST，Finch CA. Ferrioxamine excretion in iron-loaded man. Blood，1982，60：288-294.

120. Pongtanakul B，Viprakasit V. Twice daily deferasirox significantly improves clinical efficacy in transfusion dependent thalassaemias who were inadequate responders to standard once daily dose. Blood Cells Mol Dis，2013，51：96-97.

121. Porter J，Bowden DK，Economou M，et al. Health-Related Quality of Life，Treatment Satisfaction，Adherence and Persistence in beta-Thalassemia and Myelodysplastic Syndrome Patients with Iron Overload Receiving Deferasirox：Results from the EPIC Clinical Trial. Anemia，2012，2012：297641.

122. Porter J，Hershko C. The properties of Clinically useful Iron Chelators Iron Phyisology and Pathophysiology in Humans，Editors Anderson HJ and McLaren GD. Humana Press（Book），2012，Chapter 28：591-630.

123. Porter J，Galanello R，Saglio G，et al. Relative response of patients with myelodysplastic syndromes and other transfusion-dependent anaemias to deferasirox（ICL670）：a 1-yr prospective study. Eur J Haematol，2008，80：168-176.

124. Porter JB，Tanner MA，Pennell DJ，et al. Improved Myocardial T2* in Transfusion Dependent Anemias Receiving ICL670（Deferasirox）（abstract）. Blood，2005a，106：3600.

125. Porter JB，Abeysinghe RD，Marshall L，et al. Kinetics of removal and reappearance of non-transferrin-bound plasma iron with deferoxamine therapy. Blood，1996，88：705-713.

126. Porter JB，Davis BA. Monitoring chelation therapy to achieve optimal outcome in the

treatment of thalassaemia. Best Pract Res Clin Haematol, 2002, 15: 329-368.

127. Porter JB, Elalfy MS, Taher AT, et al. Efficacy and safety of deferasirox at low and high iron burdens: results from the EPIC magnetic resonance imaging substudy. Annals of hematology, 2013a, 92: 211-219.

128. Porter JB, Faherty A, Stallibrass L, et al. A trial to investigate the relationship between DFO pharmacokinetics and metabolism and DFO-related toxicity. Ann N Y Acad Sci, 1998, 850: 483-487.

129. Porter JB, Jaswon MS, Huehns ER, et al. Desferrioxamine ototoxicity: evaluation of risk factors in thalassaemic patients and guidelines for safe dosage. Br J Haematol, 1989, 73: 403-409.

130. Porter JB, Lin KH, Beris P, et al. Response of iron overload to deferasirox in rare transfusion-dependent anaemias: equivalent effects on serum ferritin and labile plasma iron for haemolytic or production anaemias. Eur J Haematol, 2011, 87: 338-348.

131. Porter JB, Rafique R, Srichairatanakool S, et al. Recent insights into interactions of deferoxamine with cellular and plasma iron pools: Implications for clinical use. Annals of the New York Academy of Sciences, 2005b, 1054: 155-168.

132. Porter JB, Shah FT. Iron overload in thalassemia and related conditions: therapeutic goals and assessment of response to chelation therapies. Hematol Oncol Clin North Am, 2010, 24: 1109-1130.

133. Porter JB, Wood J, Olivieri N, et al. Treatment of heart failure in adults with thalassemia major: response in patients randomised to deferoxamine with or without deferiprone. Journal of cardiovascular magnetic resonance : official journal of the Society for Cardiovascular Magnetic Resonance, 2013b, 15: 38.

134. Rheault MN, Bechtel H, Neglia JP, et al. Reversible Fanconi syndrome in a pediatric patient on deferasirox. Pediatr Blood Cancer, 2011, 56: 674-676.

135. Sharma R, Anand R, Chandra J, et al. Distal ulnar changes in children with thalassemia and deferiprone related arthropathy. Pediatr Blood Cancer, 2013.

136. Singh S, Hider RC, Porter JB. A direct method for quantification of non-transferrin-bound iron. Anal Biochem, 1990, 186: 320-323.

137. St Pierre TG, Clark PR, Chua-anusorn W, et al. Noninvasive measurement and imaging of liver iron concentrations using proton magnetic resonance. Blood, 2005, 105: 855-861.

138. Storey P, Thompson AA, Carqueville CL, et al. R2* imaging of transfusional iron burden at 3T and comparison with 1.5T. J MagnReson Imaging, 2007, 25: 540-547.

139. Taher A, El-Beshlawy A, Elalfy MS, et al. Efficacy and safety of deferasirox, an oral iron chelator, in heavily iron-overloaded patients with beta-thalassaemia: the ESCALATOR study. Eur J Haematol, 2009.

140. Taher AT, Porter JB, Viprakasit V, et al. Deferasirox effectively reduces iron overload in non-transfusiondependent thalassemia (NTDT) patients: 1-year extension results from the THALASSA study. Annals of hematology, 2013, 92: 1485-1493.

141. Tanner MA, Galanello R, Dessi C, et al. A randomized, placebo-controlled, double-blind trial of the effect of combined therapy with deferoxamine and deferiprone on myocardial

iron in thalassemia major using cardiovascular magnetic resonance. Circulation, 2007, 115: 1876-1884.

142. Tanner MA, Galanello R, Dessi C, et al. Myocardial iron loading in patients with thalassemia major on deferoxamine chelation. J CardiovascMagnReson, 2006, 8: 543-547.

143. Telfer P. Update on survival in thalassemia major. Hemoglobin, 2009, 33(Suppl 1): S76-S80.

144. Telfer P, Coen PG, Christou S, et al. Survival of medically treated thalassemia patients in Cyprus. Trends and risk factors over the period 1980-2004. Haematologica, 2006, 91: 1187-1192.

145. Thomas A, Garbowski M, Ang A, et al. A Decade Followup of a Thalassemia Major (TM)Cohort Monitored by Cardiac Magnetic Resonance Imaging(CMR): Significant Reduction In Patients with Cardiac Iron and In Total Mortality. Blood, 2010, 116: Abstract 1011.

146. Tondury P, Zimmermann A, Nielsen P, et al. Liver iron and fibrosis during long-term treatment with deferiprone in Swiss thalassaemic patients. British Journal of Haematology, 1998, 101: 413-415.

147. Traynor K. Deferiprone approved for iron overload. Am J Health Syst Pharm, 2011, 68: 2106.

148. Tsou AY, Friedman LS, Wilson RB, et al. Pharmacotherapy for Friedreich ataxia. CNS Drugs, 2009, 23: 213-223.

149. Vichinsky M, Bernaudin F, Forni GL, et al. Long-Term Safety and Efficacy of Deferasirox(Exjade®)In Transfused Patients with Sickle Cell Disease Treated for up to 5 Years(abstract). Blood, 2010, 116: 845.

150. Vichinsky E. Clinical application of deferasirox: practical patient management. Am J Hematol, 2008, 83: 398-402.

151. Villeneuve JP, Bilodeau M, Lepage R, et al. Variability in hepatic iron concentration measurement from needle- biopsy specimens. Journal of Hepatology, 1996, 25: 172-177.

152. Viprakasit V, Ibrahim H, Ha SY, et al. Clinical efficacy and safety evaluation of tailoring iron chelation practice in thalassaemia patients from Asia-Pacific: a subanalysis of the EPIC study of deferasirox. Int J Hematol, 2011, 93: 319-328.

153. Viprakasit V, Nuchprayoon I, Chuansumrit A, et al. Deferiprone[GPO-L-ONE(R)] monotherapy reduces iron overload in transfusion-dependent thalassemias: 1-year results from a multicenter prospective, single arm, open label, dose escalating phase III pediatric study(GPO-L-ONE: A001)from Thailand. American journal of hematology, 2013, 88: 251-260.

154. Vlachodimitropoulou E, Garbowski M, Porter JB. Modelling Combination Chelation Regimes to Optimize Cellular Iron Removal and explore mechanisms of enhanced chelation. Blood, 2013, Abstract 2200.

155. Voskaridou E, Christoulas D, Terpos E. Successful chelation therapy with the combination of deferasirox and deferiprone in a patient with thalassaemia major and persisting severe iron overload after single-agent chelation therapies. British journal of haematology, 2011,

154: 654-656.

156. Waldmeier F, Bruin GJ, Glaenzel U, et al. Pharmacokinetics, metabolism, and disposition of deferasirox in beta-thalassemic patients with transfusion-dependent iron overload who are at pharmacokinetic steady state. Drug Metab Dispos, 2010, 38: 808-816.

157. Wanless IR, Sweeney G, Dhillon AP, et al. Lack of progressive hepatic fibrosis during long-term therapy with deferiprone in subjects with transfusion-dependent betathalassemia. Blood, 2002, 100: 1566-1569.

158. Wei HY, Yang CP, Cheng CH, et al. Fanconi syndrome in a patient with beta-thalassemia major after using deferasirox for 27 months. Transfusion, 2011, 51: 949-954.

159. Wolfe L, Olivieri N, Sallan D, et al. Prevention of cardiac disease by subcutaneous deferoxamine in patients with thalassemia major. N Engl J Med, 1985, 312: 1600-1603.

160. Wood JC. Diagnosis and management of transfusion iron overload: the role of imaging. Am J Hematol, 2007, 82: 1132-1135.

161. Wood JC, Ghugre N. Magnetic resonance imaging assessment of excess iron in thalassemia, sickle cell disease and other iron overload diseases. Hemoglobin, 2008, 32: 85-96.

162. Wood JC, Glynos T, Thompson A, et al. Relationship between labile plasma iron, liver iron concentration and cardiac response in a deferasiroxmonotherapy trial. Haematologica, 2011, 96: 1055-1058.

163. Worwood M, Cragg SJ, Jacobs A, et al. Binding of serum ferritin to concanavalin A: patients with homozygous beta thalassaemia and transfusional iron overload. Br J Haematol, 1980, 46: 409-416.

164. Yadav SK, Gupta V, El Kohly A, et al. Perforated duodenal ulcer: a rare complication of deferasirox in children. Indian J Pharmacol, 2013, 45: 293-294.

165. Yarali N, Fisgin T, Duru F, et al. Subcutaneous bolus injection of deferoxamine is an alternative method to subcutaneous continuous infusion. J Pediatr Hematol Oncol, 2006, 28: 11-16.

166. YesimAydinok P, Patricia Evans, Dr.2, AysenTerzi, PhD1, *et al. Randomised Prospective Evaluation of Iron Balance, Chelation Efficiency, Urine Excretion and NTBI Progression with Deferiprone(DFP)or Deferoxamine(DFO)Monotherapy or with Combined DFP Plus DFO(abstract). Blood, 2005, 106: 269.

167. Zanninelli G, Breuer W, Cabantchik ZI. Daily labile plasma iron as an indicator of chelator activity in Thalassaemia major patients. Br J Haematol, 2009, 147: 744-751.

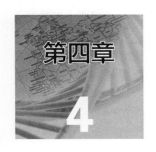

第四章 重型地中海贫血病人的心脏并发症

4

作者：Malcolm Walker；John WoodReviewer
评审人：Ali Taher

输血依赖性地贫病人，其生活质量和寿命在过去的 10 年内发生了改变（Borgna-Pignatti，2010；Modell，2008；Telfer，2006）。得到较好有计划性治疗的地贫病人有望以高生活质量生存到中年以后，甚至可能组建自己的家庭。既往影响心脏的主要并发症是心肌细胞内铁沉积而引起的心衰，但随着病人生存率的提高，地中海贫血的其他临床表现也越来越明显。因此，地中海贫血的心血管系统并发症主要分为以下两个临床类型：

1. 铁超载并发症

（1）可逆转的心肌细胞衰竭。

（2）心律失常，包括心脏传导阻滞。

（3）动脉改变——血管顺应性丧失。

2. 非铁超载并发症

（1）肺动脉高压症。

（2）心律失常——特别是生命晚期出现的心房颤动。

（3）与房颤有关的血栓性脑卒中。

（4）由于限制性心脏病、舒张期功能障碍、纤维化引起的心功能改变。

（5）动脉改变——血管顺应性丧失。

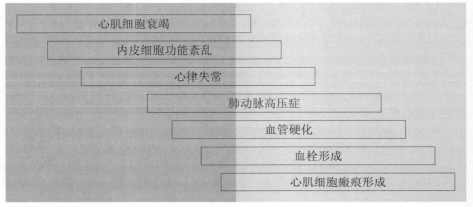

铁调节   非铁调节

心肌细胞衰竭

内皮细胞功能紊乱

心律失常

肺动脉高压症

血管硬化

血栓形成

心肌细胞瘢痕形成

82

新近发表的一份重要的关于地中海贫血的心脏管理的共识文件（Pennel，2013）和之前发表的共识文件（Cogliandro，2008）和综述（Walker，2012；Wood，2005）仍然有重要的参考价值。

重要注释：地中海贫血与铁相关的心脏并发症曾经是引起死亡的主要原因，目前依然是引起发病的主要原因之一。

一、心功能障碍

（一）病理生理学

心脏铁沉积是地中海贫血病人心功能障碍最大的独立危险因素。当心脏长期暴露于高循环的非转铁蛋白结合铁时，容易发生心脏铁负荷。尽管有动物研究证明 L 和 T 型钙离子通道的作用，但确切的传输机制仍有争议。螯合剂的持续暴露时间似乎是独立于全身铁平衡的心脏铁积聚的重要因素。螯合治疗应该避免偶发地给予高剂量的药物，即使该策略可以成功地控制肝脏铁和血清铁蛋白。

一旦进入心脏，游离铁很快转化为铁蛋白且降解为血铁黄素，这种缓冲机制对生存是至关重要的，并产生了临床沉默机制，即心脏铁储存增加但未出现有毒的游离铁（Anderson，2001）。心肌 T_2 的 MRI 评估可以识别和定量分析心脏铁储存（Carpenter，2011），帮助在心脏症状出现之前使用铁螯合物。

最终，铁的缓冲机制在心脏衰竭中发挥作用，储存铁越多，发生衰竭的可能性越大（Kirk，2009）。一旦心肌细胞内不稳定铁水平上升，它们会对细胞膜、铁转运蛋白和 DNA 产生氧化性损伤，引发心功能障碍、心律失常，而且，如果情况不能逆转，最终将发展成纤维化。钙稳定的调节异常，特别是利阿诺定通道，在铁源性心肌病中起到了重要作用。从临床角度来看，铁超载并发症的关键特征是：即使在重症情况下，强化的螯合疗法也可能发生逆转。然而，预防过度的铁负荷仍然是临床医师管理地中海贫血病人的首要责任，因为一旦心衰发生会有很高的突发死亡风险。

毫无疑问，目前的诊疗手段已经在不断改进，但是，心血管疾病仍然是至关重要的因素，在其早期发现后应采取强化螯合疗法，具体会优先考虑心脏介入，其次是药物等。在幼年早期预防铁负荷，有利于在后期非铁负荷并发症如心房颤动（AF）的处理。

尽管铁是心功能障碍最重要的因素，但卡泥汀、维生素 B_1、维生素 D 和硒的缺乏可以加重心功能障碍。地中海贫血病人通常缺乏这些营养素（Claster，2009；Wood，2008）。甲状腺功能减退、甲状旁腺功能减退（DeSanctis，2008）和性腺功能减退也会加剧心功能障碍。急性心肌炎会加剧引起严重的心衰、心律失常和心脏传导阻滞（Kremastinos，1995），但是在许多国家这些并发症并不常见。

在地中海地区，年老的地中海贫血病人也会出现铁负平衡的心功能障碍。在同一个研究人群显示与纤维化一致的不同延迟超增强技术结果（Pepe，2009），远期丙型肝炎感染的可能性增加导致心肌炎和心肌功能障碍（Matsumori，2006）。

重要注释：即使强化的铁螯合作用普遍被认为对心肌细胞有明显的毒性作用，但其可将心肌功能恢复至正常。

（二）临床表现：症状和体征

心脏有铁超载的病人可能无临床症状。一旦出现心肌功能障碍，其症状与心室损伤的程度相关。早期细微的体征变化容易与身体基础状况相混淆。例如，运动中呼吸急促可能被归因于贫血。在心衰的晚期，临床症状与严重心肌疾病相似，可以引起呼吸困难、周围水肿、肝脏充血和严重活动限制。

心衰的临床表现多样。典型左心衰竭特征是湿啰音、爆裂音、劳力性呼吸困难等，端坐呼吸是晚期表现。右心衰的特征是颈静脉扩张、肝大，最早出现的症状是周围性水肿（Pennell，2013）。伴明显症状的急性右心衰失代偿期与急腹症症状相似，表现为有压痛的肝大，容易误诊为胆道炎和胆道阻塞。出现典型的心衰症状提示晚期疾病的不良预后，直到通过加强螯合作用解决急性症状。需要强调的是，病人因为循环障碍，需要数周时间来恢复。

重要注释：由于铁负荷引起的心衰其重要特点是可以通过适当的螯合作用完全恢复心功能。事实上，内科医师以及心内科医师并不是广泛认同和不习惯该方法治疗地中海贫血病人。

地中海贫血的病人通常都有心悸的症状，也是引起病人和医师焦虑的一个常见原因。简言之，心律不齐的预后与心肌铁负荷和心功能障碍程度有关。因此，对于非铁超负荷的病人，出现心律不齐如心房颤动等症状，应进行简单的检查和必要的药物治疗如抗凝治疗等，但是不一定预示会有不良后果。大量的铁负荷心脏引起的心律失常，特别是心功能障碍的出现，可能是严重呼吸困难的先兆，需要及时处理和考虑住院治疗的可能。在地中海贫血病人中胸痛并不常见，但是可能并发心包炎和心肌炎等疾病。这些并发症的出现频率在各个国家中不同。

重点注释：病人心悸的管理依赖于把临床情况作为一个整体，包括铁负荷状态和心功能。

（三）临床检查

基本的心脏评估包括彻底的病史和体格检查：根据已发表的指南进行12导联心电图和详细的超声心动图检查。心脏磁共振成像（CMR）用来定量评估心脏铁超载（T_2^*），其有望成为地中海贫血病人出现心脏并发症的临床风险评估的宝贵工具。其他的测试也可用于详细地评估个体的临床问题，如心律失常(动态心电图或 24 小时心电图)或通过运动试验进行功能评估。

重要注释:心脏状态的定期评估可以帮助内科医师识别心脏疾病的早期阶段以及时干预。

心血管系统检查

(1)**心电图——ECG 或 EKG**:经常出现异常心电图,但这些典型心电图改变属于非特异性的,通常包括前胸的部分导联的 T 波和 ST 段,T 波轴和 QT 间期的去极化改变(Detterich,2012),有时出现优势右心室电压;偶尔 P 波也受到影响,提示双心房扩大;可观察到 I 度束支传导阻滞,但更严重的传导阻滞较罕见。鉴于心电图非特异性改变,而通过铁螯合作用来逆转的方法尚不成熟,因此从儿童期开始定期监测发现新发的心电图变化尤为重要。

当在随访期间出现新的心电图异常时,为了检测其原因需要进一步调查。特殊的改变意味着右心负荷的增加。这些可能反映肺动脉高压的发生,通常是中间型地贫的并发症,而在重型地中海贫血中不太常见。事实上其多是医源性的,由于血栓治疗中植入的非抗凝的导管和线所导致(PICC 和 Porta- 栓塞导管装置)。

(2)**心电图的非固定监测**:检测和评估心律失常的标准方法是通过动态心电图,即记录 24 小时或更长时间心电图。现在有许多类型的录像机适合检测间歇心律失常。然而对于无症状以及螯合作用好的病人发现率较低。

(3)**运动心电图**:运动试验,即用跑步机或踏车测力计,有在危险条件下识别病人心律失常或评估心功能的价值。充分治疗心脏疾病的治疗方案的评估可以通过运动试验来衡量。一个气体交换评估运动试验可以验证:VO_2 峰值(最大氧气利用率在压力的峰值)和 VO_2 的 AT(无氧阈值),这是左心室功能紊乱病人的心功能状态和预后密切相关的参数。

(4)**超声心动图**:超声心动图是一种广泛可用的、相对便宜、易于操作的手段。从心脏超声中可以获得大量的参数。只要是由熟练的医师按标准化流程进行操作,即使是最简单的腔室大小的测量也可以对心脏状态和临床进展提供即时的和有价值的数据。最少基本数据集应包括:

1)大小参数:

a. 心脏舒张和收缩时左心室大小。

b. 心房大小和区域。

c. 肺动脉和主动脉根直径。

d. 心室厚度。

e. 左心室和右心室大小和体积。

2)功能:

a. 标准化的方法测量左心室射血分数应包括:Teicholz 和辛普森的方法。

b. 舒张功能:

i. 二尖瓣多普勒。

ii. 组织多普勒环形速度。

iii. 肺静脉多普勒剖面。

3）多普勒血流评估：

a. 三尖瓣反流喷射速度（最大 TRjV）。

b. 肺动脉流动，加速度 / 舒张压喷射速度。

4）形态学：

a. 瓣膜的结构和功能。

b. 在右心房的病人植入导管排除血栓。

c. 心室形态。

d. 存在分流器或卵圆孔。

地中海贫血病人超声心动图例见图 4-1。

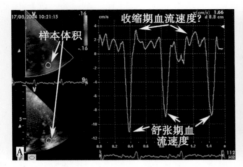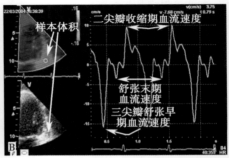

图 4-1　地中海贫血病人超声心动图例

　　以上包括了大部分但并非所有的参数，代表了地中海贫血病人的心功能。如果收集纵向微妙的参数，其变化可能会更明显，需要强调的是必须用 CMR 成像才能提供更有力的检查依据。最近发表的研究显示（Maggio，2013）简易心脏超声在地中海贫血病人随访过程中的价值。铁源性心肌病首先表现为收缩末期容积和边缘射血分数的增加，继而进展为扩张型心肌病。联合应用常规的和组织学多普勒评估舒张功能。单纯的舒张功能障碍较少见。

　　给每个病人建立一个简单的数据库有利于更容易对其进行长期随访。新的超声手段有利于提高超声发现临床前疾病的敏感度（Vogel，2003）。

　　重点注释： 最重要的一点是每个中心应建立一个指定的协议，用于病人的长期监测和早期变化的鉴别。

　　心室的超声心动图检查对运动的反应比较有用，尤其是亚临床疾病病人，其射血分数在运动后并未上升，甚至出现下降，而使用静脉注射（IV）多巴酚丁胺可以模拟运动的反应。

　　（5）心脏磁共振成像（CMR 或 MRI）： 利用非侵入性磁共振成像（MRI）

（Anderson，2001）来测量组织铁负荷已经有超过十年的历史。心脏 T_2^* 参数已被确认为可以准确反映心脏铁含量，但是其在临床上的用处不应过分强调（Modell，2008；Wood，2009）。每位输血地中海贫血病人从输血最初阶段应将心脏 T_2^* 作为临床基本手段，大多数中心是 10 年，但如果存在怀疑高铁负荷，在某些情况下早在 7 年开始。

　　重点注释：T_2^* 参数的价值在于它确定某些人可能出现心脏并发症的风险，通过简单的非侵入性的方法，如超声心动图能检测到功能的改变。

　　目前已知，监测病人个体化螯合治疗的效果对于病人治疗程序的制定以及治疗的结局至关重要。心脏 MRI 是重型地中海贫血的病人监测的金标准，不仅因为其可以评估心脏铁负荷（Carpenter，2011；Kirk，2009），而且能检测临床前射血分数变化，建议在 24、12 和 6 个月的间隔进行低、标准和高风险的病人监测。作为一种慢性贫血，地中海贫血病人的心脏体积和射血分数标准也都不同，评价结果时应充分考虑到这一点（Westwood，2007）。

（四）心血管并发症的管理

　　减少地中海贫血病人心脏并发症风险的措施包括：维持输血血红蛋白至少 10g/dl，以及个别病人可采用心血管介入。重点强调鼓励常规螯合疗法和维持 CMR T_2^* > 20 毫秒。监测心脏功能有利于指导制订病人的总体治疗方案。受损心肌功能可能需要特定的心脏治疗，但也要求立即更严格地遵循螯合治疗方案或开始强化的螯合治疗，以避免发展成重度心功能障碍。

　　心功能障碍的出现通常比心脏铁沉积滞后几年（Carpenter，2011）。不幸的是，心脏铁清除是一个非常缓慢的过程，通常需要 3 年或更长时间来清除严重的心脏铁沉积（Anderson，2004）。因此，预防心脏铁沉积和早期识别临床前疾病（通过 MRI）比等待出现超声心动图异常、心功能不全或临床症状出现后干预更可能成功（Chouliaras，2010；Modell，2008）。

　　重点注释：即使病人完全无症状，在心室功能略减时也值得积极增加铁螯合疗法（Davis，2004）。

　　去铁酮 75～100mg/kg 和去铁胺 40～50mg/（kg•d）的联合疗法是清除心脏铁和稳定心室功能最好的选择（Porter，2013）。去铁胺应通过皮下或经皮静脉留置针连续给药直到心功能恢复正常（Anderson，2004；Davis，2000；Tanner，2008）。一个重要的现实问题是，静脉内导管对血栓形成和产生医源性肺动脉高压是一个相当大的风险。慢性肺血栓栓塞症应要求行正规抗凝，特别是针对长期植入导管病人。

　　心脏的 T_2^* 值低于 6 毫秒的病人会有症状性心脏衰竭的高风险（Kirk，2009），即使心脏功能仍正常，也应加强螯合治疗。出现症状性心脏衰竭的地中海贫血病人应到有经验的三级医院进行治疗。如果条件不允许，强烈建议经治医师和有重型地中海贫血经验的心脏专家之间进行沟通，因为区分铁源性心肌病和其他形式的心肌病比较关键。相应的建议总结如下（Pennell，2013）：

病人只要有足够的尿排出量就应连续给予去铁胺治疗以 50mg/（kg·d）。一旦病人能够耐受口服药物时，应加入去铁酮在 75mg/（kg·d），1 天 3 次。

1. 升压药物应慎重使用，因为其能恶化铁介导的氧化应激。地中海贫血症病人通常比其他病人的舒张压和平均动脉压更低。因此血压的目标值不应以现有标准值为参考，而应结合肾和脑灌注的临床测量情况。

2. 心肌酶可用来筛选可能的心肌炎。D- 二聚体用来检测可能的有右心症状的肺栓塞病人。除此之外，床边超声心动图也应寻找心包积液和肺动脉高压。

温和的利尿作用会缓解充血症状，但过度利尿可诱发急性肾衰竭。心脏衰竭的地中海贫血病人往往伴随血管硬化使其对低血容量敏感。在急性期，呋塞米滴注比丸药利尿剂更容易定量。

3. 铁超负荷、丙型肝炎以及被动充血的肝损害病人可能有受损的合成功能和较低的胶体渗透压。白蛋白替代疗法有用。

4. 心律失常较难控制。在急性期，由于胺碘酮的广泛作用谱和对心室相对温和的影响，所以列为首选药物。

5. 病人按肾上腺皮质功能减退进行处理，除非有证据排除，测定皮质醇水平后采用皮质激素冲击量。

6. 应鉴别甲状腺和甲状旁腺功能减退，如果存在应予以纠正。

7. 许多铁源性心肌病病人伴有 2 型糖尿病。应该要控制血糖水平，必要时可给予胰岛素。

8. 应尽快采用心脏 T_2^*。无 $TT_2^* < 20$ 毫秒的心脏功能障碍应及时更改诊断。对比增强心脏 MRI 也可用于筛选心肌炎。

维持尿量也是必要的，因为去铁胺和去铁酮主要由肾清除。即使最佳药物治疗时一旦出现肾衰竭应立即进行肾透析。

9. 植入式心脏除颤器的放置并不提倡，因为通过积极的铁螯合疗法有生命危险的心律失常是可逆的。体外除颤器背心可以作为有用的过渡手段。

10. 对失代偿期的心脏衰竭使用生化标志物（BNP 或亲 N- 末端 BNP）具有较大价值，治疗后其水平下降。研究表明失代偿心脏衰竭病人应延迟出院至 BNP 水平恢复正常。

11. 心脏移植仍是治疗最后的手段。如果器官功能可以通过长时间铁螯合剂治疗而有效，铁源性心肌病常常是完全可逆的。

临床状态最快 2 周左右稳定，但也可能需要数月。临床状况的改善会先于心脏铁清除。去除长期心脏铁相当缓慢，有 14 个月（Anderson，2004）的半衰期。铁螯合剂如地拉罗司，对于心衰病人的作用尚未评估，但不推荐用于肾功能不全的病人。而在恢复期以后使用是合理的（Pennell，2010；Wood，2010）。

近年来的趋势是，针对有轻度心室功能不全的地中海贫血病人给予一些在其他心肌病中应用的改善心室功能的药物[详见已发表的指南：（McMurray，2012；Yancy，2013）]。所有这些药物都倾向于降低血压，所以增加了在地中海贫血病人中的困难，而且通常在出现低血压时应用受限。

重点注释：针对有出现或已经伴有心室功能不全的地中海贫血病人，强烈建议考虑采用在其他心室功能不全时能改善生存率的药物进行辅助治疗。

心肌功能障碍的治疗最好使用的一些药物见表 4-1，包括血管紧张素转化酶抑制剂（ACE 抑制剂），在对照试验中，这些药物以及 β 阻断剂和醛固酮拮抗剂已显示出可以降低心肌病病人的死亡率及减缓无症状左心室功能不全的病人的心脏衰竭的速率。

这些结果是非常有前景的，虽然其推广到地中海贫血心脏衰竭的病人仍然有待进行，但其可以广泛地应用于临床实践。通常建议对无脱水病人进行起始治疗，并从低剂量开始。剂量应增加至能耐受的最大值，在低血压的地中海贫血病人中受限。由于伴有慢性咳嗽，部分病人不能耐受 ACE 抑制剂。这些病人应该予以血管紧张素Ⅱ受体拮抗剂（ARB），如氯沙坦。

表 4-1　治疗心肌功能障碍的常见药物和给药方案，包括地中海贫血的心脏衰竭病人

种类	药物	剂量
血管紧张素转换酶抑制剂	雷米普利	1.25～10mg，1 次/d
	卡托普利	6.25～50mg，3 次/d
	依那普利	2.5～20mg，2 次/d
	赖诺普利	2.5～40mg，1 次/d
	培哚普利	2～16mg，1 次/d
血管紧张素Ⅱ受体阻滞剂	氯沙坦	25～150mg，1 次/d
	缬沙坦	20～160mg，2 次/d
	坎地沙坦	4～32mg，1 次/d
β- 肾上腺素受体阻滞剂	比索洛尔	1.25～10mg，1 次/d
	卡维地洛	3.125～50mg，2 次/d
醛固酮拮抗剂	螺内酯	12.5～50mg，2 次/d
	依普利酮	25～50mg，1 次/d

二、心律失常

通常表现为心悸，但有时也可无症状。研究发现心律失常通常决定了病人的临床治疗效果和风险。出现心衰时，心律失常可危及生命（Mancuso，2009），

但也可以预示了心功能正常但是有高铁负荷病人发生心功能失代偿的可能。因此针对心悸应该进行整体评估和治疗。异常心脏活动，通常是室上性的，但偶尔也可以是室性的，通常会出现症状，需要予以预防性药物治疗（β- 受体阻断剂）。这些一过性的心脏节律改变可能诱发持续性的心律失常，尤其是房颤。心律失常产生的血流动力学异常（眩晕、晕厥或预晕厥）症状能造成明显的临床风险，与显著心肌铁过载有关。在缺乏 CMR 铁负荷的测量时，临床医师应假定显著心律失常是由于铁过载和加强螯合疗法所致，如果症状包括晕厥或预晕厥应紧急处理。治疗一般针对如何减轻铁负荷，随后对心律失常进行对症处理。重型地中海贫血病人的心律失常通常可以通过积极的铁螯合剂减轻或根治（Anderson，2004）。有时使用药物治疗情况相对缓和的心律失常时，可能导致比症状本身更严重的问题。因此，治疗地中海贫血病人的心律失常须慎重考虑，同时应记住铁毒性是这种并发症的主要原因。对于大多数室上性心律失常，安慰病人一般是合适的；独立的频发室性期前收缩并非暗示铁毒性，但是耦联、非持续性的室性心动过速是铁源性心肌病特异性表现，需要通过紧急强化螯合疗法减轻心肌高铁负荷。

年龄较大的地中海贫血病人，即使目前没有铁超负荷的任何证据，其房颤的发病率越来越高（在一项持续时间超过 40 年的大型临床研究中高达40%）。这给未来的治疗带来一些问题，以及因为血栓形成趋势增加导致该类人群脑卒中的风险（Walker，2013）。目前猝死在重型地中海贫血比较少见，但历史数据表明，与 QT 离散度增加有关（Russo，2011），与尖端扭转型一样可能是疾病发生的一个机制。

重要注释： 任何伴随颅脑症状或颅脑挫伤的心律失常作为急诊情况处理，直至能完全鉴别。

（一）心律失常的管理

由于许多心律失常随着时间可以逆转，抗心律失常药物治疗时间往往相对较短（少于 1 年）。胺碘酮因为其改善心功能的光谱性和适中性（Pennell，2013），因此可以作为心律不齐急性期的药物。由于在甲状腺预先存在的铁毒性，长期胺碘酮治疗可能会增加甲状腺功能减退风险（Mariotti，1999），因此通常治疗 6～12 个月后终止用药。β- 受体阻断剂一般耐受性良好，如果滴定慢，可以用于控制异位节律。

心房颤动可能急性起病，尤其是在超铁负荷情况下可加重心脏衰竭。如果情节持续时间小于已知的 48 小时，如果病人已充分抗凝，或者同时反式食管超声心动图证实没有心房凝块，应考虑立即同步直流复率。在较少的急性情况下可以常规抗凝血和引进用加强的螯合作用的肠外胺碘酮（通过一个中央静脉）。复律应在不能用铁螯合疗法和药物干预恢复窦性心律的病人中考虑。鉴于相关的前血栓形成的可能性，抗凝血应在所有显著发作房颤病人中实施。

有永久性或持续性房颤的地中海贫血病人可行避免肺静脉的射频响应，但应避免基于心房内折返和室性心动过速的导管介入。在地中海贫血病人中，这些程序的成功率较低，因为节律缺少真正的解剖基板（它没有瘢痕，只是功能性传导障碍）。对于潜在威胁生命的室性心律失常，如尖端扭转，治疗可能引起地中海贫血管理上的问题，因为它们常常可逆和常规设备治疗的标准不适用于这种有"毒性心肌病"的不寻常病人。植入式心脏除颤器可以提供重要的抢救电击而心脏正在清除铁，但他们的落脚点是永久排除未来 MRI 的检验。外部除颤背心可以在这些情况下提供重要的替代品。

（二）心脏传导阻滞和传导紊乱

从历史上看，螯合疗法的有效性之前，完全性心脏传导阻滞在地中海贫血病人中比较常见，在病龄超过 15 年的病人中发生率高达 40%。目前它在大多数社区是罕见的，但有时可能会在严重的铁负荷中遇到。心脏传导阻滞通常（但不总是）响应足够的螯合作用，但这种反应的速度可能会很慢。因此，这些病人可能需要一个起搏器。MRI 有条件的起搏器是至关重要的和有用的。放置起搏器在右边也可能是有利的，允许心室壁和室间隔更好地无限制成像，以允许心肌铁含量（T_2^*）持续监测。

三、肺动脉高压

肺动脉高压在中间型地贫中症状很常见，但在重型地中海贫血的患病率报道不一（Vlahos，2012；Morris，2010）。在螯合作用和输血规范的局部差异以及利用脾切除无疑影响报告的患病率。脾切除、输血程度（频率和输血前血红蛋白）和铁过剩的严重性似乎是肺动脉高压的最佳预测（Vlahos，2012；Morris，2011；Musallam，2011）。

（一）机制

肺动脉高压表现的多个机械和生物化学以产生内皮功能受损，平滑肌细胞增殖，和最终肺血管的血管闭塞相互作用（Morris，2008）。机械力包括增加高心输出量的血管剪应力以及左室舒张功能障碍导致增加的血管膨胀压力。生化压力包括循环的游离血红蛋白、非转运结合铁、血管活性膜组分（Singer，2006）和红细胞生成应激激素。增加精氨酸酶的活性和较低一氧化氮的生物利用度有关，这表明在镰状细胞病中发现肺动脉高压有部分重叠（Morris，2013；Hagar，2006），但很可能有多种途径运作。与一般人群类似，在地中海贫血病人中可能由肺动脉高压引起肺部疾病和缺氧。慢性肺源性栓塞性疾病必须考虑所有病人，尤其有那些植入式的中央静脉线的病人。如图 4-2 所示。

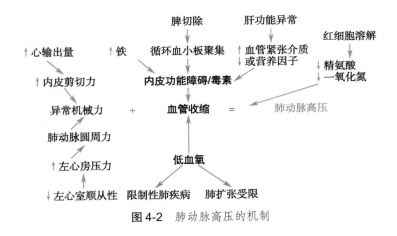

图 4-2　肺动脉高压的机制

（二）诊断

应该每年或每两年进行超声心动图筛查肺动脉高压。三尖瓣反流（TR）和肺动脉瓣关闭不全的射血速度可分别估算肺动脉收缩压和舒张压。TR 速度低于 2.5m/s 表示阴性筛选试验，2.5～3.0m/s 是边界值，TR 速度＞3m/s 为阳性试验。交界性和异常 TR 速度应及时进行审查输血的做法以确定是否能足够抑制无效红细胞的生成。左室收缩和舒张功能应认真评估以筛选毛细血管肺动脉高压的可能机制。夜间脉搏血氧饱和度可用于筛查所有病人的夜间饱和度。然而阻塞性睡眠呼吸暂停的症状应提供正规的睡眠评估。完整的肺功能检测，包括弥散能力检测，应排除限制性肺疾病。高分辨率 CT 和 CT 血管造影，可有效排除肺纤维化和血栓栓塞性疾病。尽管血液状态最优化，但对病人进行心脏导管插管显示 TR 速度持续升高大于 3m/s。脑利钠肽与 6 分钟步行试验可用于评估治疗反应。

（三）管理

治疗地中海贫血肺动脉高压是多方面的，取决于它的严重性和病因。持续气道正压应在阻塞性睡眠呼吸暂停的存在下使用。鼻插管可足以在夜间无气道阻塞情况下去饱和。慢性抗凝是血栓栓塞性疾病的治疗选择和应被视为严重肺动脉高压原位血栓病人的预防。在有早期肺动脉高压的重型地中海贫血病人往往需要缩短输血间隔，通过抑制促炎细胞因子，诸如 PLGF。在重型地中海贫血中羟基脲的使用从来没有系统的研究，但一直在不输血地中海贫血综合征和某些病人人群中有用（Banan，2013）。难治性病人需要更加保守的措施，西地那非在小范围内有效及一般耐受性良好（Morris，2013；Derchi，2005）。内皮素 1 受体阻滞剂——波生坦，成功用于单一的中间型地中海贫血病人中，但必须仔细考虑由此给病人带来丙型肝炎或肝铁负荷的影响。

四、周围性血管疾病

(一)机制

逐渐发展的血管疾病是正常老化的一部分。许多因素造成的,但异常的自由基信号在衰老血管对减少的内皮反应、内膜增生、增强细胞黏附和血管炎症至关重要。在地中海贫血中很多因素加速这一进程,包括铁过载、循环微粒、循环血红蛋白、慢性贫血、氧化的脂蛋白和炎性细胞因子。胰岛素抵抗和糖尿病也增加血管的氧化应激。底层全身血管的病理生理学是类似于在肺动脉高压的观察。地中海贫血症的病人也有患弹性假黄瘤病的风险(Aessopos,2002),对于不足的输血和螯合作用的病人,弹性蛋白不明机制的退化过程是常见的。

(二)诊断

全身性血管疾病的常规筛查没有达成共识。血流介导扩张(FMD),而内皮健康的一个敏感指标,不适合临床实践。颈动脉内膜厚度可以常规测量,但规范是实验室和具体的病人群体。此外,没有明确的风险阈值或确定的干预措施进行了描述。在地中海贫血病人中氧化低密度脂蛋白与血管硬度有关(Stakos,2009),但它不是广泛可用。

建议常规监测抗坏血酸是否充足,因为抗坏血酸缺乏导致动脉血管弹性胶原蛋白形成受损。然而,抗坏血酸置换铁超负荷综合征必须与铁螯合疗法结合进行,以防止增加不稳定铁。弹性假黄瘤表现为特定的皮肤表现。这种情况下瓣膜和心包的表现可在常规超声心动图中筛查鉴定。然而,计算机断层扫描血管造影是可取的,以评估血管钙化和可能形成的动脉瘤病人的皮肤损害。

(三)管理

在地中海贫血病人中预防血管疾病主要是适当控制输血治疗及铁螯合作用。因为在除去过早衰老的红血细胞和血管活性膜碎片中脾有着重要作用,因此脾切除是一个因素(Morris,2011;Singer,2006)。铁螯合疗法的目的应是控制非输血结合铁以及降低线粒体氧化应激。不同的螯合剂在这些方面的相对优势不同,但是地拉罗司和去铁酮随着时间有改善内皮的功能(Cheung,2008;Tanner,2007)。

五、总结和建议

地中海贫血病人的前景通过更深入的了解和管理好个性化的制度得以改善。呼吁医学学科之间的密切合作。同时,在根本上治疗目的仍然是提供定期的、有效的铁螯合剂,在形式上,鼓励病人遵从治疗,必须与组织特异性铁负荷的更精确的定义有关,使病人和医师都能更好地了解个性化的风险。类似于在非地中海贫血病人的血管疾病,生活方式的选择可以产生重要的影响。肥胖在地中海贫血的病人比一般人群不太常见,但依旧对脉管有毒性。定期运动以恢复内皮细胞活性,降低血管炎症来改善血管健康。虽然在地中海人群中没有饮食和运动的对照研究,但有足够的共同病理生理学可以从普通人群中推断结果。

以下是本章中所讨论的主要建议的摘要。与每个相应的点相关的证据级别包括:

1. 重型地中海贫血合并心脏衰竭的病人应在(或能够咨询)对地中海贫血治疗有经验的三级中心(C)。

2. 对地中海贫血合并心衰的病人管理利尿剂、升压药,抗心律失常治疗时应考虑与普通人群相比其独特的生理功能(C)。

3. 筛查和治疗有心室功能不全的重型地中海贫血病人的内分泌和代谢合并症的(C)。

4. 在地中海贫血的病人中不能过早地判断维持治疗无用,因为通过治疗几周或几个月的加强螯合疗法,室性心律失常和心脏衰竭往往是可逆的(C)。

5. 脑症状相关的任何心律失常必须考虑医疗急救直到完全表征(C)。

6. 去铁胺和去铁酮的联合治疗代表了有心脏铁沉积,伴或不超过心脏衰竭的重型地中海贫血病人的最好的加强螯合治疗(B)。

7. 常规心脏 T_2^* 评估代表了最好防止心脏功能障碍的工具(B)。

8. 在缺少心脏 T_2^* 的评估,临床前减少心脏的收缩功能也可用于检测心衰之前的心脏毒性铁,如果标准协议被用和数据随时间精心跟踪(B)。

9. 即使心室功能温和的降低也保证了治疗积极和持续的增加(B)。

10. 超声心动图筛查肺动脉高血压应每年执行,病人具有 TR 速度大于 3m/s 的应接受心导管术,如果近因不能被识别和校正(B)。

11. 生活方式的选择,促进血管健康(戒烟,经常锻炼活动,控制体重,蔬菜、硝酸盐丰富的饮食),应在地中海贫血病人中大力推广(C)。

参 考 文 献

1. Aessopos A, Farmakis D, Loukopoulos D. Elastic tissue abnormalities resembling pseudoxanthoma elasticum in beta thalassemia and the sickling syndromes. Blood, 2002, 99: 30-35.

2. Anderson LJ, Holden S, Davis B, et al. Cardiovascular T2-star(T2*)magnetic resonance for the early diagnosis of myocardial iron overload. Eur Heart J, 2002, 22: 2171-2179.

3. Anderson LJ, Westwood MA, Holden S, et al. Myocardial iron clearance during reversal of siderotic cardiomyopathy with intravenous desferrioxamine: a prospective study using T2* cardiovascular magnetic resonance. Br J Haematol, 2004, 127: 348-355.

4. Banan M. Hydroxyurea treatment in beta-thalassemia patients: to respond or not to respond? Ann Hematol, 2013, 92: 289-299.

5. Borgna-Pignatti C. The life of patients with thalassemia major. Haematologica, 2010, 95: 345-348.

6. Carpenter JP, He T, Kirk P, et al. On T2* magnetic resonance and cardiac iron. Circulation, 2011, 123: 1519-1528.

7. Cheung YF, Chan GC, Ha SY. Effect of deferasirox (ICL670) on arterial function in patients with beta-thalassaemia major. Br J Haematol, 2008, 141728-141733.

8. Chouliaras GL, Kattamis A, Berdoukas V, et al. Cardiac magnetic resonance in transfusion dependent thalassaemia: assessment of iron load and relationship to left ventricular ejection fraction. Br J Haematol, 2010, 151: 397-401.

9. Claster S, Wood JC, Noetzli L, et al. Nutritional deficiencies in iron overloaded patients with hemoglobinopathies. Am J Hematol, 2009, 84: 344-348.

10. Cogliandro T, Derchi G, Mancuso L, et al. Guideline recommendations for heart complications in thalassemia major. J Cardiovasc Med (Hagerstown), 2008, 9: 515-525.

11. Davis BA, O'Sullivan C, Jarritt PH, et al. Value of sequential monitoring of left ventricular ejection fraction in the management of thalassemia major. Blood, 2004, 104: 263-269.

12. Davis BA, Porter JB. Long-term outcome of continuous 24-hour deferoxamine infusion via indwelling intravenous catheters in high-risk beta-thalassemia. Blood, 2000, 95: 1229-1236.

13. Derchi G, Forni GL. Therapeutic approaches to pulmonary hypertension in hemoglobinopathies: Efficacy and safety of sildenafil in the treatment of severe pulmonary hypertension in patients with haemoglobinopathy. Ann N Y Acad Sci, 2005, 1054: 471-475.

14. DeSanctis V, Govoni MR, Sprocati M, et al. Cardiomyopathy and pericardial effusion in a 7 year-old boy with betathalassaemia major, severe primary hypothyroidism and hypoparathyroidism due to iron overload. Pediatr Endocrinol Rev, 2008, 6: S181-S184.

15. Detterich J, Noetzl L, Dorey F, et al. Electrocardiographic consequences of cardiac iron overload in thalassaemia major. Am J Hematol, 2012, 87: 139-144.

16. Hagar RW, Morris CR, Vichinsky EP, et al. Pulmonary hypertension in thalassaemia major patients with normal left ventricular systolic function. Br J Haematol, 2006, 133: 433-435.

17. Kirk P, Roughton M, Porter JB, et al. Cardiac T2* magnetic resonance for prediction of cardiac complications in thalassemia major. Circulation, 2009, 120: 1961-1968.

18. Kremastinos DT, Tiniakos G, Theodorakis GN, et al. Myocarditis in beta-thalassemia major. A cause of heart failure. Circulation, 1995, 91: 66-71.

19. Maggio A, Vitrano A, Calvaruso G, et al. Serial echocardiographic left ventricular ejection fraction measurements: a tool for detecting thalassemia major patients at risk of cardiac death. Blood Cells Mol Dis, 2013, 50: 241-246.

20. Mancuso L, Mancuso A, Bevacqua E, et al. Electrocardiographic abnormalities in thalassemia patients with heart failure. Cardiovasc Hematol Disord Drug Targets, 2009, 9: 29-35.

21. Mariotti S, Loviselli A, Murenu S, et al. High prevalence of thyroid dysfunction in adult

patients with beta-thalassemia major submitted to amiodarone treatment. J Endocrinol Invest, 1999, 22: 55-63.

22. Matsumori A, Shimada T, Chapman NM, et al. Myocarditis and heart failure associated with hepatitis C virus infection. J Card Fail, 2006, 12: 293-298.

23. McMurray JJ, Adamopoulos S, Anker SD, et al. ESC guidelines for the diagnosis and treatmentof acute and chronic heart failure 2012: The Task Force for the Diagnosis and Treatment of Acute and Chronic Heart Failure 2012 of the European Society of Cardiology. Developed in collaboration with the Heart Failure Association (HFA) of the ESC. Eur J Heart Fail, 2012, 14: 803-869.

24. Modell B, Khan M, Darlison M, et al. Improved survival of thalassaemia major in the UK and relation to T2* cardiovascular magnetic resonance. J CardiovascMagnReson, 2008, 10: 42.

25. Morris CR. Vascular risk assessment in patients with sickle cell disease. Haematologica, 2011, 96: 1-5.

26. Morris CR, Gladwin MT, Kato GJ. Nitric oxide and arginine dysregulation: a novel pathway to pulmonary hypertension in hemolytic disorders. Curr Mol Med, 2008, 8: 620-632.

27. Morris CR, Kim HY, Trachtenberg F, et al. Risk factors and mortality associated with an elevated tricuspid regurgitant jet velocity measured by Doppler-echocardiography in thalassemia: a Thalassemia Clinical Research Network report. Blood, 2011, 118: 3794-3802.

28. Morris CR, Kim HY, Wood JC, et al. Sildenafil therapy in thalassemia patients with doppler-defined risk for pulmonary hypertension. Haematologica, 2013, 98: 1359-1367.

29. Morris CR, Vichinsky EP. Pulmonary hypertension in thalassemia. Ann N Y Acad Sci, 2010, 1202: 205-213.

30. Musallam KM, Cappellini MD, Wood JC, et al. Elevated liver iron concentration is a marker of increased morbidity in patients with beta thalassemia intermedia. Haematologica, 2011, 96: 1605-1612.

31. Pennell DJ, Porter JB, Cappellini MD, et al. Efficacy of deferasirox in reducing and preventing cardiac iron overload in beta-thalassemia. Blood, 2010, 115: 2364-2371.

32. Pennell DJ, Udelson JE, Arai AE, et al. Cardiovascular Function and Treatment in beta-Thalassemia Major: A Consensus Statement From the American Heart Association. Circulation, 2013, 128: 281-230.

33. Pepe A, Positano V, Capra M, et al. Myocardial scarring by delayed enhancement cardiovascular magnetic resonance in thalassaemia major. Heart, 2009, 95: 1688-1693.

34. Porter JB, Wood J, Olivieri N, et al. Treatment of heart failure in adults with thalassemia major: response in patients randomised to deferoxamine with or without deferiprone. J CardiovascMagnReson, 2013, 15: 38.

35. Russo V, Rago A, Pannone B, et al. Dispersion of repolarization and beta-thalassemia major: the prognostic role of QT and JT dispersion for identifying the high-risk patients for sudden death. Eur J Haematol, 2011, 86: 324-331.

36. Singer ST, Kuypers FA, Styles L, et al. Pulmonary hypertension in thalassemia: association with platelet activation and hypercoagulable state. Am J Hematol, 2006, 81: 670-675.

37. Stakos DA, Tavridou A, Margaritis D, et al. Oxidised low-density lipoprotein and arterial function in betathalassemia major. Eur J Haematol, 2009, 82: 477-483.

38. Tanner MA, Galanello R, Dessi C, et al. Combined chelation therapy in thalassemia major for the treatment of severe myocardial siderosis with left ventricular dysfunction. J CardiovascMagnReson, 2008, 10: 12.

39. Tanner MA, Galanello R, Dessi C, et al. A randomized, placebo-controlled, double-blind trial of the effect of combined therapy with deferoxamine and deferiprone on myocardial iron in thalassemia major using cardiovascular magnetic resonance. Circulation, 2007, 115: 1876-1884.

40. Telfer P, Coen PG, Christou S, et al. Survival of medically treated thalassemia patients in Cyprus. Trends and risk factors over the period 1980-2004. Haematologica, 2006, 91: 1187-1192.

41. Vlahos AP, Koutsouka FP, Papamichael ND, et al. Determinants of pulmonary hypertension in patients with Beta-thalassemia major and normal ventricular function. Acta Haematol, 2012, 128: 124-129.

42. Vogel M, Anderson LJ, Holden S, et al. Tissue Doppler echocardiography in patients with thalassaemia detects early myocardial dysfunction related to myocardial iron overload. Eur Heart J, 2013, 24: 113-119.

43. Walker JM. Thalassaemia major and the heart, a toxic cardiomyopathy tamed? Heart, 2013, 99: 827-834.

44. Westwood MA, Anderson LJ, Maceira AM, et al. Normalized left ventricular volumes and function in thalassemia major patients with normal myocardial iron. J MagnReson Imaging, 2007, 25: 1147-1151.

45. Wood JC. History and current impact of cardiac magnetic resonance imaging on the management of iron overload. Circulation, 2009, 120: 1937-1939.

46. Wood JC, Claster S, Carson S, et al. Vitamin D deficiency, cardiac iron and cardiac function in thalassaemia major. Br J Haematol, 2008, 141: 891-894.

47. Wood JC, Enriquez C, Ghugre N, et al. Physiology and pathophysiology of iron cardiomyopathy in thalassemia. Ann N Y Acad Sci, 2005, 1054: 386-395.

48. Wood JC, Glynos T, Thompson A, et al. Follow-up report on the 2-year cardiac data from a deferasiroxmonotherapy trial. Am J Hematol, 2010, 85: 818-819.

49. Yancy CW, Jessup M, Bozkurt B, et al. 2013 ACCF/AHA Guideline for the Management of Heart Failure: A Report of the American College of Cardiology Foundation/ American Heart Association Task Force on Practice Guidelines. Circulation, 2013, 128: e240-e327.

50. Aessopos A, Farmakis D, Loukopoulos D. Elastic tissue abnormalities resembling pseudoxanthoma elasticum in beta thalassemia and the sickling syndromes. Blood, 2002, 99: 30-35.

51. Anderson LJ, Holden S, Davis B, et al. Cardiovascular T2-star (T2*) magnetic resonance for the early diagnosis of myocardial iron overload. Eur Heart J, 2002, 22: 2171-2179.

52. Anderson LJ, Westwood MA, Holden S, et al. Myocardial iron clearance during reversal of siderotic cardiomyopathy with intravenous desferrioxamine: a prospective study using T2* cardiovascular magnetic resonance. Br J Haematol, 2004, 127: 348-355.

53. Banan M. Hydroxyurea treatment in beta-thalassemia patients: to respond or not to respond? Ann Hematol, 2013, 92: 289-299.

54. Borgna-Pignatti C. The life of patients with thalassemia major. Haematologica, 2010, 95: 345-348.

55. Carpenter JP, He T, Kirk P, et al. On T2* magnetic resonance and cardiac iron. Circulation, 2011, 123: 1519-1528.

56. Cheung YF, Chan GC, Ha SY. Effect of deferasirox (ICL670) on arterial function in patients with beta-thalassaemia major. Br J Haematol, 2008: 141728-141733.

57. Chouliaras GL, Kattamis A, Berdoukas V, et al. Cardiac magnetic resonance in transfusion dependent thalassaemia: assessment of iron load and relationship to left ventricular ejection fraction. Br J Haematol, 2010, 151: 397-401.

58. Claster S, Wood JC, Noetzli L, et al. Nutritional deficiencies in iron overloaded patients with hemoglobinopathies. Am J Hematol, 2009, 84: 344-348.

59. Cogliandro T, Derchi G, Mancuso L, et al. Guideline recommendations for heart complications in thalassemia major. J Cardiovasc Med (Hagerstown), 2008, 9: 515-525.

60. Davis BA, O'Sullivan C, Jarritt PH, et al. Value of sequential monitoring of left ventricular ejection fraction in the management of thalassemia major. Blood, 2004, 104: 263-269.

61. Davis BA, Porter JB. Long-term outcome of continuous 24-hour deferoxamine infusion via indwelling intravenous catheters in high-risk beta-thalassemia. Blood, 2000, 95: 1229-1236.

62. Derchi G, Forni GL. Therapeutic approaches to pulmonary hypertension in hemoglobinopathies: Efficacy and safety of sildenafil in the treatment of severe pulmonary hypertension in patients with haemoglobinopathy. Ann N Y Acad Sci, 2005, 1054: 471-475.

63. DeSanctis V, Govoni MR, Sprocati M, et al. Cardiomyopathy and pericardial effusion in a 7 year-old boy with betathalassaemia major, severe primary hypothyroidism and hypoparathyroidism due to iron overload. Pediatr Endocrinol Rev, 2008, 6: S181-S184.

64. Detterich J, Noetzl L, Dorey F, et al. Electrocardiographic consequences of cardiac iron overload in thalassaemia major. Am J Hematol, 2012, 87: 139-144.

65. Hagar RW, Morris CR, Vichinsky EP, et al. Pulmonary hypertension in thalassaemia major patients with normal left ventricular systolic function. Br J Haematol, 2006, 133: 433-435.

66. Kirk P, Roughton M, Porter JB, et al. Cardiac T2* magnetic resonance for prediction of cardiac complications in thalassemia major. Circulation, 2009, 120: 1961-1968.

67. Kremastinos DT, Tiniakos G, Theodorakis GN, et al. Myocarditis in beta-thalassemia major. A cause of heart failure. Circulation, 1995, 91: 66-71.

68. Maggio A, Vitrano A, Calvaruso G, et al. Serial echocardiographic left ventricular ejection fraction measurements: a tool for detecting thalassemia major patients at risk of cardiac death. Blood Cells Mol Dis, 2013, 50: 241-246.

69. Mancuso L, Mancuso A, Bevacqua E, et al. Electrocardiographic abnormalities in thalassemia patients with heart failure. Cardiovasc Hematol Disord Drug Targets, 2009, 9: 29-35.

70. Mariotti S, Loviselli A, Murenu S, et al. High prevalence of thyroid dysfunction in adult patients with beta-thalassemia major submitted to amiodarone treatment. J Endocrinol

Invest，1999，22：55-63.

71. Matsumori A，Shimada T，Chapman NM，et al. Myocarditis and heart failure associated with hepatitis C virus infection. J Card Fail，2006，12：293-298.

72. McMurray JJ，Adamopoulos S，Anker SD，et al. ESC guidelines for the diagnosis and treatmentof acute and chronic heart failure 2012：The Task Force for the Diagnosis and Treatment of Acute and Chronic Heart Failure 2012 of the European Society of Cardiology. Developed in collaboration with the Heart Failure Association（HFA）of the ESC. Eur J Heart Fail，2012，14：803-869.

73. Modell B，Khan M，Darlison M，et al. Improved survival of thalassaemia major in the UK and relation to T2* cardiovascular magnetic resonance. J CardiovascMagnReson，2008，10：42.

74. Morris CR. Vascular risk assessment in patients with sickle cell disease. Haematologica，2011，96：1-5.

75. Morris CR，Gladwin MT，Kato GJ. Nitric oxide and arginine dysregulation：a novel pathway to pulmonary hypertension in hemolytic disorders. Curr Mol Med，2008，8：620-632.

76. Morris CR，Kim HY，Trachtenberg F，et al. Risk factors and mortality associated with an elevated tricuspid regurgitant jet velocity measured by Doppler-echocardiography in thalassemia：a Thalassemia Clinical Research Network report. Blood，2011，118：3794-3802.

77. Morris CR，Kim HY，Wood JC，et al. Sildenafil therapy in thalassemia patients with doppler-defined risk for pulmonary hypertension. Haematologica，2013，98：1359-1367.

78. Morris CR，Vichinsky EP. Pulmonary hypertension in thalassemia. Ann N Y Acad Sci，2010，1202：205-213.

79. Musallam KM，Cappellini MD，Wood JC，et al. Elevated liver iron concentration is a marker of increased morbidity in patients with beta thalassemia intermedia. Haematologica，2011，96：1605-1612.

80. Pennell DJ，Porter JB，Cappellini MD，et al. Efficacy of deferasirox in reducing and preventing cardiac iron overload in beta-thalassemia. Blood，2010，115：2364-2371.

81. Pennell DJ，Udelson JE，Arai AE，et al. Cardiovascular Function and Treatment in beta-Thalassemia Major：A Consensus Statement From the American Heart Association. Circulation，2013，128：281-230.

82. Pepe A，Positano V，Capra M，et al. Myocardial scarring by delayed enhancement cardio-vascular magnetic resonance in thalassaemia major. Heart，2009，95：1688-1693.

83. Porter JB，Wood J，Olivieri N，et al. Treatment of heart failure in adults with thalassemia major：response in patients randomised to deferoxamine with or without deferiprone. J CardiovascMagnReson，2013，15：38.

84. Russo V，Rago A，Pannone B，et al. Dispersion of repolarization and beta-thalassemia major：the prognostic role of QT and JT dispersion for identifying the high-risk patients for sudden death. Eur J Haematol，2011，86：324-331.

85. Singer ST，Kuypers FA，Styles L，et al. Pulmonary hypertension in thalassemia：association with platelet activation and hypercoagulable state. Am J Hematol，2006，81：670-675.

86. Stakos DA，Tavridou A，Margaritis D，et al. Oxidised low-density lipoprotein and arterial

function in betathalassemia major. Eur J Haematol, 2009, 82: 477-483.

87. Tanner MA, Galanello R, Dessi C, et al. Combined chelation therapy in thalassemia major for the treatment of severe myocardial siderosis with left ventricular dysfunction. J CardiovascMagnReson, 2008, 10: 12.

88. Tanner MA, Galanello R, Dessi C, et al. A randomized, placebo-controlled, double-blind trial of the effect of combined therapy with deferoxamine and deferiprone on myocardial iron in thalassemia major using cardiovascular magnetic resonance. Circulation, 2007, 115: 1876-1884.

89. Telfer P, Coen PG, Christou S, et al. Survival of medically treated thalassemia patients in Cyprus. Trends and risk factors over the period 1980-2004. Haematologica, 2006, 91: 1187-1192.

90. Vlahos AP, Koutsouka FP, Papamichael ND, et al. Determinants of pulmonary hypertension in patients with Beta-thalassemia major and normal ventricular function. Acta Haematol, 2012, 128: 124-129.

91. Vogel M, Anderson LJ, Holden S, et al. Tissue Doppler echocardiography in patients with thalassaemia detects early myocardial dysfunction related to myocardial iron overload. Eur Heart J, 2013, 24: 113-119.

92. Walker JM. Thalassaemia major and the heart, a toxic cardiomyopathy tamed? Heart, 2013, 99: 827-834.

93. Westwood MA, Anderson LJ, Maceira AM, et al. Normalized left ventricular volumes and function in thalassemia major patients with normal myocardial iron. J MagnReson Imaging, 2007, 25: 1147-1151.

94. Wood JC. History and current impact of cardiac magnetic resonance imaging on the management of iron overload. Circulation, 2009, 120: 1937-1939.

95. Wood JC, Claster S, Carson S, et al. Vitamin D deficiency, cardiac iron and cardiac function in thalassaemia major. Br J Haematol, 2008, 141: 891-894.

96. Wood JC, Enriquez C, Ghugre N, et al. Physiology and pathophysiology of iron cardiomyopathy in thalassemia. Ann N Y Acad Sci, 2005, 1054: 386-395.

97. Wood JC, Glynos T, Thompson A, et al. Follow-up report on the 2-year cardiac data from a deferasiroxmonotherapy trial. Am J Hematol, 2010, 85: 818-819.

98. Yancy CW, Jessup M, Bozkurt B, et al. 2013 ACCF/AHA Guideline for the Management of Heart Failure: A Report of the American College of Cardiology Foundation/ American Heart Association Task Force on Practice Guidelines. Circulation, 2013, 128: e240-e327.

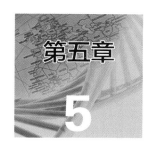

第五章   肝 脏 疾 病

作者：Pierre Brissot

审稿人：Maria Domenica Cappellini

地中海贫血病人的不同器官的受损易感性存在差异。由于地中海贫血病人铁过载，肝脏是该类病人最易受损的靶器官（Voskaridou，2012；Lobo，2011；Porter，2009）。虽然近些年通过相关预防措施已经明显降低了肝炎的新发感染率，但肝炎病毒（尤其是乙型肝炎病毒和丙型肝炎病毒）仍然是肝脏疾病的重要的影响因素（Lai，2013；Triantos，2013；Di Marco，2010；Ragab，2010）。同时，我们也要重视肝毒性协同因素造成的病情恶化，比如代谢障碍和酒精中毒。地中海贫血病人存活时间的改善，使肝脏疾病的发生率增高，而慢性肝脏疾病的主要危险是肝硬化进展导致肝细胞癌（HCC）。我们可使用非侵入性技术明确地中海贫血肝脏疾病的类型和严重程度。对铁过载和与病毒相关的慢性肝炎治疗的不断提高有利于改善地中海贫血病人肝病的预后。

一、地中海贫血肝脏的铁过载

反复输血是造成地中海贫血病人铁过载的主要原因。每单位全血含有 $200\sim250mg$ 铁。由于人体全部的储存铁大约 4g，而日常铁的丢失量约为 $1\sim2mg$（人体对于铁丢失量的调节能力是有限的），我们可以认为，当每 2 周需要输入一单位血时，该病人迅速发展为铁过载。因为红细胞是在单核 - 吞噬细胞系统中分解的（巨噬细胞，主要在脾脏内），所以铁过载首先影响脾脏，其次为肝脏内数量明显少于肝实质细胞的巨噬细胞（称之为库普弗细胞）。随后，这些巨噬细胞内的铁被逐渐释放到血液中，到达骨髓后诱导新的红细胞的生成。血浆转铁蛋白饱和度正常范围不超过 45%，而在铁过载的病人中血浆转铁蛋白饱和度迅速增加，有时可达到 100%。这导致了血浆中非转铁蛋白结合铁的出现（Brissot，2012），因其可迅速占据肝脏、心脏、胰腺的实质细胞，进而导致这些器官逐渐出现铁过载。尤其是肝脏，它是血液循环中铁的一线靶器官和主要的储存器官。

铁过载的另一个机制是异常红系造血，其主要原因是肝脏生成的铁调节激素减少。铁调素的缺乏激活了细胞膜上的铁输出蛋白（Ganz and Nemeth，2012），进而在两个主要位点增加铁进入血浆：一方面，十二指肠相应的肠道

101

增加铁的吸收；另一方面，更重要的是脾脏对铁的输出高达 10～20 倍。同时通过这两方面的共同作用，转铁蛋白饱和度水平也得到提高。随着铁调素轴的发现，由于铁调素缺乏引起的铁过载导致异常红系造血的机制似乎成为了一个主要的突破点，铁调素轴极可能是我们寻找已久的"促红细胞生成因子"（Kautz，2013，BioIron，London）。虽然异常红系造血可以解释一些病人在输血之前会进展为严重铁过载的原因，但它与输血造成的铁过载相比，是引起铁过载的次要原因。与此相反，异常红系造血是非输血依赖的地中海贫血铁过载的主要原因（Taher，2013b）。事实上，非输血依赖的地中海贫血铁过载与遗传性的血色病铁代谢的病理生理机制是非常相似的（Brissot，2011）（比如血色病的 1、2、3、4B）。

通过降低红细胞生成素对铁调素合成作用的影响，贫血和缺氧也导致了铁过载。这些机制如图 5-1 所示。

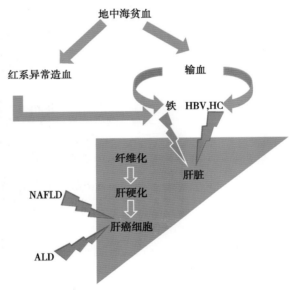

图 5-1　地中海贫血病人中主要造成铁过载的病因有：非酒精性脂肪肝、酒精性脂肪肝、乙型病毒肝炎、丙型病毒肝炎

由于铁在网状内皮细胞内的储存是低毒性的，因此肝脏巨噬细胞铁过载对机体损伤有限。与此相反，而肝细胞内的铁过载是极具破坏力的。一旦超过铁蛋白的保护作用，就会引发肝细胞损伤进而导致肝细胞坏死（表现为血清转氨酶活性的增高：丙氨酸转氨酶、门冬氨酸转氨酶），从而发展为肝硬化的最后阶段（肝纤维化）。有研究表明，肝细胞铁浓度（HIC）>300μmol/g 可以检测出血清转氨酶的升高（Jensen，2003），肝细胞铁浓度（HIC）>400μmol/g 可以检测出肝硬化（Angelucci，2002）。铁毒性主要取决于血浆中非转铁蛋白

结合铁的浓度。的确,部分铁是以游离的形式存在于血浆中,这部分的铁易产生活性氧(Esposito,2003;Hershko,2010)。众所周知,细胞膜脂质的损失不仅影响肝细胞膜,还影响细胞器膜,包括细胞核膜。

(一)肝脏铁过载的诊断

肝脏铁过载的诊断需结合多种方法。获得临床数据仍然是诊断过程中至关重要的第一步,包括铁过载的全身症状,例如皮肤色素沉着、与铁相关的器官损伤,尤其在心脏和内分泌水平。

第二步是生化参数的评定。最有意义的检查是血清铁蛋白的水平(正常男性<300ng/ml,女性<200ng/ml),并且能正确解释结果。两个原因解释血清铁蛋白升高,第一,有几种情况血清铁蛋白的升高可能与地中海贫血病人的铁过载无关,主要是炎症综合征(因此检测血清 C 反应蛋白的水平是必需的)、肝细胞溶解(因此检测血清转氨酶也是必要的)以及辅酶因子的结合,尤其是代谢障碍综合征(或是过度代谢)。二是血清铁蛋白的升高是与铁过载的程度相关的,尤其是与肝细胞中铁浓度相关。然而须明确血清铁蛋白升高依赖于储存铁的细胞定位,因此,当铁沉积于网状内皮细胞系统而不是实质细胞时,血清铁蛋白的绝对升高相对更有意义。例如,血清铁蛋白达到1000ng/ml 其不同意义取决于铁是否沉积于实质细胞(此时它是毒性的临界值)或者是巨噬细胞系统(此时毒性较小)。

血浆转铁蛋白饱和度是另一个重要的参数。血浆转铁蛋白饱和度提供的信息是关于生理性可利用铁的程度,也就是会被运输到细胞的铁,而且当血浆转铁蛋白饱和度超过 75% 通常意味着非转铁蛋白结合铁的存在(Pootrakul,2004)。对血浆中的非转铁蛋白结合铁,尤其是 LPI,并不是回顾性分析,而是代表前瞻性的铁参数,血浆转铁蛋白饱和度与循环中铁的潜在毒性相一致,并且治疗目标就是使非转铁蛋白结合铁(LPI)的量达到正常(Zanninelli,2009)。血清铁调素的测定是否能辅助临床监测非转铁蛋白结合铁仍需要进一步的研究。

磁共振是目前主要的非侵入性检查(图 5-2),可用于明确并定量分析铁过载器官(Wood,2011)。磁共振可行肝细胞铁浓度的测定,肝细胞铁浓度与肝以外的铁沉积是相关的,尤其是脾脏(Wood,2011)。超声检查和 CT 对于肝脏铁的沉积并没有实用价值,超声检查不能发现铁,CT 又缺乏敏感性(Wood,2011)。

长期以来,肝脏铁过载诊断的金标准是肝脏的活组织检查(图 5-3)。通过肝脏铁浓度的测定(既不是生物化学方法,也不是目前通过原子吸收的分光光度法)可以定量。正常的肝脏铁浓度<40μmol/g(肝的干重),肝脏铁浓度 40～120μmol/g 为轻度,120～240μmol/g 为中度,>240μmol/g 为重度(Berdoukas,

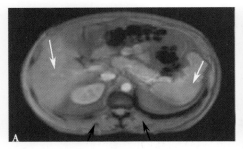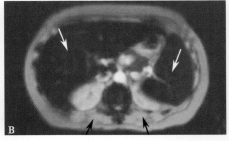

图 5-2 磁共振对于肝脏和脾脏铁过载的诊断意义

A. 正常铁浓度的肝脏和脾脏(白色箭头),与脊柱肌肉(黑色箭头)相同的信号;B. 大量铁过载的肝脏和脾脏(白色箭头),比脊柱肌肉(黑色箭头)低的信号

实质(肝细胞铁过载) 巨噬细胞(库普弗细胞)

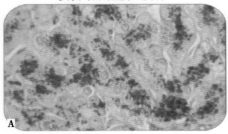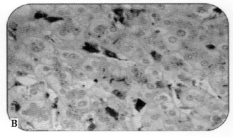

图 5-3 肝脏铁过载的组织学(用 Perls 染成蓝色显示细胞内的铁沉淀)

A. 实质(肝细胞铁过载)可见于异常红系造血;B. 巨噬细胞(库普弗细胞)的铁沉积可见于输血性的铁过载

2012)。此外,对于铁过载细胞的类型存在半量组织学差异(Deugnier,2011),用磁共振对比肝脏和脾脏的铁沉积是一种新的评估各自实质细胞和巨噬细胞系统受累的方法(显性脾脏铁沉积相当于显性巨噬细胞的铁沉积)。目前越来越少使用肝组织活检对肝脏铁定位的评估,因为考虑到该检查是有创的:因此结合血清铁蛋白的检查和磁共振的数据已成为首选的检查方法。

很显然计算输入铁的总量是评估体内铁储存的精确方法,由此来预测肝脏的铁过载。但是它是一个回顾性的方法,一旦开始有效的缺铁性治疗就会失去它的价值。

(二)肝脏疾病的一般诊断

肝脏疾病的诊断也是以临床表现及相关的参数为基础的。查体是首要的检查,主要是触诊肝大的情况(大小和质地)。值得注意的是,即使是大量或者长时间存在的肝脏自身铁过载也并不会造成严重的肝脏功能障碍,所以肝细胞衰竭或者是门静脉高压的症状通常不会出现(甚至是在形成了与铁相关的肝硬化的情况下)。

生化参数在两个主要方面是很有意义的。首先,生化参数提供肝功能的评估。肝脏大量铁过载但并没有肝衰竭(凝血酶原时间正常)或者胆汁淤积(血清碱性磷酸酶、γ-谷氨酰转移酶、结合胆红素正常)能检测出血清转氨酶活性中度的升高(一般小于正常高值的2～3倍)。其次,形态学也是很有意义的,怀疑纤维化时可检测生化标志物如透明质酸,虽然它们的诊断价值并不确定(El-Shabrawi,2012)。当怀疑肝细胞癌时可进行AFP检测(特别针对存在肝硬化,或健康状况不佳,胆淤积性酶的升高的病人),然而,正常水平并不能排除肝细胞癌诊断。

影像学检查存在明确的价值。超声检查在确定肝脏形态和肝细胞之间的同质性(肝硬化存在分散异质性细胞,而集中病损中存在的异质性细胞可能与肝癌相关)以及确定没有门脉高压迹象的方面是一个关键的检查方法。肝脏瞬时弹性成像检查作为一种非侵入性检查,越来越广泛地应用来评估肝纤维化的程度。肝脏瞬时弹性成像检查是由机械震动所产生的一种波来测量肝的硬度。在分析检查结果时,存在着两个明显的缺陷:其一,它主要是区分肝硬化这种极端的状态与完全没有或者还不明显的肝纤维化阶段,它很难识别出中间的肝纤维化阶段;另一方面,这项技术本质上仅对于慢性丙型肝炎有效。因此,肝脏瞬时弹性成像检查可用于输血依赖性和非输血依赖性的地中海贫血病人(Musallam,2012)。

虽然活检的局限性以及标本可能不具有代表性(增加诊断肝硬化的难度,尤其是在大结节性肝硬化时),但是肝组织活检始终是确定及定量肝纤维的主要方法,因此肝组织活检仍然可用于相关病变的评估(尤其是脂肪沉积和炎症损伤)。

评估铁过载引起的肝脏相关并发症,主要是为了解是否同时存在肝硬化,而且,肝硬化的临床表现在很大程度上预示着肝癌的高风险,故应该每6个月检查肝脏彩超和血清AFP水平。尽管对于地中海贫血病人而言这类并发症是罕见的,但是也有可能因为地中海贫血病人生存时间的延长而变得更加频发。

(三)肝脏铁过载的治疗

肝脏作为铁的主要存储器官,为了降低铁对肝损伤的风险(尤其是肝硬化),也为了保护其他器官(尤其是像心脏、内分泌器官和骨组织)(Musallam,2011),关键治疗是尽早地转移肝脏中过多的铁。根据肝脏铁过载水平提示何时开始治疗到目前为止尚不清楚。之前,血清铁蛋白达到1000mg/ml时开始予以治疗,但是考虑到上文提及的相关数据,血清铁蛋白的浓度应该根据铁过载的细胞类型而具体分析,例如当铁过载主要是由于红细胞生成障碍这类细胞特征引起时,那么需要血清铁蛋白更高时才考虑开始治疗。肝细胞的铁浓度是最可靠的参数。比如说当肝细胞的铁浓度 >40μmol/g 干重,就可以确定组织铁的严重过量。

这种治疗形式是基于螯合作用(Hoffbrand,2012),第三章这个话题有详细的介绍,本章集中围绕肝脏中螯合作用进行论述,在 20~25 次输血治疗后,地中海贫血病人主要的螯合作用开始于 2~14 岁。有效的治疗是:持续皮下注射去铁胺 30~40mg/kg,每周使用 5 天。去铁胺治疗的主要问题是生活质量的受限,尤其是年轻人。以 75~100mg/kg 剂量每天 3 次口服去铁酮已被证明能有效地降低肝脏铁浓度,不论是与去铁胺合用(Berdoukas,2012)还是单药治疗(Viprakasit,2013)都是有效的。服用去铁酮主要副作用是发生不可预测的粒细胞缺乏症,所以需要每周 1 次系统地行白细胞计数检查。地拉罗司一直是研究最广泛的口服螯合剂(Deugnier,2011)。219 例地中海贫血病人服用地拉罗司 3 年或以上,有 83% 的病人稳定地逆转肝纤维化。不料,纤维化的积极治疗与铁消耗程度并没有太大关系,地拉罗司的特异性抗纤维化作用并不依赖于铁螯合性能。此外,这种治疗效果是不依赖于先前暴露的丙型病毒性肝炎。非输血依赖性地中海贫血病人服用地拉罗司[5~20mg/(kg·d)]也导致剂量依赖性肝铁浓度的减少(Lal,2013):疗效与亚组病人是一致的(Taher,2013A)。随机的 1520 名地中海贫血病人的数据分析试验表明:相较于单一药物治疗,选择地拉罗司和去铁胺联合治疗可以更好地降低肝脏铁浓度。然而,数据不支持任何特定的螯合治疗,所以只有 7% 的试验是无偏差的(Maggio,2011)。

地中海贫血病人的干细胞移植(Elborai,2012)和铁过载都是很重要。首先,干细胞移植之前减少铁过载是重要的(Khalil,2012)。其次,移植成功后放血疗法能有效且耐受好的降低铁过载(Angelucci,2000)。不久的将来,靶向治疗肝蛋白(TMPRSS6)(Guo,2013;Schmidt,2013)在维持铁平衡中起着关键的作用,是潜在的创新方法。

二、地中海贫血病人合并慢性丙型病毒性肝炎

(一)流行病学特点

针对地中海贫血病人主要关注其是否存在丙型病毒性肝炎的感染,特别是血源性的感染。4%~85% 的地中海贫血病人丙型病毒性肝炎抗体阳性(Di Marco,2010)。这主要与在过去输血过程中没有采用特殊的保护措施而造成大量感染丙型病毒性肝炎的病人有关(主要是在 1991 年丙型病毒性肝炎发现之前)(Azarkeivan,2012)。然而在部分发展中国家,输血系统仍没有完全严格要求献血者筛查丙型病毒性肝炎。地中海贫血合并慢性丙型病毒性肝炎病人潜在的预后不良与两个主要的原因有关,一是肝脏铁过载的损伤作用(Angelucci,2000),二是药物的副作用,地中海贫血合并慢性丙型病毒性肝炎

病人使用抗病毒治疗存在局限性。此外,地中海贫血病人的平均寿命的延长将会产生与铁相关的肝脏并发症,并且进展为严重的肝损伤,包括肝硬化、肝细胞癌以及其他可能性。

(二)地中海贫血病人合并慢性丙型病毒性肝炎的诊断

所有的诊断程序与应用于非地中海贫血病人并无差异。只是在 1991 年之前有输血和血清转氨酶活性高于考虑仅有机体铁过载损伤的预计值应该怀疑丙型病毒性肝炎的感染。诊断依靠于临床的、生物的、影像学以及活组织检查。

关键的临床数据包括转氨酶的升高超过 6 个月,并通常定义为慢性感染,当临床检查显示有明显的慢性肝脏损伤的标志,时间参数就不再是必需的。发生以下症状标明已有肝硬化的形成:持续的肝大(肝功能障碍的症状),肝细胞衰竭(瘀斑、肝掌、蜘蛛痣、杵状指),门静脉高压(腹部静脉侧支循环和脾大,即使需要血液学对脾大进行严谨的解释),失代偿期肝硬化(腹水、肝性脑病,与溶血无关的慢性黄疸和由于食管静脉曲张破裂而导致的消化道出血)或者与肝无关的与肝细胞癌的症状也可诊断。

生物学资料也是很重要的。功能上,凝血酶原时间的升高、白细胞的减少、血小板减少症可反映门静脉高压(脾功能亢进);形态学上,肝硬化的血清标志物可以预测肝硬化的严重程度。虽然脾切除术影响了血小板的参数,但是地中海贫血病人的天冬氨酸转氨酶与血小板的比值以及肝纤维四项(血小板、天冬氨酸转氨酶、丙氨酸转氨酶、年龄)仍然是有意义的(Poustchi,2013),肝纤维化分数似乎是很有前景的(Elalfy,2013)。

影像学和肝组织活检是重要的下一步。超声是肝硬化的常规检查。如上所述,地中海贫血病人得益于弹性成像技术(Poustchi,2013),所以其也变成了评估肝纤维化的形成及严重程度的常规方法。由于目前可实用的非侵入性技术很少,或者其他检查不能提供准确的结果,肝切片检查仍然是金标准。确定肝脏状态的主要形态学评分仍然是 Metavir 评分,Metavir 评分评估活动性(0~3),肝硬化(0~4)。

(三)地中海贫血合并慢性丙型病毒性肝炎病人的治疗

活动性的丙型肝炎病毒建议抗病毒治疗,表现为细胞的溶解(血清转氨酶活性升高)或者是组织学炎症,并伴随着中或重度的肝纤维化。HCV 的基因型和多形态的 IL28B 的存在决定治疗的方案。

目前 HCV 的基因型决定治疗的标准。基因型 1(最常见的)推荐使用利巴韦林、聚乙二醇干扰素、蛋白酶抑制剂(波普瑞韦、替拉瑞韦)的三联用法,疗程是 1 年(疗效决定 3 个月后是否治疗)。治疗的耐受性是一个问题,尤其是在衰竭、抑郁症、皮肤问题、白细胞减少、血小板减少、甲状腺功能障碍等方面（治疗的副作用是衰竭、抑郁症、皮肤问题、白细胞减少、血小板减少、甲状腺功能障碍）。另一明显问题则是利巴韦林引起地中海贫血病人的血液学副作用，包括获得性溶血性贫血，而最大的副作用则是遗传性慢性溶血性贫血，但是一系列研究（地中海贫血病人提供的治疗后随访）表明：全球利巴韦林治疗的耐受性是可以接受的，并且输血频率的增加也是可接受的（Di Marco，2010），但不建议红细胞生成素的治疗。关于与干扰素相关的白细胞减少，严重的中性粒细胞减少（<500/mm^3），提示需要中性粒细胞集落刺激因子治疗。由于溶血和粒细胞缺乏症风险的增加（Ricchi，2010），不建议与去铁酮联合治疗。使用二联疗法（利巴韦林、聚乙二醇干扰素）治疗后40%～60%的病人持续完全缓解（Di Marco，2010）（HCV RNA的消失、治疗后转氨酶正常化的持续时间大于6个月）。非地中海贫血病人使用三联疗法很有可能显著提高治愈率。虽然多形态的IL28B存在对地中海贫血病人的重要性还没有被专门研究，但是多形态的IL28B的存在似乎影响非地中海贫血病人的反应速率（Di Marco，2012）。

关于基因型2或者3的地中海贫血并没有过多的研究，基因型2或者3的初步治疗标准仍然是利巴韦林、聚乙二醇干扰素的二联疗法。6个月的治疗后，非地中海贫血病人的期待的反应速率超过90%。

慢性丙肝病毒性肝炎的治疗方法发展迅速。不久的将来会有新型活性口服药以及更多的转变治疗策略。对于不存在明显的肝硬化的病人（Metavir评分为0、1、2阶段）通常建议等待新药的使用。在肝炎等待的阶段应定期检查，特别注意瞬时弹性成像数据。

三、地中海贫血病人合并慢性乙型病毒性肝炎

（一）流行病学特点

全球范围中，0.3%～5.7%地中海贫血病人会感染HBV（Di Marco，2010）。在经过献血者的乙型肝炎病毒筛查和实施预防乙肝疫苗后，新发乙肝病毒感染的病例有明显减少。慢性HBV的携带者可以是潜伏期或者激活期的携带者，激活期的携带者为慢性肝炎。慢性肝炎的发展可能会演变为肝硬化和肝癌。而且，须铭记慢性乙型病毒肝炎和与丙型病毒性肝炎共感染的可能性（Tyson，2013）。

（二）诊断要点

对于非活动状态的乙肝病毒携带者来说，一般无临床症状，而且血清中转氨酶也不升高。在病毒学里，病人通常表现为血清里出现HBsAg，HBeAg减少，出现抗-HBe抗体，也可能表现为无或者散布少量的HBV DNA。根据病人的转氨酶年度评估和HBV DNA水平而进行随访。把非活动状态的乙肝

病毒携带者从慢性乙肝中区分开来是有难度的,特别是在从临床上、生物学上、超声上,甚至是弹性成像所得到的数据都可能是不可靠的情况下,更应该谨慎地寻找肝硬化可能的基础状态。在存有疑问的情况下,应当进行肝活检来确认了。

对于活动状态的慢性乙肝病毒携带者来说,其诊断要点和慢性丙型肝炎病毒是大致相同的。不同点在于:①病毒复制的方式表现为 HBV DNA 的存在;②肝纤维化的无创性血清标志物,如尚未验证 FibroTest;③瞬时弹性成像可能会低估肝脏纤维化程度。此外,当慢性乙肝病毒携带者的病毒处于高度活跃的状态(高水平的血清转氨酶或者肝脏组织有炎症改变)但 HBV 复制水平低的情况下,要谨慎观察是否有同时感染的丁型肝炎病毒(HDV)的可能性。

(三)治疗要点

抗乙肝病毒药物包括干扰素(主要是聚乙二醇干扰素)、核苷类似物(拉米夫定和恩替卡韦)、核苷酸类似物(阿德福韦和替诺福韦)。核苷和核苷酸类似物都是口服药物。干扰素一般仅用于治疗存在血清转氨酶高活性和较低的 HBV 复制的情况的病人。治疗的关键目标在于经过 48 周的疗程后,HBV DNA、HBeAg 和 HBsAg 指标转阴。核苷和核苷酸类似物一般是作为二线治疗(在干扰素治疗失败后)方案使用的,但是鉴于其良好的安全性和抗病毒疗效,目前越来越频繁地作为一线治疗方案。而且,由于拉米夫定和阿德福韦都有不可避开的耐药性,目前最好的选择是恩替卡韦和替诺福韦两种药物。但是,这些药物价格较高,而且完全应答率不理想,更重要的是,单纯的抗病毒药物仅能抑制病毒复制,而很难实现 HBeAg 和 HBsAg 的转阴,所以核苷(酸)类似物的治疗方案一般被视作长期疗程。然而,对于地中海贫血病人来说,这些数据可能是不准确的。

四、地中海贫血病人的非酒精性脂肪肝

对于儿童群体来说,非酒精性脂肪性肝病(NAFLD)是一个日益严重的问题。据报道,在美国有 17% 的儿童超重而其中有 3% 的儿童患有非酒精性脂肪肝。特别要注意的是,年轻的地中海贫血病人中过度代谢特征的存在,这种特征会导致一定程度的铁过量(对应于代谢紊乱的铁过载)和肝损伤(通过对非酒精性脂肪性肝炎的发展)。在这个营养塔的结构中,为了消除可能引起肝毒性的重要共同因素,必须禁止过量饮酒。

五、总结和建议

1. 肝铁过载的评估方法主要依靠无创方式,包括血清铁蛋白值与磁共振

数据。一般不需要肝活检。

2．关于血清铁蛋白结果的分析需要非常慎重，需要排除炎症、细胞溶解、代谢紊乱和酗酒等引起的假阳性结果

3．依靠血清铁蛋白水平指导去铁治疗，主要取决于组织内铁过载的程度和细胞内铁的分布情况，同时应用 MRI 检查记录病情。

4．消除肝脏内的铁过载不仅可以保护肝脏，也是保护身体其他器官。

5．地拉罗司可用于维持负铁平衡和降低肝损伤。

6．关于慢性乙型病毒性肝炎和丙型病毒性肝炎的诊断和治疗依然是重要的研究课题。

7．在评估丙型病毒性肝炎的肝脏状态时，通常是使用无创性的方法。如预测肝纤维化的血清标志物和肝脏的瞬态弹性成像检查。通常不需要进行肝活检。

8．在治疗丙型病毒性肝炎病人时应特别注意药物的副作用，尤其是利巴韦林，可能会增加（获得性）溶血性贫血的风险。

9．在针对丙型病毒性肝炎高效的口服药物被研发出来前，丙型病毒性肝炎病人若没有明显肝纤维化存在，可以延迟治疗。

10．区分活动性与非活动性慢性乙型病毒性肝炎的主要检查方法是血清转氨酶和 HBV DNA 水平。

11．尽管 HBsAg 血清学转阴很难实现，但是对于慢性乙型肝炎病人来说，口服核苷和核苷酸类似物依然是耐受性良好、高效的药物。

参 考 文 献

1. Angelucci E，Brittenham GM，McLaren CE，et al. Hepatic iron concentration and total body iron stores in thalassaemia major. New Engl J Med，2000，343：327-331.

2. Angelucci E，Muretto P，Nicolucci A，et al. Effects of iron overload and hepatitis C virus positivity in determining progression of liver fibrosis in thalassemia following bone marrow transplantation. Blood，2002，100：17-21.

3. Azarkeivan A，Toosi MN，Maghsudlu M，et al. The incidence of hepatitis C in patients with thalassaemia after screening in blood transfusion centers：a fourteen-year study. Transfusion，2012，52：1814-1818.

4. Berdoukas V，Farmaki K，Carson S，et al. Treating thalassemia major-related iron overload：the role of deferiprone. J Blood Med，2012，3：119-129.

5. Brissot P，Bardou-Jacquet E，Jouanolle AM，et al. Iron disorders of genetic origin：a changing world. Trends Mol Med，2011，17：707-713.

6. Brissot P，Ropert M，Le Lan C，et al. Non-transferrin bound iron：A key role in iron overload and iron toxicity. Biochim Biophys Acta，2012，1820：403-410.

7. Deugnier Y，Turlin B. Pathology of hepatic iron overload. Semin Liver Dis，2011，31：260-271.

8. Deugnier Y，Turlin B，Ropert M，et al. Improvement in liver pathology of patients with beta-thalassemia treated with deferasirox for at least 3 years. Gastroenterology，2011，141：1202-1211

9. Di Marco V，Bronte F，Calvaruso V，et al. IL28B polymorphisms influence stage of fibrosis and spontaneous or interferon-induced viral clearance in thalassemia patients with hepatitis C virus infection. Haematologica，2012，97：679-686.

10. Di Marco V，Capra M，Angelucci E，et al. Management of chronic viral hepatitis in patients with thalassemia：recommendations from an international panel. Blood，2010，116：2875-2883.

11. El-Shabrawi MH，Zein El Abedin MY，Omar N，et al. Predictive accuracy of serum hyaluronic acid as a noninvasive marker of fibrosis in a cohort of multi-transfusedEgyptian children with beta-thalassaemia major. Arab J Gastroenterol，2012，13：45-48.

12. Elalfy MS，Esmat G，Matter RM，et al. Liver fibrosis in young Egyptian beta-thalassemia major patients：relation to hepatitis C virus and compliance with chelation. Ann Hepatol，2012，12：54-61.

13. Elborai Y，Uwumugambi A，Lehmann L. Hematopoietic stem cell transplantation for thalassemia. Immunotherapy，2012，4：947-956.

14. Esposito BP，Breuer W，Sirankapracha P，et al. Labile plasma iron in iron overload：redox activity and susceptibility to chelation. Blood，2003，102：2670-2677.

15. Ganz T，Nemeth E. Hepcidin and iron homeostasis. Biochim Biophys Acta，2012，1823：1434-1443.

16. Guo S，Casu C，Gardenghi S，et al. Reducing TMPRSS6 ameliorates hemochromatosis and beta-thalassemia in mice. J Clin Invest，2013，123：1531-1541.

17. Hershko C. Pathogenesis and management of iron toxicity in thalassemia. Ann N Y Acad Sci，2010，1202：1-9.

18. Hoffbrand AV，Taher A，Cappellini MD. How I treat transfusional iron overload. Blood，2012，120：3657-3669.

19. Jensen PD，Jensen FT，Christensen T，et al. Relationship between hepatocellular injury and transfusional iron overload prior to and during iron chelation with desferrioxamine：a study in adult patients with acquired anemias. Blood，2003，101：91-96.

20. Khalil A，Zaidman I，Elhasid R，et al. Factors influencing outcome and incidence of late complications in children who underwent allogeneic hematopoietic stem celltransplantation for hemoglobinopathy. Pediatr Hematol and Oncol，2012，29：694-703.

21. Kolnagou A，Natsiopoulos K，Kleanthous M，et al. Liver iron and serum ferritin levels are misleading for estimating cardiac，pancreatic，splenic and total body iron load in thalassemia patients：factors influencing the heterogenic distribution of excess storage iron in organs as identified by MRI T2*. Toxicol Mech Methods，2013，23：48-56.

22. Lai ME，Origa R，Danjou F，et al. Natural history of hepatitis C in thalassemia major：a long-term prospective study. Eur J Haematol，2013，90：501-507.

23. Lal A，Porter J，Sweeters N，et al. Combined chelation therapy with deferasirox and deferoxamine in thalassemia. Blood Cells Mol Dis，2013，50：99-104.

24. Li CK，Chik KW，Lam CW，et al. Liver disease in transfusion dependent thalassaemia

major. Arch Dis Child, 2002, 86: 344-347.

25. Lobo C, Angulo IL, Aparicio LR, et al. Retrospective epidemiological study of Latin American patients with transfusional hemosiderosis: the first Latin American epidemiological study in iron overload--the RELATH study. Hematology, 2011, 16: 265-273.

26. Maakaron JE, Cappellini MD, Graziadei G, et al. Hepatocellular carcinoma in hepatitis-negative patients with thalassemia intermedia: a closer look at the role of siderosis. Ann Hepatol, 2013, 12: 142-6.125

27. Maggio A, Filosa A, Vitrano A, et al. Iron chelation therapy in thalassemia major: a systematic review with metaanalyses of 1520 patients included on randomized clinical trials. Blood Cells Mol Dis, 2011, 47: 166-175.

28. Mancuso A. Hepatocellular carcinoma in thalassemia: A critical review. World J Hepatol, 2010, 2: 171-174.

29. Musallam KM, Cappellini MD, Wood JC, et al. Elevated liver iron concentration is a marker of increased morbidity in patients with beta thalassemia intermedia. Haematologica, 2011, 96: 1605-1612.

30. Musallam KM, Motta I, Salvatori M, et al. Longitudinal changes in serum ferritin levels correlate with measures of hepatic stiffness in transfusion-independent patients with beta-thalassemia intermedia. Blood Cells Mol Dis, 2012, 49: 136-139.

31. Pootrakul P, Breuer W, Sametband M, et al. Labile plasma iron (LPI) as an indicator of chelatable plasma redox activity in iron-overloaded beta-thalassemia/HbE patients treated with an oral chelator. Blood, 2004, 104: 1504-1510.

32. Porter JB. Pathophysiology of transfusional iron overload: contrasting patterns in thalassemia major and sickle cell disease. Hemoglobin, 2009, 33 (Suppl 1): S37-S45.

33. Poustchi H, Eslami M, Ostovaneh MR, et al. Transient elastography in hepatitis C virus-infected patients with beta-thalassemia for assessment of fibrosis. Hepatol Res, 2013, 43: 1276-1283.

34. Ragab L, Helal S, Zaghloul N, et al. Clinicovirologic analysis of hepatitis C infection in transfusion-dependent beta-thalassemia major children. Int J Lab Hematol, 2010, 32: 184-190.

35. Ricchi P, Ammirabile M, Spasiano A, et al. Paradoxically increased ferritin level in a beta-thalassemia major patient following the start of deferasirox chelation therapy. Acta Haematologica, 2010, 123: 117-120.

36. Schmidt PJ, Toudjarska I, Sendamarai AK, et al. An RNAi therapeutic targeting Tmprss6 decreases iron overload in Hfe (-/-) mice and ameliorates anemia and iron overload in murine beta-thalassemia intermedia. Blood, 2013, 121: 1200-1208.

37. Taher AT, Porter JB, Viprakasit V, et al. Deferasirox demonstrates a dose-dependent reduction in liver iron concentration and consistent efficacy across subgroups of non-transfusion-dependent thalassemia patients. Am J Hematol, 2013a, 88: 503-506.

38. Taher AT, Viprakasit V, Musallam KM, et al.. Treating iron overload in patients with non-transfusion-dependent thalassemia. Am J Hematol, 2013b, 88: 409-415.

39. Triantos C, Kourakli A, Kalafateli M, et al. Hepatitis C in patients with beta-thalassemia

major. A single-centre experience. Ann Hematol, 2013, 92: 739-746.

40. Tyson GL, Kramer JR, Duan Z, et al. Prevalence and predictors of hepatitis B virus co-infection in a united states cohort of hepatitis C virus-infected patients. Hepatology, 2013, 58: 538-545

41. Viprakasit V, Nuchprayoon I, Chuansumrit A, et al. Deferiprone (GPO-L-ONE ((R))) monotherapy reduces iron overload in transfusion-dependent thalassemias: 1-year results from a multicenter prospective, single arm, open label, dose escalating phase III pediatric study (GPO-LONE; A001) from Thailand. Am J Hematol, 2013, 88: 251-260.

42. Voskaridou E, Ladis V, Kattamis A, et al. A national registry of haemoglobinopathies in Greece: deducted demographics, trends in mortality and affected births. Ann Hematol, 2012, 91: 1451-1458.

43. Wood JC. Impact of iron assessment by MRI. Hematology Am Soc Hematol Educ Program, 2011, 1: 443-450.

44. Wood JC, Mo A, Gera A, et al. Quantitative computed tomography assessment of transfusional iron overload. Br J Haematol, 2011, 153: 780-785.

45. Zanninelli G, Breuer W, Cabantchik ZI. Daily labile plasma iron as an indicator of chelator activity in Thalassaemia major patients. Br J Haematol, 2009, 147: 744-751.

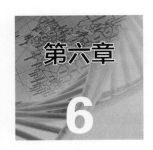

第六章　脾

6

作者：Ali Taher；Paul I.Tyan

审稿人：Maria Domenica Cappellini

地中海贫血是一种特异性的遗传性疾病，其特点是 β- 血红蛋白的缺乏或减少，常见的病理生理学改变是单核 - 吞噬细胞系统的红细胞破坏增加，尤其是在脾脏内，可导致脾脏的增大（脾大）。多数地中海贫血病人需要行脾脏切除手术，对于输血依赖性 β- 地贫病人（TM）脾切除术的主要目的是为了减少输血和铁过载（Rachmilewitz，2011；Cohen，2008）。然而，目前有效提高血红蛋白水平和正确的间隔输血时间的输血方案大大减少了 TM 病人脾大的发生率以及脾切除术率。地中海贫血病人在 1960 年、1970 年、1980 年和 1990年 10 岁内手术率分别为 57%、22%、6% 和 7%（Piga，2011）。

在地中海贫血病人的诊疗过程中应当严密监测脾脏的体积，可通过体格检查进行，必要时使用超声检查。

一、脾切除适应证

所有的指南都认为医师对脾切除手术应该采取安全的手术方式以及严格控制手术指征，因为有证据表明脾切除术后可增加静脉血栓形成、肺动脉高压和严重感染的风险。

周期性输入低血红蛋白所导致的脾肿大可能是可逆的，对于这种病人应先选择适当的输血方案，数月后再重新评估考虑是否需要脾切除术。

5 岁以下儿童应避免行脾切除术，因为脾切除术后暴发性脓毒症的风险更大。脾切除术的主要适应证见表 6-1。

表 6-1　地中海贫血病人的脾切除术适应证

适应证	注释
螯合剂治疗下输血需求量增加	<li>每年度的输血量（75% 的血细胞比容）用来标识血液需求是否增加[200～220ml/（kg•y）]</li><li>异源免疫，并发感染，应排除次优的输血治疗</li>
脾功能亢进	血细胞减少
有症状的脾大	<li>左上腹疼痛或早期的饱腹感等伴随症状</li><li>严重的脾大可能导致脾脏破裂</li>

二、脾切除术和围术期的并发症

目前有 4 种脾切除手术方法：开腹和腹腔镜下全脾切除术；部分脾切除术和部分脾组织栓塞术。脾切除术推荐用于减少过度输血及避免由此继发的严重铁过载。全脾切除术最常用的手术方式是开腹脾切除术（OS）和腹腔镜脾切除术（LS）。

LS 手术方式能显著减少术后 30 天死亡率，缩短住院时间，显著减少肺、伤口和感染相关的并发症（Musallam，2013）。有人质疑 LS 是否适合脾大病人，然而最近大规模的研究证实对于脾大甚至是巨脾病人 LS 仍比 OS 更具有优势（Koshenov，2012）。

部分脾切除术是用来保护脾脏的免疫功能，同时减少脾功能亢进的程度（De Montalembert，1990）。由于缺乏随机试验，全脾切除术和部分脾切除术何种更优无定论（Rice，2012）。部分脾切除术的远期效果仍有待评估。此种手术尤其突出的两个问题是：脾脏再生的可能性大小和保存脾脏免疫功能所需的脾组织大小。任何脾脏手术都应当仔细探查是否有副脾。

与全脾切除术和部分脾切除术相比，通过脾脏栓塞术是治疗脾功能亢进的一种微创术式（Pringle，1982）。然而，这种术式尚未得到广泛采纳，并且可能并发发热、疼痛以及可能需转行全脾切除术。并且栓塞术也不能探查副脾。

三、伴随的胆囊切除术

术前应评估胆结石状况，尤其是既往有疑似胆管疾病症状的病人。一些病人中，发现胆结石可在行脾切除术时同时行胆囊切除术。行脾切除术时切除阑尾，可避免日后鉴别小肠结肠炎耶尔森菌感染和阑尾炎的问题。脾切除术同时也是行肝脏活检的好时机，肝脏活检可用于评估肝脏组织结构和铁浓度。

四、脾切除不良并发症

围术期并发症包括出血、肺不张、膈下脓肿；术后常见血小板计数增多，常达 $1\,000\,000 \sim 2\,000\,000/mm^3$；指南均建议对围术期病人进行血栓预防治疗。

特别对于高血小板计数的病人应考虑使用低剂量的阿司匹林[80mg/（kg·d）]，或对既往有血栓形成或其他高危因素的病人使用抗凝治疗。

脾切除术导致脓毒症的主要不利影响包括：血栓形成、肺动脉高压和铁过载。

（一）败血症

脓毒症是脾切除术后主要的远期风险。脾脏通过清除外周血液循环中抗原和合成调节抗体、吞噬刺激素、免疫球蛋白为机体提供重要的防御功能，主要是免疫球蛋白 M（IgM）。脾脏切除后重度感染和死亡率增加。

脾切除术病人导致感染的最常见病原体为：B 型流感嗜血杆菌、肺炎链球菌、脑膜炎奈瑟菌，所有这些都与高死亡率相关。其他还有：大肠埃希菌、假单胞菌、铜绿假单胞菌、沙门菌和肺炎克雷伯菌（Koren，1984）。在脾切除术后 2～4 年内常规接种抗肺炎球菌疫苗和预防性应用抗生素可预防严重的肺炎球菌感染。

巴贝原虫感染可导致脾切除病人的暴发性溶血性发热状态。脾切除病人中疟疾更为严重（Boone，1995），并且死亡的风险增加。脾切除术后凶险性脓毒症的特征包括突发高热、寒战、呕吐和头痛。

低血压病人的疾病进展迅速，通常伴随弥散性血管内凝血。脾切除术后败血症有肾上腺出血的特点（Waterhouse-Friederichsen 综合征）。尽管积极的支持治疗，这类感染死亡率仍高达 50%。因此，早期干预至关重要。

（二）脾切除术后感染的影响因素

1. 年龄小于 2 岁的儿童风险极高。然而，在成人脾切除术后 25～40 年亦有暴发性菌血症的报道。

2. 脾切除术后时间术后 1～4 年风险最大。

3. 病人的免疫状态。

脾切除术后病人的免疫预防见表 6-2。

表 6-2 脾切除术后病人的免疫预防

疫苗	时间表	解释
肺炎链球菌	在脾切除术后的 3～5 年内至少 2 次	● 70%～85% 的保护率 ● 免疫力较 2 岁的孩子更低些
B 型流感嗜血杆菌	在脾切除术后的 3～5 年内至少 2 次	--
脑膜炎双球菌	在脾切除术后的 3～5 年内至少 2 次	--
流感病毒疫苗接种	每年度	为预防发热需对脾切除术后病人的发热情况进行系统的分析、管理

* 儿童接种疫苗的年龄应不低于 2 岁
* 接种了肺炎链球菌疫苗的脾切除病人优于未接种疫苗的病人
* 这些疫苗可以在同一时间、地点用不同的注射器接种

药物治疗对于脾切除术后病人的总结在图 6-1。

不能服用青霉素的病人可选择的抗生素包括阿莫西林、氨苄西林钠、红霉素。预防性使用抗生素需要定期进行重新评估，以评估疫苗是否有效和是否出现了抗生素耐药菌。

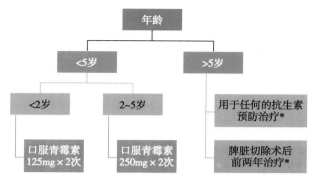

图 6-1 脾切除手术病人用药
*由治疗医师决定

应该对病人及家属强调遵医嘱服用抗生素预防治疗的重要性，并同时强调抗生素预防治疗的局限性，使其认识到预防并不能防止所有脾切除后的脓毒症，对发热性疾病危险性的快速评估是必不可少的。

患儿与家属的健康教育可有效预防脾切除术后凶险性感染。临床医师应向患儿及家属强调识别和通报发热性疾病的重要性并迅速求诊。临床医师应对所有发热病情予以高度重视。

1. 病人评估包括完整的体格检查，根据情况取血及其他生化样本。

2. 首选有效抗链球菌属肺炎双球菌及抗奈瑟菌脑膜炎的抗生素方案。

3. 对可疑菌血症病人应予以肠外抗生素治疗并持续医疗监护直至得出培养结果。

4. 病人还需要注意潜在的旅游相关的感染，如：焦虫病和疟疾；以及旅行到一个地区是否能获得相应的医疗保健。在后一种情况下，可为病人随身携带适当的抗生素。

5. 应经常提醒病人咨询医师了解自身脾切除术后的状态。

（三）高凝状态

血栓栓塞并发症在地中海贫血病人中常见，脾切除术后病人中更常见。其中的一个主要因素是异常红细胞和成红细胞表面阴离子磷脂的促凝作用，因缺乏脾脏这些循环细胞能触发促凝效应（Cappellini，2005；Borgna-Pignatti，1998）。

一旦上述因子在循环系统中持续存在可诱导生成凝血酶。对脾切除术后病人，应每年对凝血酶生成相关的标志物如凝血酶Ⅲ（TAT）配合物、凝血酶原片段（f1,2）纤维蛋白肽 A（FPA）和 D- 二聚体等进行检测，必要时进行预防性的抗凝治疗。

（四）肺动脉高压

这种并发症在中间型地中海贫血病人中较为常见，但在重型地中海贫血病例中也逐渐增多。

高龄和脾切除史是该人群的主要危险因素（Morris，2010）。有关此并发症的更多信息请参阅第四章相关心血管疾病介绍。

（五）铁超载

许多病人脾脏的大小和铁负荷与肝脏功能相关。对于β-地贫病人，脾脏作为铁储存器官尤为重要。脾切除是引起β-地贫病人铁超载和毒性的主要原因。脾切除术后全身总体铁储存能力降低。铁将被重新分配和储存在肝脏、心脏和其他器官，除非采取了有效的螯合治疗方案，否则这些器官中的铁浓度会逐渐增高（Aydinok，2011；Aessopos，2005；Fiorelli，1990）。

另一项独立研究显示：与非脾切除病人比较，脾切除术后病人心肌铁浓度和铁负荷更高（48% *vs.* 28%）（Aydinok，2011）。

五、小结和建议

脾切除是减少过度输血和严重的铁超载的推荐干预措施。但是因为其可能带来严重的并发症，所以医师对脾切除仍应保持谨慎的态度。现行的严格输液方案和螯合治疗已大大减少脾大的发生率和输血依赖的地中海贫血病人的铁超载。

1．在目前，我们并不建议把脾切除作为地中海贫血病人的一个标准的治疗方案（C）。有大量的证据表明，脾切除术后可发生各种并发症如：肺动脉高压、无症状性脑梗死、静脉血栓形成和脓毒症等。我们只对以下三种情况的地中海贫血病人建议行脾切除（C）：输血需求增加以至螯合治疗不能控制的铁超载、脾功能亢进以及有症状的脾大这三种情况。

2．对于脾切除术，腹腔镜手术可能更优（B）。

3．导致脾切除术后病人感染最常见的病原体是：肺炎链球菌、B型流感嗜血杆菌、奈瑟脑膜炎双球菌，因此建议在脾切除术前2周及术后3～5年内针对上述病原菌进行免疫接种，而且建议每年接种流感病毒疫苗。

4．是否预防性口服青霉素类药物取决于病人的年龄和遵从医师的意见（C）。

5．目前临床上由于采取严格的输血和螯合治疗，地中海贫血控制较好，脾脏切除术较以前少见。但是仍然有很多地中海贫血的病人已经进行了脾切除，其罹患相关疾病的风险增加，更应注意密切观测。

参 考 文 献

1.　Cohen AR，Glimm E，Porter JB. Effect of transfusional iron intake on response to chelation therapy in betathalassemia major. Blood，2008，111：583-587.

2. Rachmilewitz EA，Giardina PJ. How I treat thalassemia. Blood，2011，118：3479-3488.

3. Piga A，Serra M，Longo F，et al. Changing patterns of splenectomy in transfusion-dependent thalassemia patients. Am J Hematol，2011，86：808-810.

4. Taher AT，Musallam KM，Karimi M，et al. Splenectomy and thrombosis：the case of thalassemia intermedia. J ThrombHaemost，2010，8：2152-2158.

5. Musallam KM，Angastiniotis M，Eleftheriou A，et al. Crosstalk between available guidelines for the management of patients with beta-thalassemia major. Acta Haematol，2013，130：64-73.

6. Musallam KM，Khalife M，Sfeir PM，et al. Postoperative outcomes after laparoscopic splenectomy compared with open splenectomy." Ann Surg，2013，257：1116-1123.

7. Koshenkov VP，Nemeth ZH，Carter MS. laparoscopic splenectomy：outcome and efficacy for massive and supra- massive spleens. Am J Surg，2012，203：517-522.

8. Rice HE，Crary SE，Langer JC，et al. Comparative effectiveness of different types of splenectomy for children with congenital hemolytic anemias. J Pediatr，2012，160：684-689.

9. Koren A，Haasz R，Tiatler A，et al. Serum immunoglobulin levels in children after splenectomy. A prospective study. Am J Dis Child，1984，138：53-55.

10. Borgna-Pignatti C，Rugolotto S，De Stefano P，et al. Survival and disease complications in thalassemia major. Ann N Y Acad Sci，1998，850：227-231.

11. Landgren O，Bjorkholm M，Konradsen HB，et al prospective study on antibody response to be repeated vaccinations with pneumococcal capsular polysaccharide in splenectomized individuals with special reference to Hodgkin's lymphoma. J Intern Med，2004，255（6）：664-673.

12. Spoulou VI，Tsoumas Dl，Ladis V，et al. Natural and vaccine-induced immunity against Haemophilus influenzae type b in patients with beta-thalassemia. Vaccine，2006，24：3050-3053.

13. Harji DP，Jaunoo SS，Mistry P，et al. Immunoprophylaxis in asplenic patients. Int J Surg，2009，7：421-423.

14. Kaplinsky C，Spirer Z. Post-splenectomy antibiotic prophylaxis--unfinished story：to treat or not to treat? Pediatr Blood Cancer，2006，47：S740-S741.

15. Cappellini MD，Grespi E，Cassinerio E，et al. Coagulation and splenectomy：an overview. Ann N Y Acad Sci，1054：317-324.

16. Morris CR，Vichinsky EP. Pulmonary hypertension in thalassemia. Ann N Y Acad Sci，2010，1202：205-213.

17. Casale M，Cinque P，Ricchi P，et al. Effect of splenectomy on iron balance in patients with beta-thalassemia major：a long-term follow-up. Eur J Haematol，2013，91：69-73.

18. Kolnagou A，Michaelides Y，Kontoghiorghe CN，et al. The importance of spleen，spleen iron，and splenectomy for determining total body iron load，ferrikinetics，and iron toxicity in thalassemia major patients. Toxicol Mech Methods，2013，23：34-41.

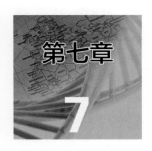

第七章　感　染

作者：Yesim Aydinok

评审人：Suthat Fucharoen；Maria Domenica Cappellini

　　感染及其并发症在 2000 年前被认为是输血依赖性地中海贫血死亡的第二大原因（Borgna-Pignatti，2004）。在西方国家感染成为了导致死亡的首要原因而因铁源性心脏病死亡的人数显著减少（Modell B，2008）。多年前在泰国就有报道认为感染是 E-β 地中海贫血病人死亡的主要原因（Wanachiwanawin，2000）。

　　因感染的流行病学的变化，社会经济水平的差异，各国的卫生保健预防策略的可行性影响了与感染相关的 TDT 全球发病和死亡率。TDT 病人输注浓缩红细胞有很大风险，包括因输血传播感染的直接风险（Vamvakas，2009）和输血相关的免疫调节（Blajchman，2005）和铁超负荷（Marx，2002）的间接风险。疾病潜在的病理生理机制如无效性红细胞生成、溶血或贫血可能对免疫系统有害且易感染（Wanachiwanawin，1993）。此外，其他的一些治疗措施，如铁螯合剂治疗、脾切除、中心静脉置管和干细胞移植引起的感染并发症都可能增加发病率和死亡率（表 7-1）。

表 7-1　输血依赖性地贫感染的病因

治疗相关风险	疾病相关风险
异体输血	－无效性红细胞生成
－输血传播感染	－溶血
－输血相关免疫调节	－贫血
－铁超负荷	
脾切除	
铁螯合剂治疗	
中心静脉置管	
干细胞移植	

一、TDT 治疗相关的感染风险的预防措施

（一）同种异体输血的相关感染风险

输血传播性感染：输血依赖性地贫病人的输血传播性感染风险与其他多

120

次输血病人无明显差异。丙型肝炎病毒（HCV）、乙型肝炎病毒（HBV）、人免疫缺陷病毒（HIV）和梅毒最常通过同种异体红细胞输注传播。

（1）**保证安全供血的基本原则**：

1）延迟使用高风险捐赠者捐赠血液是 TTIs 的一级防御。

2）号召自愿无偿献血，这部分人群血液导致的输血传播性感染的风险低。

3）在血库常规对血液进行丙型肝炎病毒（HCV）、乙型肝炎病毒（HBV）、人免疫缺陷病毒（HIV）和梅毒的检验（Bloch，2012）。

4）所有的 TDT 病人都应进行乙肝疫苗接种，尽管这种疫苗接种的保护不是绝对的，病人还需每年进行乙肝标志物及其他病毒标志物如 HCV、HIV 的检测。HBS 抗体滴度低，需加大乙肝疫苗的剂量（Singh，2003）（A）。

健康或无临床症状的输血感染者献血是多种传染性病原体的传播媒介，也包括人类 T 细胞白血病病毒（HTLV Ⅰ/Ⅱ）、巨细胞病毒（CMV）、微小病毒 B19、西尼罗河病毒（WNV）、登革病毒、巴贝虫属、疟原虫、克氏锥虫、导致克雅氏病的朊病毒（Allain，2009）。

（2）**预防措施**：

1）不同单位去白细胞的浓缩红细胞能减少巨细胞病毒的传播，也能有效减少一些其他的输血传播感染，包括单纯疱疹病毒（如 EBV、HHV-8）、反转录病毒（如 HTLV-1 和 HIV）、细菌（如小肠结肠炎耶尔森菌）、原生动物（如克氏锥虫和利什曼原虫）和传染性朊病毒。

2）须注意去白细胞虽然不能 100% 预防上述感染，但提供了一种额外、合理的警惕措施（Cervia，2007）（C）。

输注浓缩红细胞后引起的细菌性脓毒症可表现为输血期间或输血后短时间内出现高热、寒战、低血压。污染的浓缩红细胞可能来源于近期感染捐赠者的菌血。致病菌大多是革兰阴性菌，主要是小肠结肠炎耶尔森菌和黏质沙雷菌（Lindholm，2011）。

（3）**疑患输血相关性细菌性脓毒症病人的处理措施**：

1）若怀疑血液被细菌污染，应立即终止输血。

2）静脉滴注三代头孢（头孢噻肟 2g，1/8h 或头孢曲松 2g，1/12h）、碳青霉烯类（美罗培南、亚胺培南 2g，1/8h）联合万古霉素（1～1.5g，1/12h）。

3）对血袋及受体行细菌革兰染色和血培养（A）。

（4）**细菌性脓毒症的预防措施**：

1）输注储存时间小于 2 周的浓缩红细胞可以减少鼠疫败血症的发生。已证实耶尔森菌在污染浓缩红细胞的生长会延迟 2 周（C）。

2）去除白细胞能显著减少甚至消除处理后血液的细菌生长。然而它不能 100% 预防上述感染。它提供了一种额外、合理的警惕措施（Kim，1992）（C）。

（二）输血相关免疫调节（TRIM）

TDT 病人可观察到的免疫学变化是由 TRIM 造成的，假说认为浓缩红细胞单位的同种异体单核细胞和贮存时释放的可溶性物质在 TRIM 的发病机制中发挥中心作用。预存储的去白红细胞单位对地中海贫血病人的免疫学变化无保护作用（Sirchia，1986）。

（三）输注用浓缩红细胞的存储缺陷

输注的红细胞溶解释放游离血红素化合物为细菌生长提供铁，促进感染（Griffiths，1999）。储存超过 10 天的浓缩红细胞单位中低分子铁配合物量升高也验证了上述假说（Marwah，2002）。事实上在储存超过 14 天的浓缩红细胞单位中可见非转铁蛋白结合铁结合力增加，抗氧化能力下降（Ozment，2009）。需进行大型比较研究来说明浓缩红细胞存储时间的延长是否会增加院内感染的风险。

浓缩红细胞单位存储少于 14 天能避免存储导致的有害影响（C）。地中海病人感染病原菌的病原分类见表 7-2。

表 7-2　地中海病人感染病原菌的病原分类

病原菌	病例数（%）
金黄色葡萄球菌	9（15%）
葡萄球菌性肺炎	8（13%）
大肠埃希菌	7（11%）
肺炎克雷伯杆菌	6（10%）
沙门菌	4（7%）
铜绿假单胞菌	3（5%）
布鲁杆菌	3（5%）
蓝氏贾第鞭毛虫	3（5%）
流感嗜血杆菌	3（5%）
A 组链球菌	3（5%）
空肠弯曲杆菌	2（3%）
革兰阴性菌	8（13%）
其他	2（3%）

此表来自：Rahav G, et al. Br J Haematol, 2006, 133（6）

（四）输血引起的铁超负荷

铁超负荷是感染的危险因素，几乎所有的原生动物、真菌、革兰阳性菌和革兰阴性菌都需要利用铁进行生长，只有伯氏疏螺旋体不是利用铁而是利用锰。铁能增强一些病原菌如小肠结肠炎耶尔森菌、肺炎克雷伯杆菌、大肠埃希菌、肺炎链球菌、铜绿假单胞菌、单核细胞增生李斯特菌和嗜肺性军团菌的毒力和致病性（Weinberg，2000）。尽管病毒生长不需铁，研究认为铁能增加病毒感染的风险（Weinberg，2009）并降低丙型肝炎抗病毒治疗的临床效应（Pietrangelo，2003）。铁超负荷的 HIV-1 病人疾病进展快、预后差（Gordeuk，2001）。铁的可利用性与白念菌、烟曲菌的致病性相关。铁对细胞介导的免疫效应通路有潜移默化的影响作用，全身铁超负荷对于多种类型的感染有不利影响（Nairz，2010）。

尽管缺乏对照研究，降低铁超负荷的治疗有利于控制感染（C）。

（五）脾切除

地中海贫血病人脾切除后易感染，脾脏是重要的免疫防御器官，它吞噬过滤血液传播过程中的微生物并产生抗体（Di Sabatino，2011）。

全脾切除术后的凶险性感染（OPSI）定义为由肺炎链球菌、B 型流感嗜血杆菌疫苗、脑膜炎奈瑟菌引起的暴发性败血症、脑膜炎和肺炎。OPSI 的风险是一般人群的 50 倍且是永久性的（Hansen，2001）。

OPSI 是紧急医疗事件，它有短暂的发热、寒战、肌肉痛、呕吐、腹泻、头痛等前驱症状，短短几个小时内会发展为感染性休克，伴无尿、低血压、低血糖，常并发弥散性血管内凝血、巨大肾上腺出血（华弗综合征）最终导致多器官功能衰竭而死亡（Brigden，1999）。OPSI 的死亡率是 50%～70%，多数发生在发病的第一个 24 小时内，只有及时诊断和治疗，才能降低死亡率（Holdsworth，1991）。

（六）可疑 OPSI 的相应处理

1．医师必须意识到接受脾切除的 TDT 病人可能潜伏威胁生命的感染，并告知若出现发热症状应尽早处理。

2．高危病人出现警示症状应经验性使用抗生素治疗，静脉滴注三代头孢（头孢噻肟 2g，1/8h 或头孢曲松 2g，1/12h）联合庆大霉素（5～7mg/kg，1/24h）或环丙沙星（400mg，1/12h）或万古霉素（1～1.5g，1/12h）（Brigden，1999）。

3．血培养的同时可行细菌的革兰染色。

4．RT-PCR 可鉴别 3 种主要的包膜性细菌：肺炎链球菌、B 型流感嗜血杆菌疫苗、脑膜炎奈瑟菌（Di Sabatino，2011）（A）。

青霉素预防与疫苗接种是重要的防御策略，已在第六章中讨论（脾脏）。

（七）铁螯合治疗

全身铁含量的控制和入侵微生物的限铁机制是重要的宿主防御反应策略。DFO 作为铁载体参与感染反应，如 DFO 能促进昏迷的脑型疟疾小儿恢复（Gordeuk，1992），实验发现 DFO 有利于荚膜组织胞浆菌和克氏锥虫导致的感染(Arantes,2011)。这种免疫调节作用在一定程度上是由于使用铁螯合剂增加了 NO 的量、降低 IL-4 的量。一定量的铁对芬顿反应生成氧自由基有重要作用,铁超负荷通过吞噬细胞氧化酶的催化作用产生免疫衰弱效应。事实上,DFO 治疗沙门菌感染的小鼠减少了活性氧代谢,削弱了病原菌清除的能力(Collins,2002)。此外,小肠结肠炎性耶尔森菌、创伤弧菌和毛霉菌目能利用 DFO 作为铁载体增加其致病性。

强烈建议在确定导致热性疾病的病原菌可使用 DFO 作为铁载体或疾病可控前暂时中止 DFO 的使用(B)。

目前研究去铁螯合剂 DFX 和 DFP 可能有抗感染特性。体外研究发现 DFO 刺激创伤弧菌生长,而口服铁螯合剂如 DFX 和 DFP 抑制创伤弧菌的生长(Neupane,2009)。此外,DFX 和 DFP 限制鹦鹉热衣原体、沙眼衣原体和嗜肺军团菌的生长,并适用于毛霉菌的附加治疗(Ibrahim,2007;Paradkar,2008)。然而无双盲、安慰剂对照Ⅱ期临床试验来支持 DFX 短期治疗急性毛霉菌病的安全有效性(Spellberg,2012)。

DFX 或 DFP 可在发热性事件继续使用(C)。

(八)与感染相关的 TDT 疾病风险及预防措施

无效性红细胞生成和溶血导致单核 - 巨噬细胞增生,并吞噬全部有缺陷的红细胞前体和红细胞。清除缺陷红细胞增加吞噬活性,降低了吞噬系统抵御微生物的能力(Wiener,1996),不利于模式识别受体如 Toll 样受体识别微生物(Ozinsky,2000)。临床上严重贫血被认为是地中海贫血细菌感染的高危因素(Wanachiwanawin,2000)。

维持输血治疗前血红蛋白水平在 9.0~9.5g/dl 可降低贫血、无效性红细胞生成及溶血对机体防御机制的不利影响,纠正贫血和骨髓抑制。

二、地中海贫血感染源的诊断与治疗

(一)细菌感染

1. 小肠结肠炎耶尔森菌 小肠结肠炎耶尔森菌是低致病性的肠道杆菌,并可在胃肠道产生免疫反应。铁超负荷或接受 DFO 治疗产生大量的可利用铁,增强小肠结肠炎耶尔森菌的毒力。有报道认为经 DFO 治疗的地中海贫血病人在西方国家(Adamkiewicz,1998)比东方更易暴发耶尔森菌引起的小肠结肠炎败血症。

(1)临床表现:发热是最常见的症状,常伴腹痛、肠炎。咽扁桃体炎、急性呼吸窘迫综合征、多发性关节炎也是常见的感染症状。

败血症并发肝脾脓肿、骨髓炎、肠套叠、肾炎、脑膜炎和心内膜炎导致的死亡率可达 50%。

（2）实验室诊断：血和大便培养需特殊的培养条件（22℃，48h），需告知微生物实验室正确的培养条件。血清学试验可能显示交叉反应。相隔 15 天样本的 IgG 滴度上升 4 倍提示可能存在近期感染。

（3）治疗：对有上述症状的地中海贫血病人最基本也是最重要的处理如下：

1）停滞铁螯合剂治疗。

2）获取合适的实验室标本。

3）立即开始有效的抗生素治疗。

抗生素治疗为静脉滴注甲氧苄啶 - 磺胺甲噁唑（磺胺甲噁唑 400mg，1/12h）7 天（若为败血症疗程延长为 14 天）联合庆大霉素[5～7mg/（kg•d）]。局灶性感染（如小肠炎、咽炎、扁桃体炎）可肌注头孢曲松（2g，1/12h）。环丙沙星（400mg，1/12h）也是有效的抗生素（A）。

2. 肺炎克雷伯杆菌　据报道肺炎克雷伯杆菌是远东地中海贫血严重感染的主要病原菌（Wanachiwanawin，2000）。

（1）临床表现：表现为鼻窦炎、颅内感染、败血症、肝、肺、肾和甲状旁腺的化脓性脓肿的感染发病率和死亡率高。

（2）治疗：

1）停止 DFO 治疗。

2）获取合适的实验室标本。

3）立即开始有效的抗生素治疗。

4）应用头孢他啶（2g，1/8h）联合庆大霉素[5～7mg/（kg•d）]。

若耐药可选择美罗培南、亚胺培南和喹诺酮类。

5）应考虑尽早手术治疗（A）。

3. 其他细菌感染　地中海贫血的病人是重症细菌感染的高危人群，特别是在接受了脾切除术后。最常见的 OPSIs 为细菌内毒素引起的脑膜炎、肺炎和脓毒症（肺炎球菌，流感嗜血杆菌 B 型，脑膜炎奈瑟菌）。其他的与脾切除术后感染有关的病原体包括大肠埃希菌、铜绿假单胞菌、B 族链球菌、肠球菌属、创伤弧菌（Cullingford，1991）。

治疗：

（1）地中海贫血病人出现发热和（或）其他细菌感染征象，特别是接受了脾切除术后的病人，需要考虑接受急诊医疗处置。

（2）停止 DFO 螯合疗法 *。

（3）获得适当的实验室样品。

（4）立即开始有效的抗菌治疗（A）。

注：*在鼠感染小肠结肠炎菌的试验中，去铁酮与去铁胺连用，并未观察到毒力增强效果（Lesic，2002）。DFP 和 DFX 螯合治疗在小肠结肠炎菌感染中可能不会被影响（C）。

（二）病毒感染

1. 人微小病毒 B19（HPV B19） 临床数据显示：感染 HPV B19 的典型表现在对儿童进行流感综合征的治疗过程中会伴有红斑、感染和传染性红斑。HPWB19 的 DNA 在循环系统持续近 1 周的时间，在中和抗体的过程中消失（IgM 持续 6～8 周，IgG 在这之后）。在免疫系统受损的情况下，这个机制无法存在，以至于病毒 DNA 持续存在。

HPV B19 特异的感染红系祖细胞通过一系列复杂的机制导致一过性红细胞再生障碍性贫血。由于大部分红细胞转化，在 HPV B19 感染的过程中地中海贫血的病人可能出现严重的贫血伴网织红细胞计数减少（Ricerca，2009）。在急性感染期的病人需要强化输血治疗方案。对于血消耗增加的病人，一旦其他的可能的影响因素（如异基因免疫或脾亢进）被排除，则应考虑 HPV B19 感染。

尽管呼吸道传播作为感染的主要途径，通过收集被感染的捐献者的血液导致的感染常作为第二原因出现。

2. 人免疫缺陷病毒（HIV） HIV 病毒会导致 CD4$^+$ 淋巴细胞耗竭，导致个体的机会感染风险增加。由于不断改进更敏感的血清学检测方法以及核酸扩增试验（NAT）的出现，HIV 在欧盟（EU）和美国的剩余传输风险已经减少到不到 1∶1.3 百万（Velati，2008；Allain，2002）。但在非洲，更高的患病率以及更低的全面检测，导致约 10%～15% 的 HIV 感染与不安全输血相关（Safe blood Africa foundation，2008）。

在一个对 79 位来自不同国家的 HIV 阳性地中海贫血病人组成的大的多中心研究中，发现 AIDS 后的 3 年血清转化为 1.4%，5 年为 9%。疾病进展与病人年龄、性别、急性感染或是否行脾切除术无关（Costagliola，1992）。尽管如此，有研究者报道了疾病进展与 DFO 摄入量成反比关系，随着每天 DFO 摄入量的增加，疾病进展率有所下降。

一个正在进行的大范围的治疗选择正在应用于 HIV 阳性的病人中，同样也被用于 TDT 的病人。已经阐明铁过载可以促进 HIV-1 疾病的进展，例如病人低剂量 DFO 摄入和高血清铁蛋白与 HIV 更快的疾病进展相关（Gordeuk，2001），铁负载与铁螯合的最优控制方案被建议应用于 HIV-1 阳性的 TDT 病人。尽管并没有证据显示脾切除术会导致 HIV 感染的进展，HIV-1 阳性的病人考虑进行脾切除术治疗时，应审慎考虑。

3. 巨细胞病毒感染（CMV） 巨细胞病毒可以通过包含白细胞的新鲜血液传播，据估计大约 2%～12% 的 CMV 阳性健康捐献者可以将病毒传播给接受者。CMV 感染对于免疫系统严重受损的病人十分危险，例如因地中海贫血接受骨髓移植的病人。

（1）应用 CMV 血清阴性捐赠者的血液制品对于防范感染传播是有效的。

但目前并不能完全排除传播的发生。其次,CMV 的血清阳性率在不同地区约为 50%～100%,可用的 CMV 血清阴性制品十分有限。

(2)使用预存储去白血制品,使白细胞数量低于 5×10⁶/U 也可以减少 CMV 传播的发生,至少使其达到接受血清阴性捐献者血制品的水平。特别是对于那些严重 CMV 传染相关性疾病处于高风险的病人(Bowden,1995)(A)。

(三)真菌感染

1. 毛霉菌种　毛霉菌病或蝇疫霉病均由于机会性感染导致,对于接受了干细胞移植的地中海贫血病人来说,可能受其影响。相较细菌,铁对于真菌来讲同样是一种关键养分。对于铁螯合物可以作为一种有效的抗真菌药物的理论,30 余年前就被提出。然而,DFO 的应用却刺激了毛霉菌种的生长。其原因可能为 DFO 本身成为了为真菌提供养分的"含铁细胞"。观察发现 DFX 螯合物或可以成为抗真菌的有效辅助手段(Ibrahim,2007),根据这个结果进行了 DFX 结合两性霉素 B 脂质体(AmBisomew)作为短期治疗毛霉菌种的试验方案。但是结果令人失望,加用 DFX 的实验组在 90 天内有着更高的死亡率。这令作者得出了 DFX 并不能成为有效的抗毛霉菌病辅助药物。

2. 腐霉菌属　腐皮病是一种由腐霉属引起的非常罕见的人类感染性疾病,类似于真菌样微生物。三种形式的人类腐皮病已经被报道:①皮肤型:引起眶周的区域、脸和四肢出现肉芽肿,溃疡导致的脓疮样蜂窝织炎;②眼型腐皮病:引起眼睛的角膜溃疡和角膜炎;③系统性腐皮病:影响血管组织并导致动脉阻塞产生坏疽和截肢(Vento,2006)。腐皮病已经在泰国、澳大利亚、海地、印度、新西兰和美国等地报道。系统性腐皮病常出现在地中海贫血病人,且具有很高的发病率和死亡率(大多数病人在 6 个月内死亡)(Prasertwitayakij,2003)。

血清学试验和 PCR 诊断方法正在研究中。抗真菌药物对控制疾病无效。目前的医学治疗没有足够的手段救治出现系统性感染的病人。

目前已经研制出两种针对腐皮病的疫苗。1 种疫苗由可溶的浓缩腐霉菌属 P 抗原制备,并从皮内注射 1 针,皮下组织注射 3 针,时间间隔 2 周,这种疫苗是为对于可能出现威胁病人生命的系统性感染的病人研制的。这个疫苗在大量病例中证实有效(Wanachiwanawin,2004)。

3. 疟疾　有证据表明,血红蛋白病携带者感染严重甚至致命的恶性疟原虫疟疾的风险较低。但这个结论并不适用于纯合子型的重型及中间型地中海贫血(Vento,2006)。考虑到疟原虫耐药性的变化以及推荐的预防疟疾药物的改变,内科医师应建议将要去疟疾流行地区旅行的人在出发前及旅行中进行药物预防。

三、总结和建议

目前仍缺乏适合的对照研究来评估地中海贫血病人的感染。目前的相关知识仍依赖于病例报道以及实验室研究结果。尚未对地中海贫血病人的易感性机制进行完整的阐述。

更好地理解其潜在的机制和发展的影响，基于社区和地区差异的传染风险和预防措施或有益于减少地中海贫血病人的感染相关性死亡率。

四、本章关键建议

1. 感染相关性死亡曾经是导致病人死亡的第二大原因，现在逐渐成为地中海贫血病人死亡的主要原因。

2. 内科医师必须意识到地中海贫血病人潜在的威胁生命的感染，并教导病人发热时应寻求早期治疗。

3. 控制铁稳态可能对抗感染有治疗效果。

4. 强烈建议短期暂停 DFO 治疗和及时的抗感染治疗；铁负荷病人在发热期间可以继续服用合成的口服铁螯合剂如去铁酮（DFP）和地拉罗司（DFX）。

5. 输入存储时间小于 14 天的预存储去白红细胞可能有助于预防感染。

6. 应建立质量保证指南和严格的监管标准以增强输血安全。

7. 脾切除术适应证以及脾切除术后脓毒症的预防应当重新审视。

参 考 文 献

1. Adamkiewicz TV, Berkovitch M, Krishnan C, et al Infection due to Yersinia enterocolitica in a series of patients with beta-thalassemia: incidence and predisposing factors. Clin Infect Dis, 1998, 27: 1362-1366.

2. Allain JP, Stramer SL, Carneiro-Proietti AB, et al. Transfusion-transmitted infectious diseases. Biologicals, 2009, 37: 71-77.

3. Allain JP, Thomas I, Sauleda S. Nucleic acid testing for emerging viral infections. Transfus Med, 2002, 12: 275-283.

4. Alter HJ, Stramer SL, Dodd RY. Emerging infectious diseases that threaten the blood supply. Semin Hematol, 2007, 44: 32-41.

5. Anuwatanakulchai M, Pootrakul P, Thuvasethakul P. Non transferrin iron in B-thalassaemia/ Hb E and haemoglobin H diseases. Scand J Haematol, 1984, 32: 153-158.

6. Arantes JM, Francisco AF, de Abreu Vieira PM, et al. Trypanosoma cruzi: desferrioxamine decreases mortality and parasitemia in infected mice through a trypanostatic effect. Exp Parasitol, 2011, 128: 401-408.

7. Blajchman MA. Transfusion immunomodulation or TRIM: what does it mean clinically? Hematology, 2005, 10: S208-S214.

8. Bloch EM, Vermeulen M, Murphy E. Blood Transfusion Safety in Africa: A Literature

Review of Infectious Disease and Organizational Challenges. Transfus Med Rev，2012，26：164-180.

9. Borgna-Pignatti C，Rugolotto S，De Stefano P，et al. Survival and complications in patients with thalassemia major treated with transfusion and deferoxamine. Haematologica，2004，89：1187-1193.

10. Bowden RA，Slichter SJ，Sayers M，et al. A comparison of filtered leukocyte-reduced and cytomegalovirus（CMV）seronegative blood products for the prevention of transfusion-associated CMV infection after marrow transplant. Blood，1995，86：3598-3603.

11. Brigden ML，Pattullo AL. Prevention and management of overwhelming postsplenectomy infection-an update. Crit Care Med，1999，27：836-842.

12. Cervia JS，Wenz B，Ortolano GA. Leukocyte reduction's role in the attenuation of infection risks among transfusion recipients. Clin Infect Dis，2007，45：1008-1013.

13. Chen LH，Keystone JS. New strategies for the prevention of malaria in travelers. Infect Dis Clin North Am，2005，19：185-210.

14. Cullingford GL，Watkins DN，Watts AD，et al. Severe late postsplenectomy infection. Br J Surg，1991，78：716-721.

15. Collins HL，Kaufmann SH，Schaible UE. Iron chelation via deferoxamine exacerbates experimental salmonellosis via inhibition of the nicotinamide adenine dinucleotide phosphate oxidase-dependent respiratory burst. J Immunol，2002，168：3458-3463.

16. Costagliola DG，Girot R，Rebulla P，et al. Incidence of AIDS in HIV-1 infected thalassaemia patients. European and Mediterranean W.H.O. Working Group on Haemoglobinopathies and Cooleycare. Br J Haematol，1992，81：109-112.

17. Costagliola DG，de Montalembert M，Lefrère JJ，et al. Dose of desferrioxamine and evolution of HIV-1 infection in thalassaemic patients. Br J Haematol，1994，87：849-852.

18. Di Sabatino A，Carsetti R，Corazza GR. Post-splenectomy and hyposplenic states. Lancet，2011，378：86-97.

19. Gordeuk V，Mukiibi J，Hasstedt SJ，et al. Iron overload in Africa. Interaction between a gene and dietary iron content. N Engl J Med，1992，326：95-100.

20. Gordeuk VR，Delanghe JR，Langlois MR，et al. Iron status and the outcome of HIV infection：an overview. J Clin Virol，2001，20：111-115.

21. Griffiths E，Williams P. The iron-uptake systems of pathogenic bacteria，fungi and protozoa. In：Bullen J，Griffiths E（2nd ed），Iron and Infection. Molecular，Physiological，and Clinical Aspects，Wiley：Chichester，1999.

22. Hansen K，Singer DB. Asplenic-hyposplenic overwhelming sepsis：post splenectomy sepsis revisited. Pediatr Dev Pathol，2001，4：105-121.

23. Holdsworth RJ，Irving AD，Cuschieri A. Postsplenectomy sepsis and its mortality rate：actual versus perceived risks. Br J Surg，1991，78：1031-1038.

24. Ibrahim AS，Gebermariam T，Fu Y，et al. The iron chelator deferasirox protects mice from mucormycosis through iron starvation. J Clin Invest，2007，117：2649-2657.

25. Kim DM，Brecher ME，Bland LA，et al. Prestorage removal of Yersinia enterocolitica from red cells with white cell-reduction filters. Transfusion，1992，32：658-662.

26. Lefrère JJ, Servant-Delmas A, Candotti D, et al. Persistent B19 in immunocompetent individuals: implications for transfusion safety. Blood, 2005, 106: 2890-2895

27. Lesic B, Foulon J, Carniel E. Comparison of the effects of deferiprone versus deferoxamine on growth and virulence of Yersinia enterocolitica. Antimicrob Agents Chemother, 2002, 46: 1741-1745.

28. Lindholm PF, Annen K, Ramsey G. Approaches to Minimize Infection Risk in Blood Banking and Transfusion Practice. Infectious Disorders - Drug Targets, 2011, 11: 45-56.

29. Marx JJM. Iron and infection: competition between host and microbes for a precious element. Best Practice & Research Clinical Haematology, 2002, 15: 411-426.

30. Marwah SS, Blann A, Harrison P, et al. Increased nontransferrin bound iron in plasma-depleted SAG-M red blood cell units. Vox Sang, 2002, 82: 122-126.

31. Modell B, Khan M, Darlison M, et al. Improved survival of thalassaemia major in the UK and relation to T2* cardiovascular magnetic resonance. J CardiovascMagnReson, 2008, 10: 42.

32. Nairz M, Schroll A, Sonnweber T, et al. The struggle for iron - a metal at the host-pathogen interface. Cell Microbiol, 2010, 12: 1691-1702.

33. Neupane GP, Kim DM. Comparison of the effects of deferasirox, deferiprone, and deferoxamine on the growth and virulence of Vibrio vulnificus. Transfusion, 2009, 49: 1762-1769.

34. Ozinsky A, Underhill DM, Fontenot JD, et al. The repertoire for pattern recognition of pathogens by the innate immune system is defined by cooperation between toll-like receptors. Proc Natl Acad Sci U S A, 2000, 97: 13766-13771.

35. Ozment CP, Turi JL. Iron overload following red blood cell transfusion and its impact on disease severity. Biochim Biophys Acta, 2009, 1790: 694-701.

36. Paradkar PN, De Domenico I, Durchfort N, et al. Iron depletion limits intracellular bacterial growth in macrophages. Blood, 2008, 112: 866-874.

37. Pietrangelo A. Hemochromatosis gene modifies course of hepatitis C viral infection. Gastroenterology, 2003, 124: 1509-1523.

38. Pootrakul P, Rugkiatsakul R, Wasi P. Increased transferrin saturation in splenectomised-thalassemic patients. Br J Haematol, 1980, 46: 143-145.

39. Prasertwitayakij N, Louthrenoo W, Kasitanon N, et al. Human pythiosis, a rare cause of arteritis: case report and literature review. Semin Arthritis Rheum, 2003, 33: 204-214.

40. Ricerca BM, Di Girolamo A, Rund D. Infections in thalassemia and hemoglobinopathies: focus on therapy-related complications. Mediterr J Hematol Infect Dis, 2009, 28: 1.

41. Safe Blood for Africa Foundation. 2008. http://www.safebloodforafrica.org/.[Accessed 9 May 2014]

42. Singh H, Pradhan M, Singh RL, et al. High frequency of hepatitis B virus infection in patients with betathalassemia receiving multiple transfusions. Vox Sang, 2003, 84: 292-299.

43. Sirchia G, Rebulla P, Mascaretti L, et al. The clinical importance of leukocyte depletion in regular erythrocyte transfusions. Vox Sang, 1986, 51: 2-8.

44. Spellberg B, Ibrahim AS, Chin-Hong PV, et al. The Deferasirox–AmBisome Therapy for Mucormycosis (DEFEAT Mucor) study: a randomized, double-blinded, placebo-controlled

trial. J Antimicrob Chemother，2012，67：715-722.

45. Wanachiwanawin W，Siripanyaphinyo U，Fucharoen S，et al. Activation of monocytes for the immune clearance of red cells in beta zero-thalassaemia/HbE. Br J Haematol，1993，85：773-777.

46. Wanachiwanawin W. Infections in E-beta thalassemia. J Pediatr Hematol Oncol，2000，22：581-587.

47. Wanachiwanawin W，Mendoza L，Visuthisakchai S，et al. Efficacy of immunotherapy using antigens of Pythium insidiosum in the treatment of vascular pythiosis in humans. Vaccine，2004，22：3613-3621.

48. Weinberg ED. Microbial pathogens with impaired ability to acquire host iron. Biometals，2000，13：85-89.

49. Weinberg ED. Iron availability and infection. Biochim Biophys Acta，2009，1790：600-605.

50. Wiener E，Wanachiwanawin W，Chinprasertsuk S，et al. Increased serum levels of macrophage colony-stimulating factor（M-CSF）in alpha- and betathalassaemia syndromes：correlation with anaemia and monocyte activation. Eur J Haematol，1996，57：364-369.

51. Vamvakas E，Bajchman MA. Transfusion related mortality：the ongoing risk of allogeneic blood transfusion and the available strategies for their prevention. Blood，2009，113：3406-3417.

52. Vento S，Cainelli F，Cesario F. Infections and thalassaemia. Lancet Infect Dis，2006，6：226-233.

53. Velati C，Romano L，Fomiatti L，et al. Impact of nucleic acid testing for hepatitis B virus，hepatitis C virus，and human immunodeficiency virus on the safety of blood supply in Italy：a 6-year survey. Transfusion，2008，48：2205-2213.

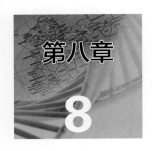

第八章　内分泌疾病

作者：Vincenzo De Sanctis；NikosSkordis；Ashraf.
T. Soliman

评审人：Alan Cohen

内分泌异常是重型 β- 地贫最常见的并发症之一，尽管早期应用合适的螯合治疗，但仍存在生长发育、性成熟延迟以及生育能力受损的问题。因为初次接受螯合治疗的年龄、螯合的程度及类型、输血前血红蛋白所处的水平以及螯合良好病人生存率的持续提高等方面存在差异，很难确定内分泌并发症的患病率。一份来自 29 个国家的 3817 例重型 β- 地贫病人样本的内分泌并发症及其增长率如图 8-1 所示（De Sanctis，2004）。

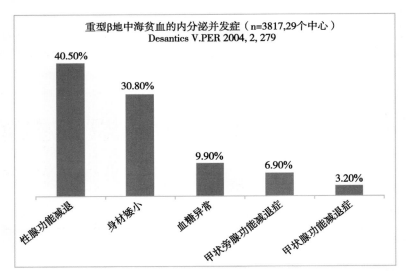

图 8-1　*生长速率及地中海贫血内分泌并发症*
摘自国际地中海贫血联合会地中海贫血病人生长速率及内分泌并发症研究小组
（De Sanctis，2004）

一、身材矮小与生长迟缓

地中海贫血病人多发生生长迟缓，在身高、坐高、体重及肩部和髂骨宽度生长数值都有明显的迟滞。纵向生长模式显示 4 岁以后病人的生长速率终低于正常对照组，骨龄在六七岁后普遍延迟，随着青春期加速生长期的停滞，生长迟缓问题显得更突出。地中海贫血病人发育不良的关键因素包括慢性贫血、输血性铁过载和螯合毒性（De Sanctis，2013a），其他重要因素包括：营养不良（蛋白质 - 热能营养不良、维生素 D 和 A、锌和肉碱缺乏），生长激素缺乏症（GHD）/ 不足（GHI），胰岛素样生长因子（IGF-1）缺乏症，慢性肝病，性腺功能减退，甲状腺功能减退和心理压力。

（一）诊断与调查

诊断需要建立一套严谨的临床评价体系：

1. 身材矮小——身高低于相应性别及年龄的 3 个百分位数（参照国民生长图表），和或

2. 生长速率下降——生长速率以厘米 / 年表示，低于相应年龄和性别 1 个百分位数（参照生长速率图表），和或

3. 其他垂体激素缺乏的征象如促性腺激素、生长激素，促甲状腺激素缺乏。

4. 引起生长阻滞其他可能原因的征象如营养不良、慢性肝脏疾病、慢性心力衰竭。

对身材矮小或生长迟缓的监管，首先要定期（6 个月一次），并精确地监测身高和坐高、青春期发育状况（表 8-1）和骨龄，包括骨骺的检测。绝对身高的解读必须考虑父母的身高因素。

表 8-1　Tanner 提出的青春期评估法

阴茎发育	乳房发育	阴毛生长
P1：青春期前	B1：青春期前	PH1：青春期前
P2：青春期早期（阴囊和睾丸增大，4～5ml，少少或没有阴茎增大）	B2：青春期早期（乳房生长的幼芽期）	PH2：青春期早期（稀疏生长）
P3：青春期中期（阴茎增大，阴囊和睾丸进一步增大，8～12ml）	B3：青春期中期（乳房和乳晕增大）	PH3：青春期中期（毛发生长超过耻骨联合）
P4：青春期晚期（阴茎增长和增粗，阴囊皮肤色素沉着增加，睾丸增大，14～25ml）	B4：青春期晚期（乳晕和乳头突出乳房表面）	PH4：青春期晚期（毛发向成人型生长但不如其广泛）
P5：成人期	B5：成人期（乳房发育完全，乳晕不再进一步突出乳房表面）	PH5：成年期

有助于初步诊断的内分泌检验包括：甲状腺功能测试（FT_4，TSH）、评估垂体性腺轴（睾酮、雌二醇、黄体生成素、卵泡刺激素）和垂体生长轴（胰岛素样生长因子），必要时可行胰岛素生长因子结合蛋白 3（IGFBP-3）和生长激素

（GH）刺激试验。其他检验包括：钙稳态（钙、磷酸盐、碱性磷酸酶、甲状旁腺素和 25- 羟维生素 D 水平），葡萄糖耐量试验和转谷氨酰胺酶 IgA 抗体筛查乳糜泻。大多数地中海贫血病人的生长激素分泌正常，可以通过直接测定胰岛素样生长因子水平和行生长激素刺激试验（使用可乐定、胰高血糖素或生长激素释放激素）来检测下丘脑 - 垂体生长轴功能。

骨骼的放射学评估包括：评估骨骼成熟度（骨龄）和测量骨密度，并推荐在儿童期晚期和青春期早期进行因为骨骼畸形和骨质疏松症高发于重型 β-地贫病人。重要的是，尽管去铁胺的使用率有所下降，它仍然是一个引起延迟生长（见第三章铁过载与螯合）以及骨骼异常的因素。

（二）治疗

重型 β- 地贫病人生长异常的防治包括（图 8-2）：

1. 正确输血并使输血前血红蛋白水平维持在 > 9g/dl。

2. 正确的螯合治疗使血清铁蛋白 < 1000ng/ml。

3. 使用新型骨毒性较小的铁螯合剂，并获取病人更好的依从性。

4. 纠正可疑的营养不良（蛋白质 - 热能，叶酸，维生素 D，维生素 A，锌，肉碱）。

5. 当锌缺乏症存在时，应予病人口服补充硫酸锌。

6. 纠正脾功能亢进。

7. 正确诊断和介入生长迟缓的病人，并且应用生长激素治疗生长激素缺乏症病人在大多数情况下是有益的。

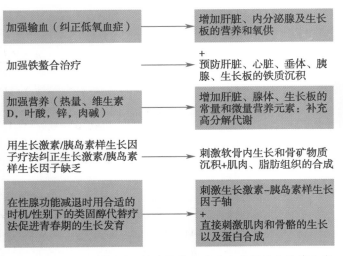

图 8-2　地中海贫血病人生长迟缓的治疗方案
经许可引自（Soliman，2013）

8. 对于患有重型 β- 地贫的男孩和女孩，出现青春期发育迟缓时正确并及时的介入，可以促使其达到正常的青春期生长速率和骨质增长。

9. 正确诊断并早期治疗甲状腺功能减退和异常葡萄糖稳态（糖耐量受损和糖尿病）。

二、青春期发育迟缓与性腺功能减退

铁过载最明显的临床症状是青春期发育延迟和性腺功能减退。青春期发育迟缓的定义是女孩到 13 岁和男孩到 14 岁时青春期发育完全停滞。性腺功能减退的定义是在男孩睾丸没有增大（少于 4ml），女孩到 16 岁时乳房没有发育（De Sanctis，2013a）。在患有中度或重度铁过载的重型 β- 地贫病人中，青春期停滞是一个较常见的并发症，并且以青春期发育停滞超过 1 年及以上为特征，在这种情况下，睾丸的大小始终在 6～8ml，乳房的大小处于 B3 级，年生长速率明显下降或完全停止（De Sanctis，2013a）。患有重型 β- 地贫青少年和成年人中性腺功能减退的患病率女性为 38%，男性为 43%（见图 8-1）。

（一）检查

1. 常规检查　包括生化分析、甲状腺功能（TSH 和 FT_4）、骨龄（腕和手部的 X 射线）和骨矿物质密度（BMD）。

2. 监测下丘脑 - 垂体 - 性腺轴　重型 β- 地贫病人存在青春期发育迟缓 / 性腺功能减退（促性腺激素分泌不足的性腺功能减退）。

（1）FSH 和 LH 的基础分泌值降低。

（2）LH / FSH 对促性腺激素（促性腺激素释放激素）低应答。

（3）LH 和 FSH 的自发脉冲式分泌的各种干扰因素。

（4）基础性激素水平（雌二醇和睾酮）降低。

（5）部分病人应答人体绒毛膜促性腺激素（hCG）的睾酮分泌降低。

3. 盆腔超声评估女性的卵巢和子宫大小。

（二）治疗

治疗青春期发育迟缓或停滞，低促性腺素性功能减退症取决于年龄、铁过载的严重程度、下丘脑 - 垂体 - 性腺轴的受损程度、慢性肝脏疾病和性腺功能减退所导致的心理问题等因素。内分泌学家和其他医师之间的合作至关重要。

对女性来说，初始治疗可口服炔雌醇（2.5～5μg/d）至 6 个月，之后重新评估激素水平。如果治疗结束后的 6 个月内青春期的自然发育进程未开始，推荐另外口服雌激素并逐渐增加剂量（炔雌醇 5～10μg/d 起始）满 12 个月。如果未出现突发的子宫出血，推荐行低剂量雌孕激素联合替代治疗。

对于男性的青春期发育迟缓，低剂量的肌内注射长效睾酮酯（30～50mg）

每月 1 次至 6 个月，之后重新评估激素水平。若未出现生长速率下降，低促性腺素性功能减退症病人的治疗剂量可以维持在每月 50mg。完全男性化的剂量是每 10 天肌内注射 75～100mg 的长效睾酮酯直至生长发育结束。局部睾酮凝胶的使用效果与之相当。

青春期停滞的治疗药物包括睾酮酯或局部睾酮凝胶，剂量及用法参照青春期发育迟缓和低促性腺素性功能减退症的治疗方法。

重要的是，普遍认为青春期发育失调的治疗方法是建立在病人个体化的基础上，需要考虑到问题的复杂性和许多相关的并发症。

三、甲状腺功能减退

此并发症发生的主要原因是铁过载，接受最佳治疗的病人并不常见，而且中枢性的甲状腺功能减退病例罕见（De Sanctis，2012a）。重型 β- 地贫病人的甲状腺功能减退发生率为 6%～30%。患病率较低的病人通过测量铁蛋白水平发现其铁过载也较低。不同报告之间的巨大差异可能是由于病人基因型、病人年龄、种族多样性等差异因素和治疗方案，包括不同输血率和螯合疗法的不同造成的（De Sanctis，2012a）。

（一）实验室检查

从 9 岁开始应该每年行甲状腺功能检查（除非出现甲状腺功能减退症状）（Rindang，2011）。游离 T_4 和 TSH 是检查的关键指标。其他的检查可以包括以下项目：

1. 甲状腺自身抗体甲状腺过氧化物酶和抗甲状腺球蛋白自身抗体。通常甲状腺抗体阴性可排除自身免疫性因素，结论要结合具体病例。超声可显示不同的回波模式来评估甲状腺的结构异常。

2. 骨龄结合具体病例。

3. 生化项目包括血脂。

4. 血清铁蛋白。

5. 心电图和超声心动图（尤其是在严重病例中）。

6. 垂体磁共振成像（MRI）结合具体病例。

（二）甲状腺功能障碍分级

有研究定义甲状腺功能减退分级如下（De Sanctis，2012a）：

1. 亚临床甲状腺功能减退是 TSH 升高且 FT_4 水平正常。

两类亚临床甲状腺功能减退定义如下：

（1）A 型：FT_4 正常，TSH 5～10mU/ml。

（2）B 型：FT_4 正常，TSH＞10mU/ml。

2. 临床甲状腺功能减退是 TSH 升高且 FT_4 降低。

（三）临床检查

典型重型 β- 地贫病人的临床甲状腺功能减退症状并不明显，因为大部分症状，尤其在轻型病例中是非特异的，并且经常被贫血或相关疾病所掩盖（Sabato，1983）。有报告称并发临床甲状腺功能减退的地中海贫血病人会表现为发育不良、青春期发育迟缓、心脏衰竭和心包积液（De Sanctis，2013a），由于骨龄的延迟，相较甲状腺功能正常的重型 β- 地贫病人，他们的身材更加矮小。

（四）治疗

治疗方法取决于器官衰竭的严重程度。螯合疗法的依从性好可以预防或改善甲状腺功能减退（亚临床甲状腺功能减退——TSH 基础值 5～10mIU/ml）。

亚临床甲状腺功能减退需要定期医疗随访并加强铁螯合疗法。临床甲状腺功能减退病人应服用左甲状腺素（De Sanctis，2013a）。当地中海贫血合并亚临床甲状腺功能减退和心肌病时要特别注意：使用胺碘酮治疗可能使病情迅速发展为严重的甲状腺功能减退，从而导致心功能恶化（Alexandrides，2000）。

四、糖耐量异常（IGT）和糖尿病（GM）

糖耐量异常和糖尿病是铁螯合不充分的病人比较常见的并发症，这些异常也会发生在规范输血和定期行螯合治疗的重型 β- 地贫病人中，这表明糖尿病的发展可能存在其他因素：包括铁毒性的个体敏感性、慢性贫血、锌缺乏和铁依赖性胶原蛋白原脯氨酸羟化酶活性增强所激发的胶原沉积增加，并随后干扰胰腺的微循环等（De Sanctis，2013a；De Sanctis，2013b；Iancu，1990）。

在主要用去铁胺治疗重型 β- 地贫的青少年和青中年病人中，糖耐量异常和胰岛素依赖型糖尿病（IDDM）的患病率因不同类型而从 0 到 17% 不等（Skordis，2013）。在 10 岁前患糖尿病几率较罕见，而随着年龄的增长患病率逐渐增加。糖耐量异常可能从 10 岁就开始出现，并伴随整个青春期。青春期和作为胰岛素作用相关危险因素的地中海贫血，这两者的负效应叠加能够部分地解释为什么患地中海贫血的青少年存在胰岛素抵抗增加的情况（Skordis，2013）。

（一）重型 β- 地贫病人糖尿病的发病机制

最初的损害是由于铁元素介导的胰岛素抵抗而不是胰岛素生成不足，但铁沉积的直接毒性损害会造成胰岛 β 细胞受损，随后出现胰岛素缺乏（Skordis，2013）。

地中海贫血病人的胰岛 β 细胞功能有以下特点（图 8-3）：

1. 高胰岛素血症的胰岛素抵抗和糖耐量正常。

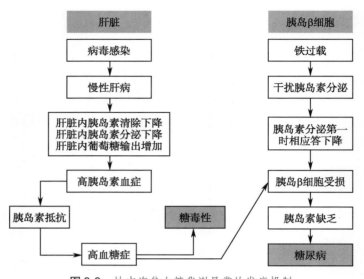

图 8-3 地中海贫血糖代谢异常的发病机制
经许可引自：De Sanctis V. TIF Congress，Dubai - 2006

2．糖耐量异常的胰岛素抵抗和随着胰岛素分泌减少的胰岛 β 细胞功能逐渐受损。

3．胰岛素依赖型糖尿病。

肝脏与胰岛 β 细胞的铁沉积和葡萄糖毒性可能损害葡萄糖耐量。在成人期肝脏铁沉积和丙型肝炎之间的相互作用促进和加速糖尿病的发生发展（De Sanctis，2013a）。因此，在早期发现血糖异常至关重要。口服葡萄糖耐量试验（OGTT）应该在每一个地中海贫血病人 10 岁后或更早进行筛查（Skordis，2013）。

（二）诊断

葡萄糖耐量（图 8-4）的诊断标准如下：

1．空腹血糖＞6.9mmol/L 可诊断糖尿病。

2．OGTT 2 小时后血清葡萄糖＞11mmol/L 诊断糖尿病。

3．OGTT 2 小时后血清葡萄糖＞7.7mmol/L 或＜11mmol/L 提示葡萄糖耐量异常。

胰腺的铁含量对 β 细胞毒性有很强的预测作用，尽管胰腺 MRI 尚未标准化用于常规临床实践，仍可通过其评估胰腺铁含量（Noetzli，2009）。如果得到证实，MRI 和空腹血糖 / 胰岛素检验作为互补的筛查工具可以在不可逆的胰腺损害发生之前识别出高危病人。然而口服葡萄糖耐量测试仍然是检测糖代谢的金标准。肝炎感染筛查和使用规律的螯合疗法是预防糖尿病发展的重要手段。

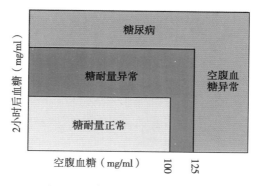

图 8-4 葡萄糖耐量的诊断标准

（三）治疗

糖耐量异常和糖尿病的治疗（De Sanctis，2013a；De Sanctis，2013b；Skordis，2013）应遵循：

1. 严格的糖尿病饮食。

2. 定期身体锻炼。

3. 强化的螯合疗法使用去铁胺和去铁酮增强铁螯合疗法能够有效地使胰岛 β 细胞功能恢复正常，改善胰岛素分泌和葡萄糖耐量并降低肝脏铁沉积（Berdoukas，2012）。

4. 口服降糖药物尽管关于口服抗糖尿病的药物疗效的报告数据有限，糖尿病的早期仍应开始口服降糖药物，这样有利于防止其发展至胰岛素依赖性糖尿病阶段（图 8-5）。

5. 胰岛素有症状或经治疗后血糖仍顽固性升高的病人需要使用胰岛素治疗（见图 8-5）。

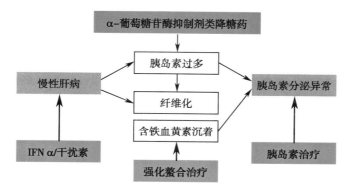

图 8-5 地中海贫血的糖耐量异常和糖尿病的治疗方法
经许可引自：De Sanctis V. TIF Congress，Dubai - 2006

139

对患糖尿病的地中海贫血病人血糖控制的监测与一般的糖尿病人群相同（De Sanctis，2013a；De Sanctis，2013b）：

1．每天家中行微量血糖监测。

2．如果血糖高于250mg/dl要监测尿酮体。

3．每个月估计果糖胺摄入量。糖化血红蛋白并不是一个可靠的血糖控制监测指标，因为红细胞寿命缩短、无效造血和频繁输血，这些都可能影响糖化血红蛋白结果的有效性（De Sanctis，2013a）。

4．评估肾功能。

5．尿微白蛋白和蛋白质。

6．评估视网膜病变。

五、甲状旁腺功能减退

甲状旁腺功能减退（HPT）是输血依赖性的重型地中海贫血病人第二个10年中的典型并发症。不同的医疗中心甲状旁腺功能减退的发病率不同（从1.2%到19%），并且男性发病率似乎更高（男／女＝1.35）（Vogiatzi，2009；Sleem，2007；De Sanctis，2004）。最近有报告称患甲状旁腺功能减退的地中海贫血病人中出现颅脑CT异常表现比例很高（Karimi，2009；Soliman，2008）。心电图（ECG）可以检测心脏的电生理异常。

（一）症状和体征

大多数病人表现的症状轻微并伴有触觉异常。更严重的病例证明可有手足抽搐、癫痫或心脏衰竭（Skordis，2013）。

（二）监测

应该从16岁开始监测，项目包括血清钙、血清磷和磷酸盐平衡。如果血清钙低而血清磷高，应加测甲状旁腺激素（Skordis，2013）。

（三）治疗

甲状旁腺功能减退的治疗目标是预防低钙血症的急性和慢性并发症。治疗的主要目标包括：控制症状，维持血清钙在较低到正常范围之间，维持血清磷在正常范围内，保持24小时尿钙在7.5mmol/d（300mg/d），并维持钙磷乘积低于55mg/dl（4.4mmol/L），以防止肾结石、肾钙质沉着症和软组织钙化（De Sanctis，2013）。治疗包括：

1．口服维生素D或其类似物之一。有些病人需要高剂量的维生素D以维持其血清钙水平正常，高血钙症是此种疗法的常见的并发症之一，故应重点监测（De Sanctis，2012b）。

2．骨化三醇0.25～1.0μg，2次/d，通常足以维持血浆钙和磷水平在正常范围,治疗初期需每周抽血检验。之后可每 3 个月行抽血检验及测定 24 小时尿钙和尿磷含量。

3．若病人血清磷水平居高不下,可考虑使用磷酸盐吸附剂(铝剂除外)。

4．因严重低钙血症导致的手足抽搐和心脏衰竭需要经静脉补钙、心电监测及口服维生素 D。

5．在一些研究中,合成人甲状旁腺素 1～34,1 次 /d 或 2 次 /d 均被证明能够有效治疗儿童甲状旁腺功能减退,然而这种疗法未被批准作为治疗甲状旁腺功能减退的正规疗法,且尚未有相关文献数据支持其可用于地中海贫血病人的治疗(De Sanctis,2012b)。

6．由于甲状旁腺素具有降尿钙的效应,在某些接受钙剂和维生素 D 治疗的甲状旁腺功能减退病人中,有发生高尿钙症的潜在可能性。在这种情况下需要限制钠的摄入、使用噻嗪类利尿剂或减少钙剂或 1α- 羟化维生素 D 的剂量。也可以在治疗初期使用这些措施以预防高尿钙症(De Sanctis,2012b)。

(四)饮食方面

饮食上无特殊注意,但是某些医师建议咨询营养师,可能会给出以下饮食建议:

1．进食含钙量高的食物,包括乳制品、绿叶蔬菜、花椰菜、甘蓝、浓缩橙汁和早餐麦片。

2．少食含磷量高的食物,即避免饮用碳酸饮料,它以磷酸的形式而富含磷。鸡蛋和肉类也往往是高磷食物。

六、肾上腺功能不全

一些研究报道在地中海贫血病人中只有生化指标异常的肾上腺功能不全的发病率从 0～45% 不等。而另一方面,出现临床症状的肾上腺功能不全,即肾上腺危象是极其罕见的(El Kholy,2013)。

(一)诊断

轻度的肾上腺功能减退的临床表现可能会被地中海贫血病人并发的如乏力、肌肉无力、关节痛和体重下降等症状掩盖。

(二)实验室检查

基础和促肾上腺皮质激素或胰岛素刺激后 30～60 分钟的皮质醇水平可用于评估肾上腺功能。建议每 1～2 年行一次肾上腺功能检查,这对于使用重组人生长激素治疗的生长激素缺乏症病人尤其重要(El Kholy,2013),因为生长激素缺乏的病人可能是由于垂体前叶激素分泌不足,并极可能发展成完全或部分的促肾上腺皮质激素(ACTH)缺乏。

（三）治疗

重型 β- 地贫病人存在肾上腺功能亚临床损伤的并不少见，然而一般情况下很少或不会有临床症状，但不排除应激条件下的潜在影响。因此，糖皮质激素治疗只建议在存在应激条件时使用（El Kholy，2013）。临床肾上腺功能不全和肾上腺危象是非常罕见的。

七、总结

内分泌并发症，生长和青春期发育延迟是重型 β- 地贫中铁过载的常见表现形式，发病率较高。因此，重型 β- 地贫病人需要定期监测内分泌并发症症状和体征。预防仍是第一要务，螯合疗法的作用还有待更多的数据支持。一旦发生内分泌并发症，应重点关注阻止该并发症的进展和相关症状的治疗。

参 考 文 献

1. Alexandrides T，Georgopoulos N，Yarmenitis S，et al. Increased sensitivity to the inhibitory effect of excess iodide on thyroid function in patients with beta-thalassemia major and iron overload and the subsequent development of hypothyroidism. Eur J Endocrinol，2000，143：319-325.

2. Berdoukas V，Farmaki K，Carson S，et al. Treating thalassemia major-related iron overload：the role of deferiprone. J Blood Med，2012，3：119-129.

3. De Sanctis V，Eleftheriou A，Malaventura C. Thalassaemia International Federation Study Group on Growth and Endocrine Complications in Thalassaemia. Prevalence of endocrine complications and short stature in patients with thalassaemia major：a multicenter study by the ThalassaemiaInternational Federation（TIF）. Pediatr Endocrinol Rev，2004，2：249-255.

4. De Sanctis V，Soliman A，Campisi S，et al. Thyroid disorders in thalassaemia：An update. Curr Trends Endocrinol，2012a，6：17-27.

5. De Sanctis V，Soliman A，Fiscina B. Hypoparathyroidism：from diagnosis to treatment. Curr Opin Endocrinol Diabetes Obes，2012b，19：435-442.

6. De Sanctis V，Soliman AT，Elsedfy H，et al. Growth and endocrine disorders in thalassemia：The international network on endocrine complications in thalassemia（I-CET）position statement and guidelines. Indian J Endocrinol Metab，2013a，17：8-18.

7. De Sanctis V，Soliman A，Yassin M. Iron overload and glucose metabolism in subjects with β-thalassaemia major：An Overview. Curr Diabetes Rev，2013b，9：332-341.

8. El Kholy M. Adrenal disorders//The Ludhiana Booklet. Growth and endocrine complications in thalassaemia. EndoThal，2013，Press：Ludhiana，2013.

9. Iancu TC，Ward RJ，Peters TJ. Ultrastructural changes in the pancreas of carbonyl iron-fed rats. J Pediatr Gastroenterol Nutr，1990，10：95-101.

10. Karimi M，Rasekhi AR，Rasekh M，et al. Hypoparathyroidism and intracerebral calcification in patients with beta-thalassemia major. Eur J Radiol，2009，70：481-484.

11. Noetzli LJ，Papudesi J，Coates TD，et al. Pancreatic iron loading predicts cardiac iron

loading in thalassemia major. Blood, 2009, 114: 4021-4026.

12. Rindang CK, Batubara JRL, Amalia P, et al. Some aspects of thyroid dysfunction in thalassemiamajor patients with severe iron overload. PaediatrIndones, 2011, 51: 66-72.

13. Sabato AR, De Sanctis V, Atti G, et al. Primary hypothyroidism and the low T3 syndrome in thalassaemia major. Arch Dis Child, 1983, 58: 120-127.

14. Skordis N, De Sanctis V. Diabetes mellitus//The Ludhiana Booklet. Growth and endocrine complications in thalassaemia. Endo Thal, 2013, Press: Ludhiana 2013.

15. Sleem GA, Al-Zakwani IS, Almuslahi M. Hypoparathyroidism in adult patients with Betathalassemia major. Sultan Qaboos Univ Med J, 2007, 7: 215-218.

16. Soliman A, Adel A, Bedair E, et al. An adolescent boy with thalassemia major presenting with bone pain, numbness, tetanic contractions and growth and pubertal delay: panhypopi-tuitarism and combined vitamin D and parathyroid defects. Pediatr Endocrinol Rev, 2008, 6: 155-157.

17. Soliman AT, De Sanctis V. Growth disorders in thalassaemia. Endo Thal, 2013, 11: 99-102.

18. Vogiatzi MG, Macklin EA, Trachtenberg FL, et al. Thalassemia Clinical Research Network. Differences in the prevalence of growth, endocrine and vitamin D abnormalities among the various thalassaemia syndromes in North America. Br J Haematol, 2009, 146: 546-546.

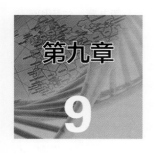

第九章　生殖和怀孕

9

作者：N Skordis
评审人：John Porter
独立评审人：Gabriel Kalakoutis

重型地中海贫血的初级治疗进展包括：最佳的输血方案及螯合治疗的重型地中海贫血的初级治疗进展，已经可以维持病人存活至成年。与此同时，随着病人生存质量的大大提高，拥有一个家庭（生活质量的一个关键部分）也已经成为大多数病人的一个重要愿望。尽管对于那些进行了良好输血及螯合治疗青春期及月经正常的病人，她们可以有正常的青春期、月经，可以自然怀孕，但是大多数由输血导致含铁血红素沉积症引起的性腺功能减退症病人却依然不孕（Skordis，1998）。那些不能自然怀孕的病人需要进行辅助生殖技术（ART）助孕的帮助。

怀孕对于地中海贫血病人母体和胎儿都是高风险的，所以无论是自然受孕还是辅助生殖技术，计划怀孕都极其重要。然而，这些风险都可以通过孕前多学科综合小组的咨询减至最低，该小组包括：血液科、生殖医学学科、心内科、产科医师以及专科护士共同组成。

中间型地中海贫血病人的管理基本类似于重型地中海贫血病人，只有微小调整。大龄重型地贫病人多是性腺功能减退且很难自然怀孕，如果中间型地贫病人的下丘脑-垂体-性腺轴是完好的，她们是有自然怀孕的潜能的（Chatterjee，2000）。同时，大龄重型地贫病人的孕期管理与那些孕期血栓风险进行性升高、需要输血治疗以降低这些风险的中间型地贫病人不同（Nassar，2006）。对于铁离子超负荷的重型地贫病人，她们还面对着血栓的风险，特别是对于脾切除或是自身抗体阳性的病人。

一、生育能力低下的女性病人管理

尽管 80%～90% 地贫病人出现性腺功能减退，但大多数病人的性腺功能却都是完好的，这提示其生育功能可以挽救，也就是说女性的排卵以及男性的精子生成功能都可以绕过下丘脑-垂体-性腺轴而通过体外促性腺治疗来达到（De Sanctis，1988a；De Sanctis，1988b）。然而，别的一些内分泌异常，如糖尿病或是甲状腺功能减退等，也有可能影响到生殖治疗的结局，故需要针对标准治疗方案而进行调整。成功的自然受孕以及配子发育的中间型地贫的男性及女性都已经被记录（Aessopos，1999；Skordis，2004）。

生育能力低下病人的管理要求进行仔细地计划以及准备（从头到尾的工作制定彻底、全面的诊断检查），包括夫妻双方的备孕（如下第三节：孕前咨询）。地贫病人的辅助生殖也需要包括按照标准对参与者进行评定的一个评价（见 http://www.rcog.org.uk）。生育力的选择包括依赖于两个因素：①伴侣的携带状态；②病人本身下丘脑-垂体-性腺轴受损的位点。如果参与双方均为地贫纯合子，配子的捐献最好选择精子，因为精子更易从精子库获取，而在技术上卵子的使用的成功率却不得而知（Deech，1998）。如果参与者是杂合子，那移植前的基因诊断（PGD）则是另外一个选择，可以在怀孕前先行诊断。这个手段对于那些拥有着反对终止异常妊娠的信仰的特定社会人群来说更容易接受。最后，对于那些具有严重器官损伤害或是双方均为重型地贫病人的病人来说，领养或许是一个选择。如果打算领养孩子，需考虑家庭环境以及职业因素。

（一）促进排卵的方法

脉冲式促性腺激素释放激素输注的促排卵作用方式，只在下丘脑-垂体-性腺轴受损早期促性腺激素（FSH，LH）仍可以释放时是可行的。然而多数性腺功能低下病人随着虽然有功能性性腺治疗但无脉冲激素释放的，反而更易从促性腺激素疗法上获益（80% 成功率）（Skordis，2004）。那些子宫内膜或是输卵管受损的病人，对于 IVF 技术上获益更多、反应更佳。然而，所用的这些药物作用太强，这些病人需要使用作用更强的药物，常常可能促使两个或更多卵泡生长，增加了怀双胎或三胎的风险，故可能导致卵巢过度刺激综合征。在这种情况下，卵巢血管通透性增加，液体漏出到腹腔，引起腹腔积液以及机体脱水。大约 1%～2% 进行了促排卵治疗的妇女会出现严重的过度刺激综合征，表现为：腹痛、呼吸困难、呕吐以及体重增长过快。严重病人甚至需要住院以治疗一些致命的并发症：电解质紊乱、低血容量休克、肾功能或呼吸功能受损以及血栓形成。根据人类受精和胚胎管理（HFEA）规定，促排卵治疗应可以仅由生殖医学组完成（Deech，1998）。病人需被告知发生卵巢过度刺激综合征、多胎妊娠、异位妊娠以及流产风险。过度刺激以及多胎妊娠风险可以通过超声对全程治疗的监测而减到最小。启动这些治疗方案需签署知情同意书。

全程都需进行仔细地记录。对于原发性、继发性闭经或是那些月经正常但是不孕或是男方也为地贫病人的妇女，促排卵过程也需要记录。促卵泡成熟以及获取成熟卵泡、成熟卵母细胞对于这些病人是极其重要的，因为这样有利于随后的胚胎移植，增加怀孕的机会。促卵泡生长需严格管理不同的促排卵药及促排卵方法。促卵泡生长的进行使得促排卵药物的应用和不同促排卵方法的应用成为必需。促排卵的进行导致促排卵药物的使用以及签订不同协议显得非常重要,该遵循的体系准则根据团队自己的方法来定(图 9-1 为基本协议的一种,一套已建立的方法)。

很多地贫病人的促排卵协议方法使用的是标准的药物治疗。促性腺激素(FSH 和 LH)、克罗米酚柠檬酸盐等是用于刺激卵泡生成的药物,hCG 和 LH 用于卵泡发育成熟后促进排卵。由于地贫病人下丘脑 - 垂体轴功能多不完好,故不推荐使用其他辅助药物,如促性腺激素释放激素类似物(激动剂以及拮抗剂)等可能导致卵巢移植卵巢抑制的药物。促性腺激素的注射剂量和频率由妇女的应答制定,这通过发育卵泡的数量及大小以及雌二醇水平决定。至少有 2 个卵泡到达 17mm 大小后才能注射 hCG,且在注射后 36 小时内必须进行取卵。

(二)促排卵过程的重要点

1. 通过阴道 B 超对整个周期进行密切检测。

2. 整个过程需一直进行治疗,直到开始注射 hCG 或是已经确定生化妊娠。

3. 可能需要注射黄体酮补充黄体。

4. 最多进行 6 个周期后,医师需进行总体评价并考虑进行体外受精技术(IVF)技术。

二、男性生殖以及促精子生成治疗

男性地中海贫血病人的促精子生成比他们女伴的促排卵作用困难很多,从轻型到重型铁超负荷病人的成功率只有 10%～15%(Skordis,2004)。整个诱导过程都必须遵守 HFEA 的规定,注意进行全程的咨询及知情同意(Deech,1998)。下面是一个已经设定的促精子作用生成的规定已建立的方法:

1. 基础水平的睾酮及精液分析。

2. 每两周一次 2000 单位 hCG 注射,直到为期 6 个月后。

3. 睾酮水平监测。

4. 无精子生成时多次重复的精液分析。

5. 持续注射 hCG 联合 75 单位 HMG 或 FSH 注射,一周 3 次,直到 6 个月后。

6. 如果精子质量分析合格则保存下来。

7. 如果精子质量持续不合格,则停止治疗。

地贫病人青春期紊乱的激素治疗是一个复杂的过程,因为会有许多相关的并发症出现。因此,每个病人都需要个体化评估。内分泌学及其他方面的医师的合作非常重要。青春期发育之前就出现的性腺功能低下的男性病人大多数都是睾丸的容积小于 5ml,且常常需要 hCG 及人类促性腺激素(或卵泡刺激素 FSH)的治疗来诱发精子形成。

整个治疗过程要求很高且耗时达 2 年之久。最初的 hCG 治疗剂量为 1 周 2 次 1000～2000 单位肌内注射。注意监测其临床应答情况及每 2～3 个月监测一次睾酮水平。根据一个合适的应答情况来调整 hCG 的剂量。如果病人已经完全男性化，且 8～12 个月的 hCG 治疗并未能促进精子形成，则推荐开始进行 FSH 治疗。一旦出现妊娠，FSH 治疗就可以停止，配子精子生成可以仅仅通过 hCG 而维持下去（De Sanctis，2012）。如果最长治疗达 2 年后，还未出现充足精子生成的效果，那也没有继续此治疗方案的适应证，即表明不用继续此方案了。

最近，由于细胞质内精子注射等显微操作技术（ICSI）的出现，使得受孕率有所增高，即使是少弱精子症病人。因此，为了更好地保证生育力且提高怀孕几率，除非是精子缺乏症，只要是将来想要孩子的，都应该采取精子冷冻保存。将来也可以在子宫内膜情况足够好的情况下，去怀孕。然而，最近有关于男性地中海贫血病人精子 DNA 受损的文献的报道（De Sanctis，2008；Perera，2002），使得有关于这些个体有基因突变的风险的忧虑增多，特别是进行了细胞内精子注射的后代考虑到使用 ICSI 技术之后，其受精过程中的自然保护屏障的丢失的可能，导致移植失败。

三、孕前咨询

在进行生殖治疗之前，对于病人及其伴侣的孕前咨询非常重要，可以达到三个目的：①评价是否合适进行辅助生殖；②有助于专科医师进行相关治疗回顾；③医师和病人及病人伴侣针对辅助生殖和怀孕的风险进行一个讨论。

（一）评价是否合适进行辅助生殖

针对是否适合进行辅助生殖，每个病人都应该进行辅助生殖前评价，以期获得对母体及胎儿最好的结局。在鼓励罹患地贫的女性进行辅助生殖技术前，至少应该注意三个重要因素：心脏受损程度、肝功能受损程度以及病毒垂直传播的风险性。

1. 最重要的是病人心功能的评估，因为心脏方面的并发症是长期进行输血病人的首要致死原因。怀孕后由于心率增快以及搏出量增大，孕妇心脏负荷至少增大 25%～30%，若同时合并有铁离子超负荷，在胎儿成熟前就有可能出现死亡，孕妇死于心衰。因此，所有的地贫病人都需要进行一个全面的心功能评估，包括：心脏彩超（左心室射血分数 >65%，回缩分数 >30%）、心电图（包括平静状态下及运动后）和 24 小时动态心电图检查以排除节律异常。如果妇女已经明确在加压情况下有左室功能受损或已经出现明显的节律异常，临床医师应不建议她们进行计划怀孕（Hui，2002）。大多数非侵入性的心脏功能检查在预测早期心脏铁离子超负荷方面是相对不敏感的。改进后的 MRI 检查使用梯度 T_2 成像,可以对铁离子水平进行量化,同时可以在使用相同技术情况下将这个水平与左室体积进行精确相关联(Anderson l,2001)。如果条件允许,心脏 MRI 需要在小于 20 毫秒的情况下进行 T_2 识别成像。

2.当铁离子超负荷时,可通过肝组织活检以及磁共振检查等生化指标来评估肝功能。肝组织活检还可以提供肝纤维化程度和肝硬化相关信息(RCOG Clinical Green Top Guidelines,2004)。考虑到可能出现丙肝发作阳性病例,这些妇女需注射丙肝抗病毒疫苗以维持丙肝 RNA 持续阴性状态。

3.在开始怀孕前,进行骨质健康检查也很重要,可通过脊柱平片检查及双能 X 线吸收仪扫描臀部及脊柱(骨矿物质密度得分),通过合适的治疗方案以纠正机体骨质疏松或骨质缺乏的状态(见第十章,骨质疏松症)。

4.所有病人都需进行人免疫缺陷病毒(HIV)、乙肝病毒、丙肝病毒以及风疹病毒筛查。必须在怀孕前保证已进行具有风疹病毒免疫治疗力。如果病人 HIV 阳性且希望可以组建家庭,则需要建议她进行包括抗病的治疗、剖宫产以及避免母乳喂养以降低垂直传播风险。病人还需要进行糖尿病、甲状腺功能以及获得性红细胞抗体筛查。参与者双方都要进行血红蛋白病筛查(Galanello,2010)。

(二)资格评价包括以下检查项目

1.心脏功能。心电图、心脏彩超。

2.肝功能检查,肝脏超声。

3.血管。凝血因子、多普勒。

4.内分泌。甲状腺功能、钙离子平衡、维生素 D。

5.胰腺。糖耐量试验。

6.病毒感染　乙肝病毒、丙肝病毒、HIV 病毒。

7.铁离子贮备情况。

(三)可行性评估包括以下因素

1.下丘脑 - 垂体 - 性腺轴。

2.排卵功能评估。

3.子宫和卵巢的超声检查。

4.性交后精子测试。

5.子宫输卵管造影检查。

6.全面的内分泌评估。

(四)了解病人用药史

这是一个良好的机会来回顾了解病人的药物使用,以及在烟酒习惯、饮食习惯及补充叶酸、钙剂及维生素 D 等饮食习惯上对病人进行指导。建议口服螯合剂（地拉罗司或去铁酮）的病人改为去铁胺以诱导排卵及精子生成（Singer，1999）。激素替代治疗也需要在促进配子生成治疗前4～6周就要停止。由于双膦酸盐的钙离子负平衡作用，其在怀孕及哺乳期间的使用是禁忌的。尽管并没有相关指南，但考虑到双膦酸盐的长半衰期，这类药物最好在怀孕前6个月就停止使用。怀孕前及怀孕期间充足的钙剂及维生素D的补充都是非常重要的。其他的需要在生殖治疗前6个月就要停用的药物包括：干扰素、利巴韦林以及羟基脲。接受甲状腺素替代治疗的甲状腺功能减退病人需加大药物剂量以保证甲状腺功能正常。地贫病人中甲状腺功能亢进情况较少见。然而，如果病人正在接受例如卡比马唑等的抗甲状腺素治疗，需更换药物为丙基硫尿嘧啶。

（五）怀孕期间用药注意事项

1. 强调叶酸补充。
2. 停止服用DFX类药物及维生素C。
3. 停止服用ACEI类药物。
4. 可以继续服用二甲双胍，但其他口服降糖药物最好改为胰岛素。
5. 计划怀孕前6个月停止使用双膦酸盐类药物。
6. 补充钙剂及维生素D。

四、怀孕风险

所有病人都需要被告知怀孕本身不会改变地贫的自然进程，如果在多学科探讨及干预后怀孕，胎儿生长发育受限的风险往往可以稍稍降低（Aessopos，1999；Tuck，2005；Ansari，2006）。已经证实，地中海贫血病人怀孕相关的并发症，如产前出血以及子痫前期发病率和一般人群无明显差异。那些无铁离子超负荷且心脏功能足够维持妊娠的病人也不需要进行去铁胺治疗。即使提高了输血频率，血清铁蛋白也只能改变约10%（Daskalakis，1998；Aessopos，1999；Butwick，2005；Tuck，2005）。怀孕期间的目标就是维持输血前血红蛋白浓度上升10g/dl以上。一旦确定怀孕，病人就应该接受由产科医师、助产士、内科医师、血液科医师以及麻醉科医师组成的多学科医师的联合治疗。同时需告知病人，虽然怀孕风险很高，但是结局往往都是顺利的。

已经确定的怀孕相关风险

1. 怀孕并不能改变疾病的自然进程。
2. 要求严密的监测。
3. 心脏并发症。
4. 怀孕相关风险和一般人群相似。
5. 流产风险和一般人群相似。

6. 胎儿畸形风险并不会增加。

7. 胎儿生长发育受限风险增倍。

8. 早产风险增倍。

9. 胎儿／新生儿感染乙肝、丙肝、HIV 病毒的风险。异种排斥风险。多胎早产以及生长受限风险更高。

需要注意的是，孕妇的心脏并发症风险是最主要的，但是该风险可以在孕前通过确保心功能的最佳状态、对心功能最佳状态的监督保障和对铁离子负荷进行良好的控制而降到最低。

五、孕期管理

重点包括每 3 个月每个孕期进行一次心脏彩超评估心功能、肝功能及甲状腺功能。资料显示：坚持进行心脏彩超检查的重型地中海贫血妇女，通过二尖瓣 E/A 比值的检查，往往在孕晚期出现轻度的舒张功能不足，这也和孕期血容量上升而导致心脏充盈压力增大相一致，但并未观察到明显的心脏并发症，考虑是因为她们都是在合适的铁离子负荷下怀孕的。因此，临床上应注意保证地中海贫血妇女怀孕前已对其铁离子负荷进行良好的控制，以保证良好的心脏功能及心肌的 T_2 成像，因为早期开始干预可确保心脏正常的运作（Kypris，2011）。

所有孕妇需在孕 16 周时进行妊娠期糖尿病筛查，如果结果正常，还需在孕 28 周时重复筛查；24～26 周时，需进行超声检查以了解胎儿发育情况；部分病例，尤其是中间型地贫病人，中孕期就需要开始使用低分子量肝素以预防血栓（Nassar，2006；Eldor，2002）。需注意在 24～26 周需进行一系列的超声检查以了解胎儿发育情况。尽管进行了脾切除后的病人有血栓形成的可能性，但尚未见相关报道（Daskalakis，1998；Tuck，1998）。在孕期叶酸需求往往是增高的，推荐重型地贫孕妇常规补充叶酸，避免同时合并巨幼细胞性贫血，尽管这种情况只在轻型 β- 地贫携带者病人的个案病例上被证实（Leung，1989）。

如果孕期心脏功能出现恶化，那么早孕后需谨慎使用去铁胺，目前文献报道该药物的致畸作用还不明了（Singer，1999）。已有文献报道孕期心肌铁离子沉积后可出现心功能恶化（Perniola，2000）及胎儿心力衰竭（Tsironi，2010；Tuck，1998），因此，去铁胺被用于部分高风险孕妇，尤其是在晚孕期（Bajoria，2009；Tsironi，2005；Singer，1999）。尚无足够证据表明新型口服螯合剂具有胎毒性。然而，厂商对于去铁胺的说明书包括：具有导致怀孕动物骨骼异常的风险。尽管目前并没有这些药物可造成人类胎儿畸形的报道，但在对病人孕期进行管理时必须提前告知这些可能的风险。因此，对于既往有过心肌铁离子沉积或是心功能已达到边界值的病人，晚孕期或是围产期需考虑使用去铁胺，因为产程延长合并酸中毒可能导致心功能恶化。

对于分娩方式选择，如果孕期无并发症出现，可期待自然产程发作。根据已报道的数据，由于短小身材和骨骼原因导致病人头盆不称具有较高的发生率，作者建议 80% 地贫孕妇可能需要进行剖宫产。部分重型地贫病人可能会有严重颌面畸形，故更倾向于进行硬膜外麻醉以减小全麻相关的插管和创伤风险。如果孕前有糖尿病或心脏疾病等相关疾病，则应注意尽量避免产程延长出现。具有心脏病的产程延长病人，建议使用小剂量去铁胺。

尽管大部分骨骼畸形可通过规律输血治疗来预防，但重型地贫病人的脊柱异常往往和地域因素相关。不论是否进行规律输血治疗，重型地贫病人的骨质疏松和脊柱侧弯发生率仍较高。骨质疏松病人的部分椎体高度常常变段，椎管的节段位置也比预期小（Borgna-Pignatti，2006a；Borgna-Pignatti，2006b）。因此，激素替代治疗和提高骨密度的双膦酸盐治疗以确保硬膜外麻醉的可实施性，这一点显得非常重要。但是，由于双膦酸盐的半衰期较长，孕前 6 个月就要停药。产后，原则上可以使用去铁胺，因为药物在乳汁中的浓度很低且不通过口服途径吸收（Howard，2012）。但是，有关于母乳喂养期间接受去铁胺治疗的实验较少，且还缺乏正式的临床实验。由于 HIV 病毒抗体阳性和（或）丙肝病毒 RNA 阳性和（或）乙肝病毒表明表面抗原阳性可能造成垂直传播，除这些病例外，鼓励其他的病例尽量进行母乳喂养。

所有病人都要提供不孕咨询。宫内节育器具有感染风险，应被避免使用。含有雌激素类的避孕药具有血栓形成风险，也要避免使用。大部分病人是推荐服用仅含孕激素避孕药或屏障避孕法避孕。如果男性病人具有性腺功能低下而不能导致自然受孕，则不需要进行避孕。哺乳期钙剂和维生素 D 还要继续补充，然而双膦酸盐治疗需在哺乳结束后才能再次进行（Howard，2012）。

（一）孕期保健关键点

1. 每 3 个月孕期进行一次心功能、肝功能及甲状腺功能评估，妊娠期糖尿病筛查。

2. 增高输血频率以保证输血前血红蛋白维持在 10g/dl 以上。

3. 系列超声检查监测胎儿发育情况。

4. 剖宫产率上升。

5. 鼓励母乳喂养，除非 HIV 抗体和（或）丙肝病毒 RNA 和（或）乙肝病毒表面抗原阳性病例外。

6. 分娩后继续使用去铁胺治疗。

7. 选择合适避孕方式仅含孕激素避孕药避孕或是屏障避孕。

8. 避免宫内节育器及含有雌激素避孕药的使用。

9. 创建包括多学科的医师团队对地中海贫血孕妇进行用药管理。

相比于同龄非地中海贫血妇女，重型地中海病人往往表现出卵巢早衰，由此带来一个问题：卵巢储备功能对激素刺激仍有反应的最大年龄是多少？卵巢储备功能反映的是卵巢分泌出能够成功受精并怀孕的卵子的能力，同时可以决定流产风险大小（Singer，2011）。在卵巢储备功能测试中，超声可以用于间接测量卵巢储备池大小。生殖系统退化直接和窦状卵泡的数量相关。尽管并不依赖于促性腺激素产生的卵巢功能敏感指标的抗米勒管激素大多数是正常的，但是重型地贫女性低水平促性腺激素仍可导致窦状卵泡数量减少及卵巢容积减小。抗米勒管激素（AMH）由预窦状卵泡和早期窦状卵泡产生，可以阻止非优势卵泡的获取，减少卵泡在排卵周期中对于卵泡刺激素的无应答作用。卵巢储备功能低下被预示着自然受孕几率降低以及可能出现激素刺激低应答。AMH 作为女性最早的年龄变化指示分子指标，其水平在卵巢周期内和周期间的水平变化很小，因此被用作重要的评估地贫病人生育力的指示分子，是评估地贫病人生育力的重要指标。AMH 正常表明年龄低于 30～35 岁的大部分地贫病人依旧拥有生育力。抗米勒管激素 AMH 将来可能用于在螯合剂治疗过程中的生育能力保存研究当中，并有望在将来改善螯合作用的研究中有效保存生育力（Leung，2012）。

下丘脑 - 垂体 - 性腺轴功能保存完好，月经周期正常的妇女自然怀孕很常见。换句话说，那些原发性或是继发性闭经的妇女是在促排卵治疗后是可能怀孕的。然而，对于重型地贫病人在怀孕前必须谨慎考虑其他潜在并发症的发生。

（二）进行怀孕咨询的地中海贫血妇女的评价

1. 通过心电图及心脏彩超对心功能进行评价。
2. 肝功能检查及超声检查。
3. 病毒感染情况（丙肝、乙肝、HIV）。
4. 血管检查凝血因子及多普勒超声。
5. 糖耐量实验 - 优化糖尿病的控制。
6. 铁离子检查 - 优化螯合治疗方案。
7. 甲状腺功能。
8. 病毒 - 风疹 - 弓形虫检查。
9. 药物使用。
10. 获得性红细胞抗体筛查（溶血性疾病风险）。
11. 男性进行血红蛋白病检查。
12. 必要时安排遗传咨询。

六、总结和建议

1. 垂体内铁离子超负荷是女性不孕的主要原因。

2．通过促排卵可以使重型地贫妇女成功怀孕，因为卵巢功能往往都是保存完好的。

3．可以通过促性腺激素疗法促进女性排卵及男性精子生成。

4．生殖管理要求严谨的计划及准备。

5．促排卵过程只能由生殖专科医师完成。

6．重型地贫妇女准备怀孕前需考虑几点因素，包括评估已经存在的心功能受损和肝功能异常的程度以及评价一些病毒垂直传播的可能性大小。

7．怀孕本身并不会改变疾病的自然进程，如果及早给予合适的治疗，心功能也较好，则怀孕是安全的。如果孕期出现心功能恶化，可在孕早期后谨慎使用去铁胺。

参 考 文 献

1. Aessopos A，Karabatsos F，Farmakis D，et al. Pregnancy in patients with well-treated betathalassemia: outcome for mothers and newborn infants. Am J ObstetGynecol，1999，180：360-365.

2. Anderson LJ，Holden S，Davis B，et al. Cardiovascular T2-star（T2*）magnetic resonance for the early diagnosis of myocardial iron overload. Eur Heart J，2001，22：2171-2179.

3. Ansari S，Azarkeivan A，Tabaroki A. Pregnancy in patients treated for beta thalassemia major in two centers（Ali Asghar Children's Hospital and Thalassemia Clinic）: outcome for mothers and newborn infants. Pediatr Hematol Oncol，2006，23：33-37.

4. BajoriaR，ChatterjeeR. Current perspectives of fertility and pregnancy in thalassemia. Hemoglobin，2009，33：S131-S135.

5. Borgna-Pignatti C. Thalassemia. A few new tiles in a large mosaic. Haematologica，2006a，91：1159-1161.

6. Borgna-Pignatti C，Cappellini MD，De Stefano P，et al. Cardiac morbidity and mortality in deferoxamine- or deferiprone-treated patients with thalassemia major. Blood，2006b，107：3733-3737.

7. Butwick A，Findley I，Wonke B. Management of pregnancy in a patient with beta thalassaemia major. Int J ObstetAnesth，2005，14：351-354.

8. Chatterjee R，Katz M. Reversible hypogonadotrophic hypogonadism in sexually infantile male thalassaemic patients with transfusional iron overload. Clin Endocrinol（Oxf），2000，53：33-42.

9. Daskalakis GJ，Papageorgiou IS，Antsaklis AJ，et al. Pregnancy and homozygous beta thalassaemia major. Br J ObstetGynaecol，1998，105：1028-1032.

10. De Sanctis V，Vullo C，Katz M，et al. Gonadal function in patients with beta thalassaemia major. J Clin Pathol，1988a，41：133-137.

11. De Sanctis V，Vullo C，Katz M，et al. Induction of spermatogenesis in thalassaemia. Fertil Steril，1988b，50：969-975.

12. De Sanctis V，Perera D，Katz M，et al. Spermatozoal DNA damage in patients with B

thalassaemia syndromes. Pediatr Endocrinol Rev, 2008, 6: S185-S189.

13. De Sanctis V, Soliman A, Yassin M. An overview of male reproduction in thalassaemia. Rivista Italiana di Medicina dell'Adolescenza, 2012, 10: 2.

14. Deech R. Legal and ethical responsibilities of gamete banks. Hum Reprod, 1998, 13: S80-S83.

15. Eldor A, Rachmilewitz EA. The hypercoagulable state in thalassemia. Blood, 2002, 99: 36-43.

16. Galanello R, Origa R. Beta-thalassemia. Orphanet J Rare Dis, 2010, 5: 11.

17. Howard J, Tuck S, Eissa A, et al. Hemoglonpathies in Pregnancy. In: Cohen H, O'Brien P (ed) Disorders of Thrombosis and Hemostasis in Pregnancy. Springer - Verlag: London, 2012.

18. Hui PW, Lam YH, Chen M, et al. Attitude of at-risk subjects towards preimplantation genetic diagnosis of alpha- and beta-thalassaemias in Hong Kong. PrenatDiagn, 2002, 22: 508-511.

19. Kypris L, Simamonian K, Efstathiou E, et al. Cardiac monitoring during pregnancy in women with Thalassemia Major [abstract]. 12th International Conference on Thalassaemia and The Haemoglobinapathies, 2011.

20. Leung TY, Lao TT. Thalassaemia in pregnancy. Best Pract Res Clin ObstetGynaecol, 2012, 26: 37-51.

21. Nassar AH, Usta IM, Rechdan JB, et al. Pregnancy in patients with beta-thalassemia intermedia: outcome of mothers and newborns. Am J Hematol, 2006, 81: 499-502.

22. Origa R, Piga A, Quarta G, et al. Pregnancy and beta-thalassemia: an Italian multicenter experience. Haematologica, 2010, 95: 376-381.

23. Perera D, Pizzey A, Campbell A, et al. Sperm DNA damage in potentially fertile homozygous betathalassaemia patients with iron overload. Hum Reprod, 2002, 17: 1820-1825.

24. Perniola R, Magliari F, Rosatelli MC, et al. High-risk pregnancy in β-thalassemia major women. Report of three cases. GynecolObstet Invest, 2000, 49: 137-139.

25. Singer ST, Vichinsky EP. Deferoxamine treatment during pregnancy: is it harmful? Am J Hematol, 1999, 60: 24-26.

26. Singer ST, Vichinsky EP, Gildengorin G, et al. Reproductive capacity in iron overloaded women with thalassemia major. Blood, 2011, 118: 2878-2881.

27. Skordis N, Petrikkos L, Toumba M, et al. Update on fertility in thalassaemia major. Pediatr Endocrinol Rev, 2004, Suppl 2: 296-302.

28. Skordis N, Christou S, Koliou M, et al. Fertility in female patients with thalassemia. J Pediatr Endocrinol Metab, 1998, 11 (Suppl 3): 935-943.

29. Tsironi M, Ladis V, Margellis Z, et al. Impairment of cardiac function in a successful full-term pregnancy in a homozygous β-thalassemia major: does chelation have a positive role? Eur J ObstetGynecol Reprod Biol, 2005, 120: 117-118.

30. Tsironi M, Karagiorga M, Aessopos A. Iron overload, cardiac and other factors affecting pregnancy in thalassemia major. Hemoglobin, 2010, 34: 240-250.

31. Tuck SM. Fertility and pregnancy in thalassemia major. Ann N Y Acad Sci，2005，1054：300-307.

32. Tuck SM，Jensen CE，Wonke B，et al. Pregnancy management and outcomes in women with thalassaemia major. J Pediatr Endocrinol Metab，1998，11：S923-S928.

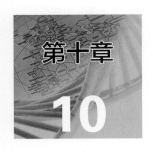

第十章 骨质疏松症

10

作者：Ersi Voskaridou；Evangelos Terpos
审校：Ali Taher

Cooley 和 Lee（Cooley，1925）首次报道了非输血依赖型贫血患儿中出现了一系列诸如脾大和骨骼特异性变化等，即由于颅面骨的增大表现为先天愚型样面容。在地贫病人中也发现了其他骨骼改变，如脊柱畸形、脊柱侧弯、神经压迫、自发性骨折、骨质缺乏和骨质疏松等。

在骨质疏松症中，主要表现为骨密度（bone mineral density，BMD）降低，骨微结构破坏，骨骼中非胶原蛋白的数量和多样性改变等（图 10-1）。根据世界卫生组织的标准，骨质疏松症的特征为低骨量、骨组织微结构退化，从而导致骨脆性增加，并由此引发的骨折风险增加。骨质疏松症在重型地贫（thalassaemiamajor，TM）病人中是引起发病的重要因素。

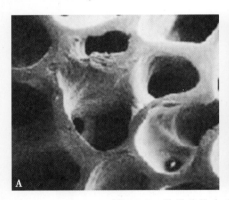
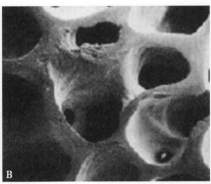

图 10-1 骨质疏松症（A）和正常（B）的骨骼

对不同年龄层，低于群体骨密度（BMD）平均数 2.5 个标准差为骨质疏松症，BMD 低于群体 BMD 平均数 1.5～2.5 个标准差为骨质缺乏。

输血疗法和螯合剂疗法均可显著提高地贫病人生存率。因此，骨质缺乏和骨质疏松症成为导致重型地贫和中间型地贫年轻或成年病人发病的主要原因，接受良好治疗的重型地贫病人中，骨质缺乏和骨质疏松症的发生率约为 40%～50%（Voskaridou，2004）。BMD 是广泛应用和广为接受的检测骨骼健康的测量指标。DXA 是 BMD 检测的金标准。DXA 是一种非侵入性技术，并且能够检测髋部、腰椎和桡骨远端（图 10-2）。

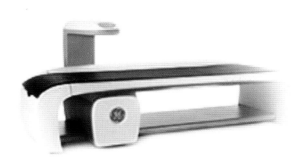

图 10-2　经典 DXA 设备

一、定义

1. 骨质疏松症 BMD T 值＜−2.5，有骨折高风险。
2. 骨质缺乏 BMD T 值在 −1～−2.5 之间。
3. 正常 BMDT 值＞−1.0。
4. T 值病人骨质高于或低于 30 岁健康女性的平均峰值骨量的标准差数。

二、正常骨生理代谢

人们通常误以为成年后骨骼表现为静态并且几乎不发生改变。事实上恰恰相反，骨骼一直处于骨形成和骨吸收的动态变化过程中，即骨代谢（图 10-3）。

骨骼中参与骨代谢的主要细胞为成骨细胞和破骨细胞，前者能够分泌形成新骨质，后者则分解骨质。骨骼的结构和充足的钙，都需要这两类细胞的共同作用。这依赖于复杂的信号通路调控来达到合适的增殖 - 分化平衡。这

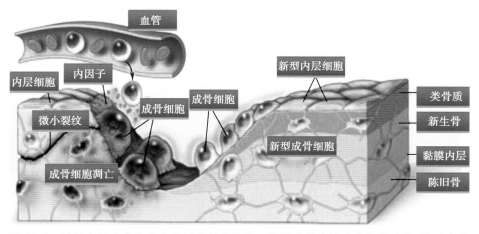

图 10-3 骨骼中每分钟都在产生新的微小裂纹。骨质受损后被破骨细胞吸收，然后由成骨细胞重建，两者通过细胞因子信号通路进行相互调控。骨细胞是一类成熟的成骨细胞，位于骨陷窝中，周围包绕着骨基质。骨细胞是骨重建的关键细胞

些信号通路包括一系列激素的激活，包括甲状旁腺素（parathyroid hormone，PTH）、维生素 D、生长激素、Wnt 通路、类固醇、降钙素以及各种细胞因子。在这样的调节下，机体才能维持正常的钙摄入量，以维持生理过程。

三、发病机制

目前认为，在地贫的发病过程中，骨髓扩增导致骨形成受到机械性破坏，进而引起骨皮质变薄，是地贫病人骨骼变形和骨质脆弱的主要原因。然而，重型地贫病人发生骨质疏松的病理机制十分复杂。除了由于无效造血和骨髓恶性增殖引起的骨质破坏以外，还有多种基因因素和获得性因素都会造成骨质破坏（Wonke，1998）。

（一）基因因素

Ⅰ型胶原酶（*COLIA 1*）（Ⅰ型胶原酶是骨基质的主要蛋白成分）基因 Sp1 位点的多态性与绝经后骨质疏松症女性 BMD 降低相关，并且这类女性更易发生骨质疏松性骨折。Wonke 等的研究显示，大约 30% 的重型地贫病人 Sp1 位点多态性为杂合子（Ss），4% 为纯合子（SS）。研究者认为，男性重型地贫病人携带 Sp1 位点突变者，有可能发生严重的脊柱和髋部骨质疏松症，并且发生率高于不携带突变者。其他报道的成年重型地贫病人中与低 BMD 相关的基因还包括维生素 D 受体（*VDR*）基因 BB 位点多态性、*VDR* 基因功能缺失性突变、转化生长因子 -β1 的 713-8delC 序列变异性，以及降钙素受体、雌激素受体、白介素 -6 基因位点的限制性片段长度多态性等。

（二）获得性因素

内分泌并发症：甲状腺功能减退、甲状旁腺功能减退、糖尿病、大部分的性腺功能减退（青春期延迟或继发性性腺功能减退）都是引起重型地贫病人骨质缺乏和骨质疏松症的主要原因。垂体促性腺细胞中含铁血黄素沉着、睾丸和卵巢中铁沉着都参与了重型地贫性腺功能减退的发病进程。

（三）铁过载和去铁胺

骨骼中铁沉着损害了骨质成熟并抑制了局部的矿化作用，从而引发了局灶性骨软化。其发病机制为，铁过载干扰了骨质成熟和矿化作用，包括吸收铁与晶体结合为羟基磷灰石钙，因此而影响了羟磷灰石晶体的增长和减少了骨代谢单元的抗张强度。尽管去铁胺会促进成骨细胞凋亡，尤其对那些不当使用高剂量去铁胺的病人，但是去铁胺主要抑制 DNA 合成、成骨细胞和成纤维细胞增殖、成骨细胞前体细胞分化以及胶原形成等。

（四）维生素缺乏

铁过载病人维生素 C 缺乏，多伴有低水平的血清抗坏血酸，而诱发骨质疏松性骨折。由于维生素 D 在成骨细胞和破骨细胞中都存在着调节作用，维生素 D 缺乏也与重型地贫病人骨质疏松发病机制相关。

（五）体力活动

重型地贫病人由于疾病的并发症而降低了体力活动，有时甚至是由于父母的过度保护而不能进行肌肉锻炼。体力活动减少更易发生骨质流失并继发骨质疏松症。

以上所有的原因都可能通过破骨细胞功能增加或成骨细胞功能的降低而导致骨质流失。

（六）地贫骨质疏松症病人的破骨细胞功能增强

患有重型地贫和骨质疏松症者骨质吸收相关的生物学指标上升，如 I 型胶原 N- 端或 C- 端交联肽（分别为 NTX 或 CTX）和抗酒石酸酸性磷酸酶 -5b（TRACP-5b），都与这些病人的腰椎 BMD 相关（Voskaridou，2001）（表 10-1）。破骨细胞活力增强可能至少与核因子 κ B 受体活化因子配体（receptor-activator of nuclear factor-kappa B ligand，RANKL）/ 骨保护素（OPG）系统的受体 - 激活剂不平衡一定程度上相关（Morabito，2004）。这对于激活和促进成骨细胞前体细胞增殖和过量产生与破骨细胞分化和功能相关的细胞因子具有重要作用。地贫骨质缺乏 / 骨质疏松症病人的血清中 sRANKL/OPG 的比值，以及 IL-1α、TNF-α、IL-6、TGF-β 增加，提示它们参与了重型地贫病人的骨质流失的发病机制。激活素 A（Activin-A）是 TGF-β 超家族成员，在体外可增强破骨细胞的功能，并且在重型地贫病人的血清中升高，与低 BMD 相关。

表 10-1 地贫病人骨代谢生物学标志

骨质吸收标志物	骨质形成标志物
NTX[*]	bALP[*]
CTX[*]	OC[*]
ICTP[*]	PINP[*]
RANKL	
Activin-A	
Dickkopf-1	
Sclerostin	

[*] 这些标志物是生化实验室常规可检测的项目。

NTX，I 型胶原 N- 端交联肽（N-terminal cross-linking telopeptide of collagen type-I）；CTX，I 型胶原 C- 端交联肽（C-terminal cross-linking telopeptide of collagen type-I）；ICTP，I 型胶原羧基端交联肽（carboxyterminal cross-linking telopeptide of collagen type-I）；RANKL，核因子 κ B 受体活化因子配体（receptor–activator of nuclear factor-kappa B ligand）；bALP，骨特异性碱性磷酸酶（bone-specific alkaline phosphatase）；OC，骨钙素（osteocalcin）；PINP，I 型前胶原氨基端原肽（Procollagen I Intact N-terminal，PINP）

（七）地贫骨质疏松症病人的成骨细胞功能下降

有证据表明，重型地贫病人由于成骨细胞铁中毒或生长激素（growth hormone，GH）和胰岛素样生长因子（insulinlike growth factor-1，IGF-1）轴功能下降，而导致成骨细胞的功能下降。然而，重型地贫中新发现的物质也提示成骨细胞功能障碍。Wnt 通路抑制剂 dickkopf-1（Dkk-1）和骨硬化蛋白（sclerostin），可抑制成骨细胞分化和功能，在重型地贫伴骨质疏松症病人的血清中升高，并与 BMD 负相关（Voskaridou，2012；Voskaridou，2009）。Wnt 通路抑制剂似乎是重型地贫骨质流失的重要信号通路。此外，激活素 A，也在重型地贫病人的血清中升高，不仅促进成骨细胞功能，还抑制破骨细胞的功能。

四、地贫骨质疏松症管理

（一）预防和主要原则

预防和早期治疗骨质流失的最佳方案：

1. 成年后必须每年定期检测 BMD　BMD 是广泛应用和广为接受的检测骨骼健康的测量指标，其值由 DXA 扫描确定。DXA 是 BMD 检测的金标准，DXA 是一种非侵入性技术，并且能够检测髋部、腰椎和桡骨远端。

2. 增强体力活动。

3. 戒烟。

4. 骨骼发育期间充足的钙摄入可增强成人骨量，配合低剂量维生素 D 摄入可预防骨质流失和骨折。

5. 早期诊断并治疗糖尿病。

6. 适量的铁螯合剂治疗可预防骨质中的铁毒性，长期输血治疗也许可抑制难以控制的骨髓扩增。

（二）激素替代疗法

预防性腺功能减退可能是极为有效的预防地贫病人骨质疏松和骨骼畸形的措施。女性经皮补充雌激素或男性经皮补充人绒毛膜促性腺激素的持续性激素替代治疗，可提高骨密度参数。

（三）降钙素

降钙素是破骨细胞的强抑制剂，可经胃肠外和鼻饲摄入。降钙素可降低骨痛、改善骨质疏松症的放射学测量指标、降低骨质几率并且无明显副作用。然而，目前关于重型地贫仅有少量临床数据报道。

（四）双膦酸盐

双膦酸盐可强效抑制破骨细胞的骨质吸收作用，并且仍是重型地贫相关骨质疏松症治疗的一项基本治疗措施（表 10-2）。双膦酸盐抑制破骨细胞生成、成熟，抑制单核前体细胞发育为破骨细胞，诱导破骨细胞凋亡并且阻断其与骨质之间的连接。几乎所有的双膦酸盐都曾经尝试用于提高地贫相关骨质疏松症病人的 BMD。

口服阿伦磷酸钠，不肌内注射氯膦酸盐可使骨转换指标恢复正常，脊柱和髋部 BMD 升高。帕米磷酸二钠是第二代亚氨基二亚甲基膦酸，已用于静脉注射治疗重型地贫骨质疏松症病人，大部分病人 BMD 明显升高，骨吸收标志物（NTX 和 TRACP-5b）明显降低，并且疼痛显著降低（Voskaridou，2003）。

奈立膦酸钠是第三代双膦酸盐，用于静脉注射治疗重型地贫骨质疏松症病人。奈立膦酸钠可使骨吸收降低、BMD 升高、骨痛减轻和生活质量提高（Forni，2012）。

唑来膦酸是目前最强效的第三代双膦酸盐，认为是最为有效提高重型地贫骨质疏松症病人 BMD 的药物（Voskaridou，2006）。唑来膦酸停药后药效至少还能持续一年。由于重型地贫骨质疏松症的病因复杂，所有的双膦酸盐类药物用于治疗重型地贫骨质疏松症病人时，都需要比绝经后骨质疏松症使用更高的剂量来达到类似的效果。然而，仍需更多的试验来证明在重型地贫诱导的骨质疏松症中，每种双膦酸盐的准确作用机制、剂量、长期效应、安全性以及联合其他有效药物使用时的作用。目前尚无关于骨折或髋部手术后双膦酸盐类药物作用的临床研究。

表 10-2　用于治疗地贫和骨质疏松症的双膦酸盐

亚氨基二亚甲基膦酸	给药途径	剂量和时间
阿伦磷酸钠	口服	10mg/d[**]
帕米磷酸二钠	IV	30mg/ 月[**]
唑来膦酸	IV	4mg/3 个月[**]
奈立膦酸钠	IV	100mg/6 个月[**]

[*] 所有的病人应先服用 500～1000mg/d 的基础水平钙和 400IU 胆钙化醇。IV，静脉滴注。
[**] 服用双膦酸盐应不超过 12 个月。病人应每年定期接受 DXA 检测，治疗方案依检测结果而定。尚无超过 2～3 年的治疗先例

（五）其他新治疗方案

特立帕肽是一种甲状旁腺的重组肽段，雷尼酸锶是一类合成代谢类药物，可能预防绝经后女性骨质疏松性骨折，其用于重型地贫引起的骨质疏松症的作用正在研究中。RANKL 抗体，如狄迪诺塞麦（denosumab），刚通过美国食品和药物管理局（FDA）批准用于治疗绝经后骨质疏松症。还有 Dkk-1 抗体或骨硬化蛋白抗体，将来也可能成为治疗这种地贫并发症的有效药物。Sotatercept 是一种嵌合蛋白，包含有激活素受体 2A（ActRIIA）的胞外结构域，

可抑制激活素 A 并且可增加重型地贫动物模型的骨盐密度和提高血红蛋白水平。重型地贫和中间型地贫的二期临床试验才刚刚开始。

五、总结和推荐

大约 40%～50% 的重型地贫病人发生骨质疏松症,这是导致重型地贫病人发病的主要原因。其发病机制包括基因因素、内分泌并发症(主要是性腺功能低下)、铁过载、骨髓扩增、维生素缺乏以及缺少体力活动。这些因素可通过增强破骨细胞功能或降低成骨细胞功能而导致骨质破坏。治疗地贫骨质疏松症包括适量摄入钙和维生素 D、足量去铁胺治疗、激素替代治疗和以双膦酸盐为主的抑制破骨细胞功能的治疗。静脉滴注帕米磷酸二钠或唑来膦酸可能比口服双膦酸盐类更为有效。其他新治疗方法如新的破骨细胞抑制剂狄迪诺塞麦、特立帕肽以及激活素 A 拮抗剂 Sotatercept 在重型地贫诱发的骨质疏松症中的疗效仍需进一步研究证实。

主要推荐:

1. 成年后必须每年定期检测 BMD。

2. 可每年检测骨代谢生物学指标:NTX、CTX、bALP。

3. 增强体力活动。

4. 戒烟。

5. 骨骼发育期适量摄入钙可增加成年后的骨量,联合摄入低剂量的维生素 D 可预防骨质流失和骨折。

6. 早期诊断并治疗糖尿病。

7. 适量的铁螯合剂治疗可预防骨质中的铁毒性,长期输血治疗也许可抑制难以控制的骨髓扩增。

8. 必要时进行激素替代治疗。

9. 服用双膦酸盐,同时服用钙和维生素 D,但服用时间不超过 2 年。

参 考 文 献

1. Cooley TB, Lee P. A series of cases of splenomegaly in children with -anaemia and peculiar bone change. Transactions of the American Pediatric Society, 1925, 37: 29.

2. Forni GL, Perrotta S, Giusti A, et al. Neridronate improves bone mineral density and reduces back pain in β-thalassaemia patients with osteoporosis: results from a phase 2, randomized, parallel-arm, open-label study. Br J Haematol, 2012, 158: 274-282.

3. Morabito N, Gaudio A, Lasco A, et al. Osteoprotegerin and RANKL in the pathogenesis of thalassaemiainduced osteoporosis: new pieces of the puzzle. J Bone Miner Res, 2004, 19: 722-727.

4. Voskaridou E, Kyrtsonis MC, Terpos E, et al. Bone resorption is increased in young adults with thalassaemia major. Br J Haematol, 2001, 112: 36-41.

5. Voskaridou E, Terpos E, Spina G, et al. Pamidronate is an effective treatment for osteoporosis in patients with beta-thalassaemia. Br J Haematol, 2003, 123: 730-737.

6. Voskaridou E, Terpos E. New insights into the pathophysiology and management of osteoporosis in patients with beta thalassaemia. Br J Haematol, 2004, 127: 127-139.

7. Voskaridou E, Anagnostopoulos A, Konstantopoulos K, et al. Zoledronic acid for the treatment of osteoporosis in patients with beta-thalassaemia: results from a single-center, randomized, placebo-controlled trial. Haematologica, 2006, 91: 1193-1202.

8. Voskaridou E, Christoulas D, Xirakia C, et al. Serum Dickkopf-1 is increased and correlates with reduced bone mineral density in patients with thalassaemiainduced osteoporosis. Reduction post-zoledronic acid administration. Haematologica, 2009, 94: 725-728.

9. Voskaridou E, Christoulas D, Plata E, et al. High circulating sclerostin is present in patients with thalassaemia-associated osteoporosis and correlates with bone mineral density. Horm Metab Res, 2012, 44: 909-913.

10. Wonke B, Jensen C, Hanslip JJ, et al. Genetic and acquired predisposing factors and treatment of osteoporosis in thalassaemia major. J Pediatr Endocrinol Metab, 1998, 11: 795-801.

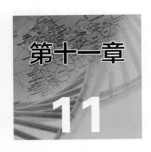

第十一章　口　腔　治　疗

作者：Navdeep Kumar；Faiez N Hattab

评审人：John Porter

地中海贫血是一种世界常见遗传性疾病，发生率高，给当地的公共卫生和社会带来深远的影响。其临床表现因基因型、种族及环境不同而异。地中海贫血几乎只存在于特定的种族，并根据分布具有不同特征。因此，地中海贫血口腔颌面部临床表现也具有地域差异性，而许多牙科医师可能缺乏治疗地中海贫血病人的经验（Hattab，2012；Duggal，1996），因而地中海贫血病人可能难以获得正确的口腔治疗。牙科医师在口腔治疗当中可能不能充分掌握到地中海贫血的口腔处理原则，无法适时联系血液科协助诊疗。相反的，因对病情的无知的恐惧，医师可能只能提供基本口腔护理的治疗。事实上，许多普通牙科医师倾向于将地中海贫血病人推荐到专业牙科或医院中专业口腔科，特别是需要拔牙的情况下。本章节将阐述地中海贫血病人口腔治疗的重要注意事项，并提供最佳治疗原则的指南及关于医疗保健制度、机构及临床路径的最佳规范。

一、口腔颌面部特征

地中海贫血具有许多口腔颌面部特征，描述如表 11-1。地中海贫血病人与牙医都需要注意病人是否具有这些特征，并以地中海贫血疾病发展阶段为基础，方可有正确的治疗处理方式。地中海贫血会引起骨骼改变；其改变大小由贫血严重程度、病人年龄、临床表现的持续时间、输血治疗和脾切除的时间等因素决定。文献中报道，当出现骨骼改变时，主要口腔改变是因快速红细胞代谢引起的骨髓增生导致的颌面部骨骼畸形，并在重型 β- 地贫中尤为显著。上颌的骨髓增生超过下颌部，导致面部特征改变为"花栗鼠脸"（AbuAlhaija，2002），（图 11-1）。这可能与上颌牙齿分隔、上颌中切牙正向移位和覆盖增加相关（图 11-2）。当出现因上颌肿胀引起的牙齿错位，则可能需要牙矫正术或牙科美容来矫正。

重型（major）β- 地贫病人牙弓改变包括：上颌骨较狭窄、上颌骨和下颌骨较短、分支长度及宽度缩减和牙冠较小等（Hattab，2013a；Hattab，2011；Al-Wahadni，2005；Hattab，2000）。牙齿大小缩减可能不利于牙齿在牙槽骨中的生长。同时，也指出了轻型Ⅱ级骨型和下颌骨显著垂直生长的发生率增加

表 11-1　地中海贫血主要口腔颌面部特征的总结

地中海贫血口腔颌面部畸形
上颌前牙移位和分隔
龋齿增加
上颌增大（"花栗鼠脸"）
牙齿发育延迟
牙齿形态改变
牙槽骨具有"铁丝网状"放射线改变
上颌窦腔气化扩张延迟
腮腺肿胀疼痛和口干（铁沉积导致）
黏膜苍白及牙齿变色
缺乏叶酸导致舌酸胀、灼热
口腔溃疡（很罕见）
坏死性龈口炎（很罕见）

（Toman，2011；Amini，2007）。这些改变需要口腔正畸治疗。重型 β- 地贫病人也可存在与躯体发育迟缓的相关的牙齿发育延迟（Hattab，2013b）。

　　地中海贫血病人龋齿发生率明显高于健康人（Hattab，2001；Siamopoulou-Mavridou，1992）。β- 地贫重型病人龋齿发生率高可能与不良口腔卫生、不良饮食习惯、缺乏牙科常识、唾液量减少和口腔保健的忽视等因素相关。另外，相对于对照组，β- 地贫病人（Hattab，2001）唾液中免疫球蛋白 A 浓度降低（Siamopoulou-Mavridou，1992）及唾液变形链球菌增加（Luglie，2002），地中海贫血病人牙菌斑、牙龈炎和牙周病发生率较高（Hattab，2012；Mehdizadeh，2008）。

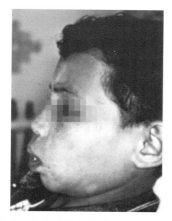

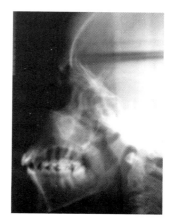

图 11-1　患重型地中海贫血的 13 岁男孩，表现为重型地中海贫血典型颌面部特征：额部隆起，颧骨肿胀，马鞍鼻，前颌骨前伸

图 11-2　患重型地中海贫血的 15 岁男孩头部放射片呈现额骨显著、颧骨增厚、下颌骨下缘变薄和部分上颌窦闭塞

牙齿形态改变显著,包括牙根短、牛齿型牙齿和齿槽骨板变细等,病人还会有放射影像的改变(图11-2)包括额骨增厚、下颌骨皮质变薄、上颌窦变小、牙根管模糊和髓腔增大等(Hattab,2012;Hazza'a,2006)。铁沉积在腮腺导管中可导致颌面部疼痛肿胀,但这一症状罕见(Hattab,2012;Goldfarb,1983)。由于继发慢性贫血,可出现牙齿及颌疼痛、口腔黏膜苍白、口腔溃疡和舌头灼热。在地中海贫血病人中,去铁酮导致粒性白细胞缺乏可能导致坏死性龈口炎(Tewari et,2009)。

二、口腔治疗的风险评估

由于地中海贫血病人全身体征症状具有很大的临床差异性,因此,口腔治疗的关键是需要在一个协调有序的团队中进行,以确保就近联络血液科医师及儿科医师。在治疗前的完整的风险评估当中,血液科需要提供病人目前身体状况及近期血常规结果,从而确保口腔治疗的最低风险。须确保有可供治疗所需的医疗设备,即治疗场所是基层医疗还是二级医疗(以医院为基础)。

(一)麻醉类型

大部分地中海贫血病人可在基层医疗中获得日常口腔治疗,可使用局部麻醉。理论上,由于肾上腺素可能导致地中海贫血病人局部循环损伤,因此使用含有肾上腺素的局部麻醉具有一定风险。鉴于此,在短时口腔治疗中应当使用无血管收缩剂的局部麻醉,时间较长的口腔手术中需要深度麻醉,则使用2%利多卡因和1/100 000肾上腺素。

由于地中海贫血病人存在慢性、潜在的重度贫血和呼吸抑制风险,需谨慎应用镇静药物。因此较静脉内麻醉,更倾向于使用吸入药物麻醉。全身麻醉存在潜在的贫血风险,最好避免使用。如果必须使用全身麻醉,则病人应是住院病人并在血液科看管下执行。

(二)可能影响口腔治疗的副发病变

地中海贫血病人常因机体失调而发生多种副作用。这可能在多方面影响口腔治疗的执行,总结如下:

1. **慢性贫血** 除了与慢性贫血相关的口腔颌面部畸形外,病人可能存在疲乏、嗜睡和无活力。口腔治疗需要根据病人当天对治疗的耐受程度而调整。

2. **感染** 感染是常见并发症,是地中海贫血病人发病的主要原因之一。脾切除的病人严重感染的风险更高,且可能引发菌血症(Wang,2003)。地中海贫血病人易发多种免疫功能失调(Vento,2006)、中性粒细胞缺乏、巨噬细胞趋化(Skoutelis,1984)和口腔白色念珠菌定殖增加等(Van Dis,1984)。在口腔治疗中需考虑感染风险增加可能。

3. 抑郁　地中海贫血病人终生处于复杂的治疗规程中,可能影响病人情绪。这可能进一步影响病人配合度和接受口腔治疗的依从性(Mednick,2010)。

4. 输血传播性感染　除了筛查血液制品,地中海贫血病人本身较易感染乙型、丙型、戊型肝炎病毒和艾滋病病毒。在提供口腔治疗时需要慎重,必要时制定恰当的交叉感染治疗方案。在地中海贫血病人合并肝病或肝硬化的情况下,需要制订谨慎的治疗方案。当一名常规接受输血治疗的地中海贫血病人需要进行有创性口腔治疗时,应在输血治疗后一周内进行,因为这个阶段病人血常规最为理想。由于病人输血后疲乏、虚弱,有创性口腔治疗不可与输血治疗同日进行。

5. 铁蓄积和组织沉积　重型地中海贫血病人可能存在铁沉积于肝脏、心脏、内分泌腺体等组织。牙科医师需要额外预防措施,预防出现如肝功能损伤、糖尿病等潜在并发症的发生。牙龈也可能发生铁沉积(Caliskan,2011)。当血红蛋白分解,牙质小管中可出现血色素胆红素融合,导致牙着色变黄(Hattab,1999)。目前暂未明确铁沉积对牙周病的影响,但为诊断铁沉积需要牙龈活检的更深入研究。

6. 心肌病　慢性贫血可引起心肌病,而铁沉积可加重病情发展。尽管病人可能无心脏功能异常的征兆,但当处于焦虑和(或)有压力的情况下接受口腔治疗时,可能加重其心脏病症状。牙科医师需要掌握心脏受累程度,适当采取预防措施。

7. 双膦酸盐相关性并发症　双膦酸盐常用于巩固地中海贫血病人骨骼重构。然而近年来双膦酸盐导致下颌骨坏死(BRONJ)的发生率逐年增加。以贯穿黏膜的骨坏死为特征,常由拔牙等手术创伤引起(图11-3)。目前,暂无治疗双膦酸盐相关性下颌骨坏死(BRONJ)明确的疗效证据(Fedele,2009)。由此看来,需要尽可能避免拔牙治疗。

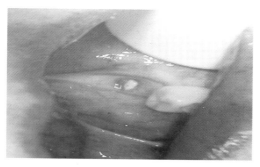

图11-3　双膦酸盐相关性下颌骨坏死的区域
左下角白齿拔除后3个月出现牙骨暴露

三、实践管理

β- 地贫重型病人患龋齿和牙周病的风险增高。此外,由于存在与地中海贫血相关的多种潜在继发病变,进行有创性口腔治疗的风险增高。因此,病人应该有完整的口腔保健措施并定期随访。医师可进行口腔卫生指导、饮食建议,并采取一定的预防措施,例如预防治疗、氟化物的应用和窝沟封闭剂等,从而最低限度减少有创性口腔治疗的可能。牙科医师需要掌握地中海贫血的口腔颌面部临床表现,从而及早确诊和正确治疗。

医师还需要与血液科密切联系,从而在进行有创性口腔治疗中判断潜在并发症发生可能,降低治疗风险。需要明确地中海贫血的严重程度、贫血的严重程度和多系统受累 / 继发病变的严重程度(前两者近期血常规可判定),从而减少治疗风险并制订合理恰当的治疗方案。

(一)口腔感染和脓肿

地中海贫血病人合并感染的诱发因素包括重度贫血、铁沉积、脾切除、一系列免疫功能失调等。因此,病人在进行与菌血症相关的口腔治疗时(尤其是拔牙或刮牙术)具有感染的潜在风险。各国关于抗生素预防的指南具有差异,其中有些指南认为其与细菌性心内膜炎抗生素预防相似。需要对急性口腔感染或脓肿的病人进行紧急口腔治疗和抗生素治疗。

(二)颌面部畸形

地中海贫血病人可能存在骨髓增生导致颌面部骨骼畸形,这种情况更多见于正在进行输血治疗或在较晚期才开始输血治疗的病人。上颌前牙移位的矫正和增加牙齿覆盖可增加美感、减少对创伤的易感性、预防牙龈发炎和增进口腔功能。为预防和阻断疾病发生,推荐及早进行口腔正畸。

(三)双膦酸盐相关疾病病人的治理

进行双膦酸盐治理之前,牙科医师需要对病人进行全面综合的口腔评估以确保可行。重点减少黏膜创伤和避免随后的拔牙治疗。提供口腔预防性建议,强调及早汇报任何症状,如牙齿松动、疼痛、肿胀等的重要性(SDCEP Guidance,2011)。如果病人出现自发的或慢性骨暴露,应当推荐给口腔外科医师或口腔颌面部外科专家。如果病人已经进行双膦酸盐治疗并无可避免需要拔牙,可以在基层医疗中直接拔牙,也可在必要时寻求补充性意见。手术拔牙必须由口腔 / 颌面部外科专家执行。应当术前告知病人风险并密切监测术后。由于药物在骨骼组织中存在多年,暂无证据支持中止双膦酸盐治疗。同时,暂无确凿证据支持抗生素使用或局部消毒预防可降低双膦酸盐相关性下颌骨坏死(BRONJ)的发生(Fedele,2009)。

参 考 文 献

1. AbuAlhaija ESJ, Hattab FN, Al-Omari MAO. Cephalometric measurements and facial deformities in subjects with B-thalassaemia major. Eur J Orthod, 2002, 24: 9-19.

2. Al-Wahadni A, Qudeimat MA, Al-Omari M. Dental arch morphological and dimensional characteristics in Jordanian children and young adults with betathalassaemia major. Int J Paediatr Dent, 2005, , 15: 98-104.

3. Amini F, Jafari A, Eslamian L, et al. A cephalometric study on craniofacial morphology of Iranian children with beta-thalassemia major. OrthodCraniofac Res, 2007, 10: 36-44.

4. Caliskan U, Tonguç MO, Ciriş M, et al. The investigation of gingival iron accumulation in thalassemia major patients. Pediatr Hematol Oncol, 2011, 33: 98-102.

5. Duggal MS, Bedi R, Kinsey SE, et al. The dental management of children with sickle cell disease and beta-thalassaemia: a review. Int J Paediatr Dent, 1996, 6: 227-234.

6. Goldfarb A, Nitzan DW, Marmary Y. Changes in the parotid salivary gland of beta-thalassemia patients due to hemosiderin deposits. Int J Oral Surg, 1983, 12: 115-119.

7. Hattab FN, Qudeimat MA, Al-Rimawi HS. Dental discoloration: an overview. J Esthet Dent, 1999, 11: 291-310.

8. Hattab FN, AbuAlhaija ESJ, Yassin OM. Tooth crown size of the permanent dentition in subjects with thalassemia major. Dent Anthrop, 2000, 14: 7-13.

9. Hattab FN, Hazza'a AM, Yassin OM, et al. Caries risk in patients with thalassaemia major. Int Dent J, 2001, 51: 35-38.

10. Hattab FN, Yassin OM. Dental arch dimensions in subjects with beta-thalassemia major. J Contemp Dent Pract, 2011, 12: 429-433.

11. Hattab FN. Periodontal condition and orofacial changes in patients with thalassemia major: a clinical and radiographic overview. J Clin Pediatr Dent, 2012, 36: 301-307.

12. Hattab FN. Mesiodistal crown diameters and tooth size discrepancy of permanent dentition in thalassemic patients. J Clin Exp Dent, 2013a, 5: 239-244.

13. Hattab FN. Patterns of physical growth and dental development in Jordanian children and adolescents with thalassemia major. J Oral Sci, 2013b, 55: 71-77.

14. Hazza'a AM, Al-Jamal G. Radiographic features of the jaws and teeth in thalassaemia major. DentomaxillofacRadiol, 2006, 35: 283-288.

15. Fedele S, Kumar N, Davies R, et al. Dental management of patients at risk of osteochemo-necrosis of the jaws: a critical review. Oral Dis, 2009, 15: 527-537.

16. Lugliè PF, Campus G, Deiola C, et al. Oral condition, chemistry of saliva, and salivary levels of Streptococcus mutans in thalassemic patients. Clin Oral Investig, 2002, 6: 223-226.

17. Mednick L, Yu S, Trachtenberg F, et al. Thalassemia Clinical Research Network. Am J Hematol. Symptoms of depression and anxiety in patients with thalassemia: prevalence and correlates in the thalassemia longitudinal cohort. 2010, 85: 802-805.

18. Mehdizadeh M, Mehdizadeh M, Zamani G. Orodental complications in patients with major betathalassemia. Dent Res J, 2008, 5: 17-20.

19. SDCEP Oral Health Management of Patients Prescribed Bisphosphonates. Guidance Document 2011.

20. Siamopoulou-Mavridou A，Mavridis A，GalanakisE，et al. Flow rate and chemistry of parotid saliva related to dental caries and gingivitis in patients with thalassaemia major. Int J Paediatr Dent，1992，2：93-97.

21. Tewari S，Tewari S，Sharma RK，et al. Necrotizing stomatitis：a possible periodontal manifestation of deferiprone-induced agranulocytosis. Oral Surg Oral Med Oral Pathol Oral RadiolEndod，2009，108：13-19.

22. Toman HA，Nasir A，Hassan R，et al. Skeletal，dentoalveolar，and soft tissue cephalometric measurements of Malay transfusion-dependent thalassaemia patients. Eur J Orthod，2011，33：700-704.

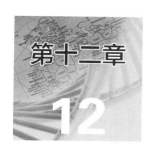

第十二章　造血干细胞移植

12

作者：Emanuele Angellucci；Alok Srivastava；Sara Usai

评审人：Maria Domenica Cappellini

自第 1 例地中海贫血造血干细胞移植（HSCT）至今已经 30 年了，这一疗程被广泛应用于当今重度地中海贫血的治疗，全球超过 3000 人接受过 HSCT（Angelucci，2010）。即使我们已经进入了期待已久的基因治疗时代，迄今为止，造血干细胞移植仍然是唯一可以治愈重型地中海贫血的选择。本章将阐述重型地中海贫血造血干细胞移植的证据、建议、实际应用和相关健康考虑的内容。

一、证据概述

（一）HLA 相合移植

在过去的 20 年，超过 1000 名地中海贫血病人在佩萨罗的移植中心接受了 HLA 相合造血干细胞移植。在连续一系列 900 例移植手术中，佩萨罗的中心公布了近 20 年来地中海贫血病人的存活概率为 73%（Angelucci，2008）。这是造血干细胞移植治疗重型地中海贫血的最好证据，它提供了治愈的可能性。

近年来，诸多方面的改进——包括更好的预防移植物抗宿主病，更有效的治疗巨细胞病毒感染的方法，不断改善的无菌技术，更好的 HLA 分型及全身抗生素治疗的演变，使得骨髓移植疗程得到显著的改善（Angelucci，2010），地中海贫血病人的治疗率达到 80%～90%。

（二）风险类别

20 世纪 80 年代，在"仅去铁胺"时代，小组成员在佩萨罗确定了一个病人年龄小于 17 岁移植结果的预测方案（Lucarelli，1993；Lucarelli，1990）。此预测方案包括与铁负荷完全相关的 3 个变量：

1. 接受移植前接受螯合治疗的生活质量（定期或非定期）。

2. 肝大（低于肋缘 2cm 以上）。

3. 移植前肝纤维化情况，由肝活检确定。

这些变量可将病人分为三组：第一类病人没有不利的危险因素；第二类病人中存在一个或两个不利的危险因素；第三类病人中三种情况都存在。这三组之间的预后证实存在显著差异。这种分类方法出现在"去铁胺"作为唯一可用治疗方法的时期,其他非常规治疗常导致治疗的失败。目前,源于佩萨罗分类(Pesaro classification)方法,铁负荷的终生控制治疗仍然十分重要,它能够预防铁相关的组织损伤,是成功移植的关键。在过去十年中,几乎所有的移植中心都遵循这个简单的分类来预测地中海贫血病人进行造血干细胞移植的风险和预后,并在铁相关并发症出现前的第一年进行造血干细胞移植(Baronciani,2011)。

　　虽然这种分类效果良好,但当病人治疗效果不佳时仍存在局限性。对于这样的高风险的病人,可根据年龄(大于或小于 7 岁)及肝脏的大小(是否超过肋缘下 5cm)来较好地辨别风险类别和结果(Mathews,2007)。这一做法也得到了 CIBMTR 的分析验证(Sabloff,2011)。除外,移植技术已经改进,移植的死亡率(TRM)已经下降到 5%,或在 HLA- 匹配的同胞移植的年轻低风险的儿童甚至更低(Angelucci,2010)。EBMT 在过去十年中对 1061 例进行的(包括 28 个国家的 132 个中心,病人平均年龄 7 岁)匹配的同胞供者移植进行了调查,长期总体生存率和地中海贫血无病生存率分别为(91±0.01)% 和(83±0.01)%(Baronciani,2011)。苏消安基础调理可以提高高风险病人的存活率,使其总体生存率和地中海贫血无病生存率分别达到88% 和 77%(Mathews,2013)。表 12-1 的报告是目前可预见的造血干细胞移植后结果。值得注意的是,这一数据在进行移植的工业化国家和其他国家没有显著差异,今天在这里定期执行的程序,超过 30% 执行(Baronciani,2011)。最近全球范围内,公布的结果的详细分析已在报道(Angelucci,2014)。

表 12-1　重症地中海贫血病人造血干细胞移植后总预期生存率及不患地中海贫血的生存率

分类	总生存率(%)	不患地中海贫血生存率(%)
1 类	95	90
2 类	85	80
3 类	75~80	65~70
成人	70~75	75

　　类似的结果并没有在成人病人中达到,其地中海贫血总生存率及无病生存率分别为 66% 和 62%,移植死亡率为 35%,疾病复发率非常小。目前,我们缺乏大型数据支持,在过去十年中,只有一个研究报告显示移植相关死亡率为 25%。关于造血干细胞来源,一个大型的回顾性研究表明,如果能够收获和输注足量的有核细胞,HLA 相合同胞骨髓或脐带血来源的造血干细胞移植后成功率相似(Locatelli,2013)。

（三）其他捐助者

由于绝大部分地中海贫血病人缺乏相容的同胞供者，我们更倾向于使用其他捐助者（表 12-2，核准和试验性造血干细胞移植适应证地中海贫血）。有关这点已有三种方法报道：

1. 无亲属关系的配型者　大量研究表明，无亲属关系的供体（UD）-HSCT 可以治愈相当大比例的地中海贫血病人，如果采用高分辨率的分子分型为 HLA Ⅰ类和Ⅱ类分子，并根据与受者的兼容性的严格标准来选择 UD（即同一性或单一等位基因视差针对基因座用于 HLA-A、B、C，DRB1，DQB1 和基因座）。使用这种方法，一个合适的供体可以在白种人病人重型地中海贫血病人的约 1/3 中找到。此外，通过选择无关配型者，在宿主抗移植方向的 HLA-DPB1 位点相匹配，可降低排斥反应的风险（Fleischhauer，2006）。然而，在不同的风险类别，有关 MUD 移植的合适的供体的选择还有许多方面值得探索。目前，主要是这一方面的经验也非常有限，全球只有几百的病人进行了移植。捐赠者登记的分布也主要来自于工业化国家和高加索地区，因为移植的费用以及建立新的捐助登记的费用是巨大的。南方医科大学李春富教授应用 NF-08-TM 新疗法在 HLA 配型相符的非亲缘造血干细胞移植治疗 β 重型地贫中取得良好效果（Li C，2012）。

2. 配型无关的脐带血　目前，只有两个报告研究了这一做法，并对比结果。Jaing 等人报道脐血移植的结果在 35 位地中海贫血病人中，整体存活率 88%，无病生存率 74%。TRM 的累计发生率为 11%（Jaing，2012）。从 3 个不同的登记处的数据汇总，Ruggeri 发现无关脐血移植治疗地中海贫血的效果相对较差。在 35 例地贫病人中，总生存率为 62%；地贫无病生存率仅为 21%（Ruggeri，2011）。

3. 匹配不相容的捐助者　来源于 HLA 不相容亲属的造血干细胞移植的经验迄今有限，其移植效果是劣于 HLA 相合同胞供体获得的 HSC。在一系列连续的 29 例病例中，在随访 7 年中，总生存率和无病生存的概率分别为 65% 和 21%（Gaziev，2000）。半相合供者相关的和选择"大剂量"的 CD34$^+$ 细胞的应用，在有限数量（N＝22）的异构地中海贫血病人中取得了更好的结果（Sodani，2010）。重型地中海贫血可接受及试验性移植方案见表 12-2。

表 12-2　重型地中海贫血可接受及试验性移植方案

方案	状态
HLA 相合造血干细胞移植	公认
HLA 良好匹配的无关供者造血干细胞移植	公认
HLA 匹配的无关脐血造血干细胞移植	试验性
HLA 不匹配的相关供体移植	试验性

二、移植前评估

在儿童和成人中，应特别注意进行适当的预移植检查。这包括（除经典的预 HSCT 评价）准确的铁研究，包括心脏铁／功能和肝铁／功能以及组织学——特别注意纤维化的程度（对此，肝活检仍然是首选的工具，其准确性超过肝脏弹性成像）。在 HSCT 之前没有具体的螯合治疗方案建议，远期总体目标是尽可能去除铁。移植前，在佩萨罗分类的高危病人中采用强化静脉注射去铁胺协同超输血治疗方案，以降低红细胞扩张，这是调理方案的一部分，而不是用于强化治疗降低以前已有的铁负荷。然而，必须注意的是，理想的情况是进行恒定的、定期的终生治疗以实现负铁平衡，而不是一个高强度的移植前方案。内分泌功能失调与造血干细胞移植结局不具有相关性，但移植后随访中加以研究关注。

三、随访

骨髓移植（BMT）后的临床随访是至关重要的。移植后的第一年，仔细监测血液和移植的参数，控制感染并发症和免疫排斥是必不可少的。如果没有出现免疫排斥的现象，在第二年进行适当免疫治疗是必要的。长期随访是为了监视原发疾病相关的多系统疾病的演变（如，铁超负荷，青春期发育，生长和内分泌缺陷）。大量文献报道表明移植后，病人原来的铁超负荷、慢性肝炎、心功能和内分泌缺陷等症状更容易控制，有时可能治愈严重受损器官（Muretto，2002）。移植后，除去过量的铁也是特别重要的。这通常可以通过反复静脉切开放血术（6ml/kg 的血液以 14 天的间隔抽出）（Angelucci，1997），或通过螯合治疗得以实现。如果静脉切开放血术不可行，可建议口服标准剂量的螯合剂。有报道指出，去铁酮药物治疗会引起粒细胞缺乏症。只有当移植稳定后，并且病人无需免疫抑制治疗或预防治疗，且不存在慢性 GvHD 后才可开始除铁治疗。

尽管有几个 HSC 移植后可自然成功怀孕的病例，但是内分泌功能障碍和不孕症仍然需要在造血干细胞移植后依据特定的专业知识进行治疗和随访。

四、成本和成本效益

地中海贫血症的医疗护理是复杂的，涉及多学科且费用昂贵，需要专业知识和一定的经验。从全球健康的角度来看，地中海贫血在某些地区护理的成本是巨大的。一个意大利小组从社会角度量化关税估算出成本／效益，计算出地中海贫血病人 2006 年的费用，其平均费用为€ 1242/（人•月），其中 55.5% 是由于铁治疗合剂治疗，33.2% 为输血（Scalone，2008）。这些数据与同胞中非恶性疾病的 HSCT 的全球平均花费相比，前者大约为 112 000～

150 000 美元，后者在初期进行 HSCT 的在期望寿命中每年约花费 1900 美元（Matthes-Martin，2012）。然而，移植的成本在全世界范围差异很大，例如在印度约为 20 000 美元（Chandy，2008）。

若考虑终生输血，则螯合治疗以及地中海贫血护理治疗综合成本巨大（在大多数非工业化国家，这显然超出了可及的医疗资源），即使有充足的专业知识，在发展中国家，移植仍是一个高性价比的选择。

参 考 文 献

1. Angelucci E Hematopoietic stem cell transplantation in thalassemia. Hematology Am Soc Hematol Educ Program，2010：456-462.

2. Angelucci E，Baronciani D. Allogeneic stem cell transplantation for thalassemia major. Haematologica，2008，93：1780-1784.

3. Angelucci E，Muretto P，Lucarelli G，et al. Phlebotomy to reduce iron overload in patients cured of thalassemia by bone marrow transplantation. Italian Cooperative Group for Phlebotomy Treatment of Transplanted Thalassemia Patients. Blood，1997，90：994-998.

4. Baronciani D，Pilo F，Lyon-Caen S，et al. Hematopoietic Stem Cell Transplantation in Thalassemia Major. Report from the EBMT Hemoglobinopathy Registry（abstract）. Blood，2011，118：414.

5. Chandy M. Stem cell transplantation in India. Bone Marrow Transplant，2008，42：S81-S84.

6. Fleischhauer K，Locatelli F，Zecca M，et al. Graft rejection after unrelated donor hematopoietic stem cell transplantation for thalassemia is associated with nonpermissive HLA-DPB1 disparity in host-versusgraft direction. Blood，2006，107：2984-2992.

7. Gaziev D，Galimberti M，Lucarelli G，et al. Bone marrow transplantation from alternative donors for thalassemia：HLA-phenotypically identical relative and HLA-nonidentical sibling or parent transplants. Bone Marrow Transplant，2000，25：815-821.

8. Li C，Wu X，Feng X，et al. A novel conditioning regimen improves outcomes in β-thalassemia major patients using unrelated donor. Blood，2012，Blood，2012，120（19）：3875-3881.

9. Jaing TH，Hung IJ，Yang CP，et al. Unrelated cord blood transplantation for thalassaemia：a singleinstitution experience of 35 patients. Bone Marrow Transplant，2012，47：33-39.

10. Locatelli F，Kabbara N，Ruggeri A，et al. Outcome of patients with hemoglobinopathies given either cord blood or bone marrow transplantation from an HLAidentical sibling. Blood，2013，122：1072-1078.

11. Lucarelli G，Galimberti M，Polchi P，et al. Marrow transplantation in patients with thalassemia responsive to iron chelation therapy. N Engl J Med，1993，329：840-844.

12. Lucarelli G，Galimberti M，Polchi P，et al. Bone marrow transplantation in patients with thalassemia. N Engl J Med，1990，322：417-421.

13. Mathews V，George B，Deotare U，et al. A new stratification strategy that identifies a subset of class III patients with an adverse prognosis among children with beta thalassemia major undergoing a matched related allogeneic stem cell transplantation. Biol Blood

Marrow Transplant, 2007, 13: 889-894.

14. Mathews V, George B, Viswabandya A, et al. Improved clinical outcomes of high risk beta Thalassemia major patients undergoing a HLA matched related allogeneic stem cell transplant with a treosulfan based conditioning regimen and peripheral blood stem cell grafts. PLoS One, 2013, 8: e61637.

15. Matthes-Martin S, Potschger U, Barr R, et al. Costs and cost-effectiveness of allogeneic stem cell transplantation in children are predictable. Biol Blood Marrow Transplant, 2012, 18: 1533-1539.

16. Muretto P, Angelucci E, Lucarelli G. Reversibility of cirrhosis in patients cured of thalassemia by bone marrow transplantation. Ann Intern Med, 2002, 136: 667-672.

17. Ruggeri A, Eapen M, Scaravadou A, et al. Umbilical cord blood transplantation for children with thalassemia and sickle cell disease. Biol Blood Marrow Transplant, 2011, 17: 1375-1382.

18. Sabloff M, Chandy M, Wang, Z, et al. HLA-matched sibling bone marrow transplantation for betathalassemia major. Blood, 2011, 117: 1745-1750.

19. Scalone L, Mantovani LG, Krol M, et al. Costs, quality of life, treatment satisfaction and compliance in patients with beta-thalassemia major undergoing ironchelation therapy: the ITHACA study. Curr Med Res Opin, 2008, 24: 1905-1917.

20. Sodani P, Isgro A, Gaziev J, et al. Purified T-depleted, CD34 + peripheral blood and bone marrow cell transplantation from haploidentical mother to child with thalassemia. Blood, 2010, 115: 1296-1302.

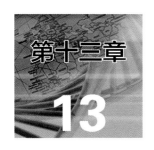

第十三章
13

替换方法和新方法

作者：Vijay G. Sankaran；Maria Domenica Cappellini
评审人：Ali Taher

目前，针对大多数血红蛋白疾病，除骨髓移植外，尚无其他明确、有效的方法。骨髓移植通过激活胎儿血红蛋白基因，进而纠正病人 β- 地贫球蛋白链不平衡的现象，是一种新的治疗方法，是未来病人的一种新的选择。人 β 珠蛋白基因位于 11 号染色体上，并受生长发育相关因子的调控（Sankaran，2010）。胚胎发育的前几周，主要表达胚胎 β 样珠蛋白——ε 珠蛋白，该蛋白随着胚胎发育会被胎儿血红蛋白 -γ 蛋白替换，并成为主要 β 样珠蛋白链，该蛋白在胎儿体内一直存在到分娩后（Sankaran，2010）。在胎儿分娩后，婴儿体内启动自发性转换，即胎儿 γ 珠蛋白基因表达静止，成体 β 珠蛋白链表达激活。这种转换在未见贫血症状的胎儿中几乎需要花费一年才能完成。人们已致力于这一过程的分子水平研究，已经明确了某些调节递质的作用（Sankaran，2011）。

在地中海贫血的病人中，由于其在婴儿期以后 γ 珠蛋白的增多，可弥补β 珠蛋白缺乏的症状（Weatherall，2001），降低了珠蛋白的不均衡性，症状也得到了缓解。早期的临床观察已证实增加胎儿血红蛋白（HbF）的量可缓解地贫患儿的临床症状（例如：在极少的无临床症状的罹患遗传性持续性胎儿血红蛋白病等的 β- 地贫病人，其胎儿血红蛋白（HbF）是增加的），这一现象被随后的大量流行病学研究所证实（增加 γ 珠蛋白的量可产生更多的 HbF）（Musallam，2012；Weaherall，2000）。

一、证据概述

最近，我们全面查阅了涉及 β- 地贫病人 HbF 诱导物的临床实验性文章（Musallam，2013）。总的来说，虽然一些数量有限的实验证实 HbF 诱导剂的作用，但未有单一用药的实验来证实这一作用的普遍性。而且，对 β- 地贫病人人群和终端病情的研究混杂了各种 HbF 诱导物的研究（表 13-1）（Musallam，2013）。在这里，我们简要总结了这些发现，并且对这些药物在临床中的应用做了进一步推荐。

（一）DNA 甲基化抑制剂（5- 氮胞苷和地西他滨）

5- 氮胞苷是最早用于临床研究的 HbF 诱导剂（Ley，1982）。一些短期的

研究观察到 β- 地贫病人体内很强的 HbF 反应性。考虑到这种药物长期应用的副作用，更进一步的临床研究受到了限制。地西他滨（5- 氮杂 2- 脱氧胞苷）是 5- 氮胞苷类似物，且副作用较轻。一项试点研究显示，皮下注射地西他滨 0.2mg/kg，每周 2 次，持续 12 周，可使总的血红蛋白量从 78.8g/L 上升到 90.4g/L（有 2 位病人上升≥15g/L），5 位地贫病人总的胎儿血红蛋白从 36.4g/L 上升到 42.9g/L（Olivieri，2011），但仍需要进行进一步研究来检测该药物长期应用是否有效以及是否具有最小的毒性。

（二）羟基脲

关于应用 HbF 诱导物治疗 β- 地贫的文献研究报道最多的主要是羟基脲。羟基脲是一种细胞毒性药物，能够抑制核苷酸还原酶的活性，从而减慢细胞周期进程（Musallam，2013）。羟基脲增加 HbF 的确切机制仍不清楚，但根据现有证据，可归因于其作用于骨髓红细胞的分化（Platt，2008）。至今尚未有此种药物的随机实验，但此种药物的队列和病例对照研究已经在各种 β- 地贫病人中展开（Musallam，2013）。羟基脲也广泛应用于镰刀形细胞病病人，并且在短期研究和长期随访中都显现出了疗效（Ware，2010；Platt，2008）。此药也在各种赖以输血或不需输血的 β- 地贫病人中进行了研究。我们最近分析了迄今为止所有用羟基脲研究的文献（Musallam，2013）。虽然终端研究和人群研究具有异质性，并且得出的结果不同，但很多研究证实，羟基脲在某些病人中具有明显的效果（包括减少输血需求，增加血红蛋白水平，减少无效红细胞生成的标志物，降低发病率）（Musallam，2013）。尽管关于羟基脲的研究存在异质性，但最大量的证据源于其应用，这无疑是 HbF 诱导剂用于 β- 地贫病人最有利的证据（表 13-1）。

（三）短链脂肪酸

对妊娠期糖尿病孕妇子代的观察发现，其出现胎儿血红蛋白向成人血红蛋白转换的延迟，基于这一发现，学者们推测短链脂肪酸（如丁酸盐）可能是 HbF 产生的诱导剂。随后学者据此进行了 1 项研究，给 3 名地贫病人（其中两名是需要输血治疗的）静脉输注精氨酸丁胺酸 500mg/（kg•d），持续 2～3 周，结果显示珠蛋白链不平衡的现象得到了缓解（Perrine，1993）。然而另一项随访性研究将此治疗方案延长至 9～13 周，并且采用精氨酸丁胺酸不同剂量组［从 500mg/（kg•d）到 2000mg/（kg•d）］，每周输注 6 天，结果显示，5 名 β- 地贫病人未发生血红蛋白增加（Sher，1995）。一项单独的口服苯基丁酸钠的队列研究结果表明，口服苯基丁酸钠 20g/d，在观察的第 41～460 天内，11 位 β- 地贫病人中的 4 位总的血红蛋白水平升高大于 10g/L（平均升高 21g/L），并伴随 HbF 水平的升高（Collins，1995）。2 项队列研究检测了口服丁酸盐衍生物——异丁酰胺诱导 HbF 的效果，结果显示，β- 地贫病人发生变量反映

表 13-1　地贫病人中有关 HbF 诱导剂研究的总结

药物	主要发现	局限性	基于证据的质量等级
DNA 甲基化抑制剂			
5- 氮胞苷	• 标志实现了血液学反应	• 研究少 • 样本量少 • 安全性问题	C
地西他滨	• 血液学反应 • 正面影响红细胞指数 • 耐受性好	• 研究少 • 样本量少	C
羟基脲	• 血液学反应 • 对红细胞、溶血、凝血均有正面影响。 • 对临床发病率有正面影响。 • 耐受性好	• 多种表型一起研究 • 多种异构端点的研究一起评估 • 理想的剂量和用药时间仍有争议 • 缺乏长期治疗疗效 • 数据预测反应不一致	B
短链脂肪酸	• 血液学反应 • 对红细胞和溶血指数的正面影响 • 耐受性好	• 样本量小 • 缺乏长期治疗疗效	C
促红细胞生成素	• 血液学反应 • 与羟基脲联合应用作用明显 • 耐受性好	• 研究少 • 样本量少 • 需要大剂量 • 与短链脂肪酸联合使用，无协同作用	C

经准许修改自：Musallam，2013

（Cappellini，2000；Reich，2000）。近期，开展了 β- 地贫病人口服短链脂肪酸2，2- 二甲基丁酸的研究，初步结果显示一定成效（Fucharoen，2013），但仍需进一步实验研究。现已授权对短链脂肪酸进行进一步研究，但其现阶段的临床疗效证据仍很有限。

（四）促红细胞生成素和其他药物

β- 地贫病人用重组人红细胞生成素或新型促红细胞生成素——达贝泊汀α 治疗，可使总的血红蛋白水平增加（Singer，2011）。研究显示，联合应用羟基脲和红细胞生成素（5000U，3 次 / 周）治疗 β- 地贫病人 6 个月的治疗组，其血红蛋白增加水平高于单独应用羟基脲治疗 6 个月的对照组（17g/L vs. 2g/L）。像这种联合治疗的研究仍然有限。新型促红细胞生成素是一种红细胞生成素，在临床前期研究和临床研究中均有广阔的前景。

179

沙利度胺——以其免疫调节和抗血管生成而得名,近期建议用来诱导体外模型中 γ 球蛋白基因表达和加快红细胞增殖(Aerbajinai,2007)。2 例病例报道指出每天以 75～100mg/kg 的沙利度胺治疗 β- 地贫病人,可使总血红蛋白及 HbF 水平持续快速升高(Masera,2010;Aguillar-Lopez,2008)。但其在大规模研究中的疗效待进一步研究。

此外,近期的临床前期研究显示,限制某一 TGF-β 家族细胞因子活性,尤其是 sotatercept(ACE-011)和 JAK2 激酶抑制剂,在治疗地贫病人中可能具有一定作用。在写作这一章节的同时,没有同行评议的出版物报道此种药物在临床实验中的作用,然而早期关于 sotatercept 临床实验(临床实验登记号 NCT01571635)很有前景,相关结果已于 2016 年出版。目前评价此种药物是否在临床实验中有效还为期过早。

二、总结和建议

就现阶段而言,尽管我们不建议在临床实验范围外使用 HbF 诱导剂或其他的促红细胞生成素,然而我们注意到,大量的文献提示羟基脲对于某一类型的地贫病人是有效的,包括规律性输血病人、间歇性输血病人或是不依赖于输血的病人(C)。照此,如果一个病人对于其他治疗方法无明显反应,而他又渴望尝试别的治疗方法,这时羟基脲治疗或许有效。监测羟基脲的毒性作用是很重要的,尤其是白细胞减少症。除此之外,胃肠道不适、色素沉着及其他类型皮肤改变亦与羟基脲的使用有关,应被纳入监测范围。我们建议,羟基脲的起始口服剂量为 15mg/(kg·d),4 周进行一次血细胞计数,并且按照 2.5～5mg/(kg·d)的量每 8 周增加一次剂量,同样是 4 周进行一次监测。这么做的目的旨在明确羟基脲的最大耐受剂量,并能保证中性粒细胞绝对计数 $> 2.0 \times 10^9/L$。对于临床疗效的评估,可以通过监测规律输血病人的输血频率进行评估,而对于间歇性输血或无需输血治疗的病人,则通过监测其血红蛋白水平来评估。

参 考 文 献

1. Aerbajinai W,Zhu J,Gao Z, et al. Thalidomideinduces gamma-globin gene expression throughincreased reactive oxygen species-mediated p38MAPK signaling and histone H4 acetylation in adulterythropoiesis. Blood,2007,110:2864-2871.

2. Aguilar-Lopez LB,Delgado-Lamas JL,Rubio-Jurado B, et al. Thalidomide therapy in a patient with thalassemiamajor. Blood Cells Mol Dis,2008,41:136-137.

3. Collins AF,Pearson HA,Giardina P, et al. Oralsodiumphenylbutyrate therapy in homozygous betathalassemia: a clinical trial. Blood,1995,85:43-49.

4. DomenicaCappellini M,Graziadei G,Ciceri L, etal. Oral isobutyramide therapy in patients withthalassemia intermedia: results of a phase II openstudy. Blood Cells Mol Dis,2000,

26: 105-111.

5. Fucharoen S, Inati A, Siritanaratku N, et al. Arandomized phase I/II trial of HQK-1001, an oral fetalglobin gene inducer, in beta-thalassaemiaintermediaandHbE/beta-thalassaemia. Br J Haematol, 2013, 161: 587-593.

6. Ley TJ, DeSimone J, Anagnou NP, Keller GH, et al.5-azacytidine selectively increases gamma-globinsynthesis in a patient with beta + thalassemia. N EnglJ Med, 1982, 307: 1469-1475.

7. Loukopoulos D, Voskaridou E, Stamoulakatou A, et al. Hydroxyurea therapy in thalassemia. Ann N Y Acad Sci, 1998, 850: 120-128.

8. Masera N, Tavecchia L, Capra M, et al. Optimalresponse to thalidomide in a patient with-thalassaemia major resistant to conventional therapy. Blood Transfus, 2010, 8: 63-65.

9. Musallam KM, Sankaran VG, Cappellini MD, et al. Fetal hemoglobin levels and morbidity in untransfusedpatients with beta-thalassemia intermedia. Blood, 2012, 119: 364-367.

10. Musallam KM, Taher AT, Cappellini MD, et al. Clinicalexperience with fetal hemoglobin induction therapy inpatients with beta-thalassemia. Blood, 2013, 121: 2199-2112.

11. Olivieri NF, Saunthararajah Y, Thayalasuthan V, et al. A pilot study of subcutaneous decitabine in betathalassemia intermedia. Blood, 2011, 118: 2708-2711.

12. Perrine SP, Ginder GD, Faller DV, et al. A short-term trial of butyrate to stimulate fetal-globin-geneexpression in the beta-globin disorders. N Engl J Med, 1993, 328: 81-86.

13. Platt OS. Hydroxyurea for the treatment of sickle cellanemia. N Engl J Med, 2008, 358: 1362-1369.

14. Reich S, Buhrer C, Henze G, et al. Oral isobutyramidereduces transfusion requirements in somepatients with homozygous beta-thalassemia. Blood, 2000, 96: 3357-3363.

15. Sankaran VG. Targeted therapeutic strategies for fetalhemoglobin induction. Hematology Am Soc HematolEduc Program, 2011: 459-465.

16. Sankaran VG, Nathan DG. Reversing the hemoglobinswitch. N Engl J Med, 2010, 363: 2258-2260.

17. Sher GD, Ginder GD, Little J, et al. Extended therapywith intravenous arginine butyrate in patientswith beta-hemoglobinopathies. N Engl J Med, 1995, 332: 1606-1610.

18. Singer ST, Vichinsky EP, Sweeters N, et al. Darbepoetin alfa for the treatment of anaemia inalpha- or beta- thalassaemia intermedia syndromes. Br J Haematol, 2011, 154: 281-284.

19. Ware RE. How I use hydroxyurea to treat young patientswith sickle cell anemia. Blood, 2010, 115: 5300-5311.

20. Weatherall DJ, Clegg JB. The thalassaemiasyndromes (4th ed). Blackwell Science: Oxford, 2011.

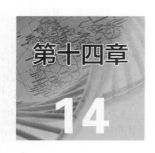

第十四章 基 因 治 疗

14

作者：Michel Sadelain；Farid Boulad；Isabelle Riviere；
　　　Aurelio Maggio
审稿人：Ali Taher

一、珠蛋白基因转移和干细胞工程的理论基础

由于地中海贫血骨髓不能产生正常红细胞，β- 地贫主要通过终生输注供体正常红细胞（RBC）进行治疗。慢性输血病人会产生铁超负荷，需要铁螯合来遏制。唯一的治愈办法，不是治疗重型 β- 地中海贫血，而是给病人提供健康的造血干细胞（HSC）（其储存在骨髓，可以产生所有类型的血细胞，在成年人体内每天可产生 200 亿红细胞）。造血干细胞必须从野生型 β 珠蛋白基因的供体获取，从而得到血红蛋白含量正常且寿命正常的红细胞。成功移植供者造血干细胞的确可以治愈地中海贫血，但是因为无法找到匹配的供体，该治疗方法很难大规模普及（Sadelain，2007）。鉴于选用不匹配的干细胞进行移植风险更大，大多数地中海贫血病人不得不接受终生输血治疗，但无法纠正自身无效红细胞生成，且会加重全身铁的积累。此外，尽管在过去的几十年中，病人预期寿命有相当大的改善（Borgna-Pignatti，2004；Telfer，2009；Ladis，2011），但是一些严重的并发症的风险，譬如长期作用所产生的病毒感染、铁的毒性和肝硬化等仍然存在（Mancuso，2006）。这些医疗风险，再加上慢性 β- 地贫的社会经济成本，要求我们探索更有效的治疗方法。

珠蛋白基因转移的目的是恢复地中海贫血病人自身造血干细胞产生具有正常血红蛋白含量红细胞的能力（Persons，2004；Sadelain，2006；Sadelain，2006）。病人自身造血干细胞必须携带珠蛋白基因的表达载体，以达到长期的治疗作用，因为这些细胞能持续作用数年，且是唯一能够持续产生所有造血细胞谱系包括红系谱和红细胞的细胞（图 14-1）。这种疗法的目标是实现输血独立，避免从一个未完全匹配的供体进行骨髓移植的风险。缺乏 HLA 匹配供者的病人，在异体造血干细胞移植后有较高的死亡率，因此，自体干细胞珠蛋白基因转移为有效的干细胞治疗方法提供了前景。南方医科大学余艳红教授与海南医学院马燕琳教授团队合作建立南方汉族人群、黎族人群正常及地贫疾病特异性胚胎干细胞库及 ips 库。

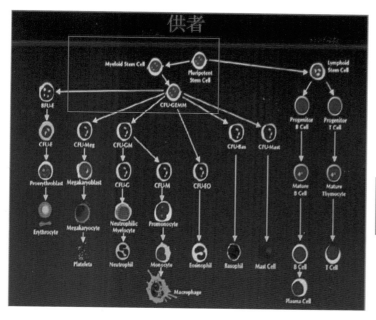

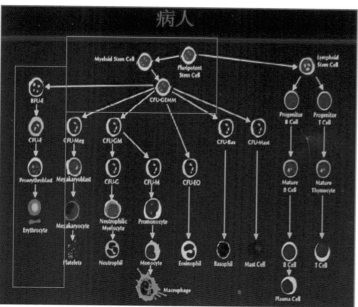

A. 异体造血干细胞移植

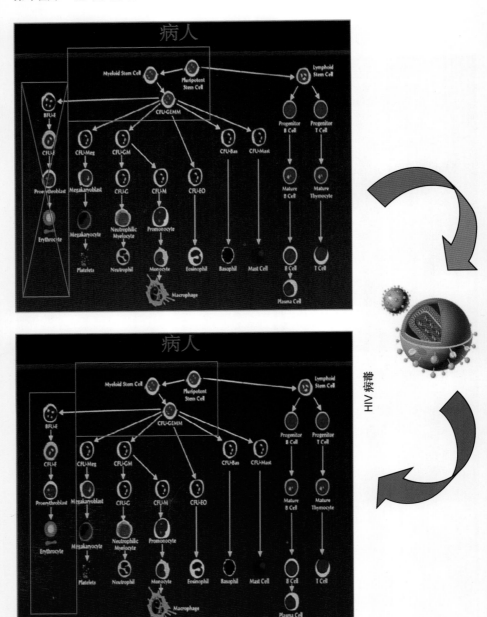

B. 自体造血干细胞基因工程

图 14-1 异体造血干细胞移植与自体造血干细胞基因工程的比较

在异体移植中（A），供体造血干细胞有健康的珠蛋白基因，但成功移植需要免疫耐受来预防或治疗移植物排斥反应和移植物抗宿主病。在自体造血干细胞工程（B）中，需要将携带健康基因载体导入病人自身造血干细胞。载体植入不需要免疫抑制，因为细胞是病人自身的，尽管如此，仍然有必要预先减少骨髓以有助于干细胞移植

（引自：James A. Perkins，2001）

二、临床前的循证依据及安全性研究

对重型 β- 地贫的珠蛋白基因转移治疗的实施，需要在造血干细胞中有效导入规范的人 β 珠蛋白基因或 β 样珠蛋白基因。β 珠蛋白基因必须在红系特异细胞中高水平表达，尤其是对于依赖输血的 $β^0$ 地中海贫血。在广泛而系统地测试不同载体设计之后，我们在 20 世纪 90 年代末发现几个基因组序列可以稳定地转移到小鼠造血干细胞中，并表达具有治疗水平的人 β 珠蛋白基因（May，2000）。这项研究开辟了新的领域，尽管许多国际团队十分努力，十多年未能实现这一目标。这种慢病毒载体称为 TNS9，包括启动子、内含子、增强子以及控制区元素的位点（图 14-2），可有效治疗 β- 地贫小鼠的地中海贫血综合征（May，2000）。在随后的研究中（Rivella，2003；May，2002；May，2000），我们证明了在小鼠体内血液和骨髓中携带 TNS9 载体可以纠正贫血，恢复髓外造血，且外周组织和器官中不出现铁积累（May，2002）。在我们建立的致死性 β- 重型地中海贫血模型中，小鼠在出生后 60 天内死于重症贫血、巨脾、髓外造血及肝铁超负荷，而将 TNS9 移植到胎鼠肝造血干细胞内，则可救治这些小鼠，并可长期存活（Rivella，2003）。在大量小鼠列队中，随着时间的推移，我们无论是在第一、第二甚至第三级阶段均没有观察到载体沉默的证据（数据未发表），这表明 TNS9 载体能持续产生效力超过 2 年。有几组随后构建了变种 TNS9 载体，也报道了在 β- 地中海贫血或镰刀 /β- 地中海贫血小鼠模型的治疗反应（reviewed in Persons，2004；Sadelain，2008；Sadelain，2007；Sadelain，2006）。鉴于 TNS9 载体的高性能以及在数年内收集的该载体的大量数据（包括广泛的安全性测试数据总结如下），我们选择了 TNS9 转录单位用于临床研究。在巴黎的 Philippe Leboulch 小组研究了 TNS9 的变种，称之为 β87（Bank，2005）。

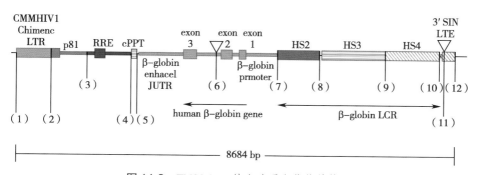

图 14-2　TNS9.3.55 结合珠蛋白载体结构图

该载体编码人类 β 珠蛋白基因，包括启动子（P）和远端增强子（E）以及三个人类基因位点控制区片段：HS2、HS3 和 HS4。倒三角形代表在人 β 珠蛋白基因的第二内含子和长末端重复的增强子 / 启动子区域的缺失。β 珠蛋白基因定向在反义载体转录

设计和选择载体应用于治疗的另一个重要方面是它的安全性。在这方面的主要问题是"发生插入肿瘤"的可能性,在极端的情况下可能会导致白血病。白血病的形成是由多因素的,包括载体对内源性癌原基因的影响和在同一克隆中累积了数次突变等。这种并发症出现在自身有免疫缺陷的病人,应用了携带"长末端重复"反转录病毒载体的造血干细胞治疗后,"长末端重复"是一种包含在所有类型细胞中存在的启动子和增强子的遗传元件。相比之下,珠蛋白载体是红系特异性的,即他们不会在造血干细胞本身或在其他非红系造血谱系进行转录(Chang,2007)。此外,珠蛋白载体在晚期红系细胞强烈激活,这是成熟的红系细胞排除恶性转化和克隆扩增自然过程。尽管研究者已向美国食品和药物管理局(FDA)提出可以利用珠蛋白载体的优势特点申请新药研究,但是,还需利用大量的地中海贫血小鼠进行一系列广泛的研究,来评估 TNS9 类似载体的安全性(数据未发表)。在近 300 例受体小鼠中(包括原发性和继发性受体小鼠,分别平均随访 12 个月、20 个月),研究者没有观察到一例白血病。尽管该结果尚不能保证这些载体的安全性,但安全数据远远优于那些编码长末端重复的载体。基于以上的疗效和安全性的数据,2012 年,美国 FDA 批准首次在美国将珠蛋白转移临床试验研究应用于地中海贫血病人。这为其他团队获得 FDA 对 β- 地贫和镰状细胞病的珠蛋白基因转移治疗研究铺平了道路。

三、临床首要步骤

大量研究证明,在动物模型中应用编码调节人类 β 珠蛋白基因或 β 样珠蛋白基因的慢病毒载体可以纠正贫血和由于铁累积造成的次级器官损害。这些结果有力地支持了在重度 β- 地贫的治疗中,自体干细胞人类珠蛋白基因转移替代高风险不匹配的相关供者移植的优点。在开始临床研究前,我们决定先评估在地中海贫血病人中获取造血干细胞的安全性和可行性,并利用地中海贫血病人的 CD34$^+$ 细胞,在 cGMP(current Good Manufacturing Practice,cGMP)的条件下优化珠蛋白基因转移的方法。在 FDA 批准下,用一个专门构建的设施(我们已经在 MSKCC 构建并验证)进行病人造血干细胞基因转移。

我们进行了试点试验,调查了 CD34$^+$ 造血干细胞在成人重型 β- 地贫病人中的安全性和有效性。本临床研究的第二个目的是评估这些 CD34$^+$ 造血干细胞是否可以利用 TNS9.3.55 慢病毒载体在足以进行治疗临床试验的 cGMP 的条件下被转导。5 例病人均对 G-CSF 耐受性好,副作用小,证实了之前在儿科(Li,1999)和成人(Yannaki,2012)地中海贫血病人的研究。在白细胞分离的第 5 天和第 6 天时,收集的所有的 CD34$^+$ 都达到了 8 白细胞分 6 个 CD34$^+$ 细胞 /kg 的最小目标剂量。在我们的最优化研究中,证明了使用临床级 TNS9.3.55 载体在病人 CD34$^+$ 细胞的质粒转染范围为 0.2~1.5 拷贝 / 细胞,在

cGMP 条件下,与高表达载体如 TNS9.3.55 的优良转导效率的范围一致,三个验证的平均值为 0.55。转染的 CD34⁺ 细胞保持它们输注 NOD/SCID-。根据在动物模型中的研究数据表明,造血干细胞在移植 6 个月后仍保持稳定的载体拷贝数(Boulad,2014)。目前,干细胞采集过程和珠蛋白基因转导的方法已获批准,目前,正首次在美国试验评估珠蛋白基因转移对遗传性血红蛋白病重型病人的作用(NCT01639690 at clinicaltrials.gov)。我们的风险/效益分析获得重组 DNA 咨询委员会的支持,该委员会详细审查我们的实验建议,并一致投票赞成(RAC meeting minutes - Biomedical Technology Assessment at the NIH 2006)。

本次临床试验从 2012 年年底开始,招收缺乏 HLA 匹配供者且依赖输血的重型 β- 地中海贫血成人病人。治疗基于输注转导了 TNS9.3.55 载体的自体 CD34⁺ 造血细胞,这种载体可以编码人类正常的 β 珠蛋白基因。在体外进行细胞转染、冷冻,测试了转染效率,在无菌情况下,小剂量回输到供体(图 14-3)。最终的目标是恢复病人红细胞产生正常血红蛋白的能力,从而不依赖于输血。简而言之,对输血需求的显著降低代表了明显进展。

该试验及其他类似研究的根本目的是评估转染了 TNS9.3.55 的自体 CD34⁺细胞的安全性和耐受性(表 14-1)。这是通过仔细测量移植造血干细胞水平实现的,它反映在血细胞的载体拷贝数,以及有助于在不同时间点形成血细

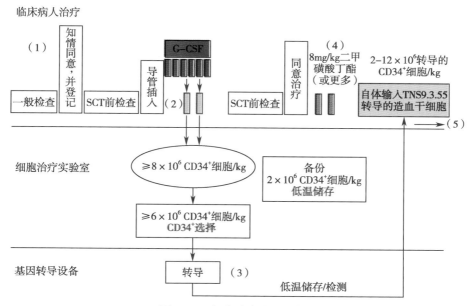

图 14-3 纽约临床试验示意图

试验由以下五个关键步骤组成:(1)体格检查和知情同意;(2)CD34⁺ 细胞动员和采集;(3)珠蛋白基因转移和生物安全评估;(4)输入调整和改造后的 CD34⁺ 细胞;(5)输注后监测

胞的造血干细胞多样性，这是由载体整合位点的高通量分析实现的。后者提供了可能出现克隆扩增的重要信息，它反映单个细胞的大量扩增有可能是向白血病转化的前奏。在法国巴黎内克尔医院用珠蛋白载体β87治疗地中海贫血的病人身上已经观察到了这种情况的发生。在这种情况下，单克隆祖细胞携带有整合了内源性基因 *HMGA2* 的β87载体，该祖细胞可提供大部分转基因骨髓细胞和红细胞（Cavazzana-Calvo，2010）。经过一年的治疗，这些扩增的细胞提供了1/3的血红蛋白，而移植后诱导血红蛋白F又产生1/3的血红蛋白，最后1/3血红蛋白则来自病人自身。总的来说，这三部分来源的血红蛋白多达 9～10g/dl，该病人表现为"不依赖输血"的积极效果，由于仅少量的基因转移，因此发生的单个转导克隆都在预料之中。而且幸运的是，这种克隆扩增并没有进展为白血病，该病人在5年的治疗中仍然保持健康。现在这种载体已经停止使用了。

表 14-1　珠蛋白基因转移和其他干细胞工程临床试验的主要结果

预期效果	外周血基因标记＞10%（骨髓细胞）
	多克隆造血重建
	不依赖输血
	长期受益，理想情况是终生
安全问题	毒性（黏膜炎，中性粒细胞减少，出血，闭经）
	对载体成分的免疫反应
	有复制能力的慢病毒的重组
	克隆扩增，这可能促进向白血病转化

除了载体本身的内在效能和安全属性，治疗效果主要是由三个关键参数决定：CD34[+]细胞剂量，在输注 CD34[+] 细胞前的珠蛋白基因转移水平，病人输注 CD34[+] 细胞前的身体状况调整。最后一点是促进输注 CD34[+] 细胞植入的一个必要的细胞毒性化疗的短疗程。一个关键问题是最大剂量（被称为清髓性）是否是必需的，或者低强度剂量以达到更低的毒性、更快速的恢复造血就足够了。在巴黎的研究组利用前者；在纽约的 TNS9.3.55 研究组评估后者。对于非清髓性预处理方案的许多优点，大家有广泛的共识，包括毒性降低、造血恢复快、缩短了住院治疗时间，但这可能不足以确保最佳的植入。确定一个可以使地中海贫血病人进行治疗性植入的更"温和"的调节需要进一步研究。

四、小结和建议

人们已经开始地中海贫血病人自体 CD34[+] 细胞珠蛋白基因转移的研究。2008 年首次对β87进行了研究，但由于基因转移的低效率、载体基因组的不稳定和克隆扩增的产生，目前，这种载体的临床实验已经停止。在完成了关于地中海贫血病人的收集，优化 CD34$^+$ 细胞采集、提高载体生产、增加基因转移效率后，我们 2012 年向美国 FDA 提出的关于评估实验 TNS9.3.55 载体的第一个草案获得批准（图 14-4）。根据美国 FDA 建议，目前的研究仅限于成年人；在回顾成年人安全性和有效性的数据后，小儿病人将来也将进行研究。MSKCC 癌症医疗中心发挥了国际团体的功能，包括了（但不限于）整合意大利、希腊、黎巴嫩和泰国的中心进行合作（Sadelain，2010）。其他关于珠蛋白基因转移的研究，有望在 2014 年或以后开始在美国、法国（GENETIX药品，现名青鸟生物，用载体替换 β87）、米兰、意大利（MOLMED）、美国辛辛那提（儿童医院）、孟菲斯、美国（圣裘德医院）和芝加哥大学洛杉矶分校（UCLA）治疗病人。未来 5 年将准备确定这种疗法的安全性、有效性和最终潜力。令人鼓舞的是，简单的载体虽然不能提供调节或高水平的转基因表达，但在某些免疫缺陷综合征（Boztug，2010；Aiuti，2009；Hacein-Bey-Abina，2002；Cavazzana-Calvo，2000）和代谢紊乱（Biffi，2013；Cartier，2009）显示出临床前景。然而，在地中海贫血存在更大的挑战，譬如在接受治疗的镰状细胞病人中，复杂载体滴度在成人病人中比在儿科病人中更低。

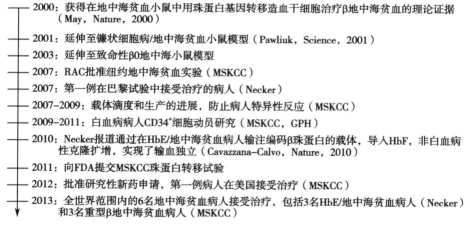

图 14-4　珠蛋白基因疗法的发展里程碑
在 2000 年该领域出现了 May 等人的报告，阐明了基因转移珠蛋白在 β- 地中海贫血小鼠模型的可行性和有效性。到 2013 年已有 6 例病人接受治疗。三人在法国巴黎的 Necker 医院，三人在美国纽约的 MSKCC 癌症治疗中心

　　与此同时，一些新的技术不断涌现，这将巩固和扩大珠蛋白基因转移的经验。在骨髓进行反转录病毒介导的基因转移，目前已经证明，其动员外周血或脐带血造血干细胞是有效的，但其效果受到了载体半随机整合的不确定因素的影响，目前，还有很多新的方法，如包含增强子阻断和染色质屏障活性

的遗传元件可以增强目前载体的性能和安全性等（Emery，2011）。一种替代珠蛋白基因转移的方法是通过作用于 BCL11A 转录因子下调 γ 球蛋白基因（Uda，2008）。这种方法不需要高水平的转基因表达，但其疗效是未经证实的。由于原代造血干细胞无法大量增殖，限制了细胞移植治疗前载体位点的筛选，两种替代方法正在兴起（Riviere，2012）。一是针对珠蛋白基因传递，使用有针对性的核酸，以增加基因递送的效率（Li，2013），然而至今仍然是亚临床的。这种方法可用于基因修复或预定位点基因，理想情况下是安全对基因组无影响的（Sadelain，2012）。另一种是利用多能干细胞的增殖潜能，原则上说可以提取的造血干细胞，虽然这个目标目前也有困难。由于，目前这些新方法疗效尚不确定，尚未在临床治疗中得到运用，令人鼓舞的是治疗 β- 地贫的进一步方案正在研究发展中，慢病毒介导的珠蛋白基因转移仍不能满足其巨大的潜力。

参 考 文 献

1. Aiuti A，Cattaneo F，Galimberti S，et al. Gene therapy for immunodeficiency due to adenosine deaminase deficiency. N Engl J Med，2009，360：447-458.

2. Bank A，Dorazio R，Leboulch P. 2 A phase I/II clinical trial of beta-globin gene therapy for beta-thalassaemia. Ann NY Acad Sci，2005，1054：308-316.

3. Biffi A，Montini E，Lorioli L，et al. Lentiviral hematopoietic stem cell gene therapy benefits metachromatic leukodystrophy. Science，2013，341：1233158.

4. Borgna-Pignatti C，Rugolotto S，De Stefano，et al. Survival and complications in patients with thalassaemia major treated with transfusion and deferoxamine. Haematologica，2004，89：1187-1193.

5. Boulad F，Wang X，Qu J，et al. Safe mobilization of CD34＋ cells in adults with beta-thalassaemia and validation of effective globin gene transfer for clinical investigation. Blood，2014，123：1483-1486.

6. Cartier N，Hacein-Bey-Abina S，Bartholomae CC，et al. Hematopoietic stem cell gene therapy with a lentiviral vector in X-linked adrenoleukodystrophy. Science，2009，326：818-823.

7. Cavazzana-Calvo M，Hacein-Bey S，de Saint Basile G，et al. Gene therapy of human severe combined immunodeficiency（SCID）-X1 disease. Science，2000，288：669-672.

8. Cavazzana-Calvo M，Payen E，Negre O，et al. Transfusion independence and HMGA2 activation after gene therapy of human beta-thalassaemia. Nature，2010，467：318-322.

9. Chang AH，Sadelain M. The genetic engineering of hematopoietic stem cells：the rise of lentiviral vectors，the conundrum of the ltr，and the promise of lineage-restricted vectors. Mol Ther，2007，15：445-456.

10. Emery DW. The use of chromatin insulators to improve the expression and safety of integrating gene transfer vectors. Hum Gene Ther，2011，22：761-774.

11. Hacein-Bey-Abina S, Le Deist F, Carlier F, et al. Sustained correction of X-linked severe combined immunodeficiency by ex vivo gene therapy. N Engl J Med, 2002, 346: 1185-1193.

12. Li K, Wong A, Li CD, et al. Granulocyte colony-stimulating factor-mobilized peripheral blood stem cells in beta-thalassaemia patients: kinetics of mobilization and composition of apheresis product. Exp Hematol, 1999, 27: 526-532.

13. Li L, Krymskaya L, Wang J, et al. Genomic editing of the HIV-1 coreceptor CCR5 in adult hematopoietic stem and progenitor cells using zinc finger nucleases. Mol Ther, 2013, 21: 1259-1269.

14. Mancuso A, Sciarrino E, Renda MC, et al. A prospective study of hepatocellular carcinoma incidence in thalassaemia. Haemoglobin, 2006, 30: 119-124.

15. May C, Rivella S, Callegari J, et al. Therapeutic haemoglobin synthesis in beta-thalassaemic mice expressing lentivirus-encoded human beta-globin. Nature, 2000, 406: 82-86.

16. May C, Rivella S, Chadburn A, et al. Successful treatment of murine beta-thalassaemia intermedia by transfer of the human beta-globin gene. Blood, 2002, 99: 1902-1908.

17. Persons DA, Tisdale JF. Gene therapy for the haemoglobin disorders. Semin Hematol, 2004, 41: 279-286.

18. Rivella S, May C, Chadburn A, et al. A novel murine model of Cooley anaemia and its rescue by lentiviral-mediated human beta-globin gene transfer. Blood, 2003, 101: 2932-2939.

19. Riviere I, Dunbar CE, Sadelain M. Hematopoietic stem cell engineering at a crossroads. Blood, 2012, 119: 1107-1116.

20. Sadelain M. Recent advances in globin gene transfer for the treatment of beta-thalassaemia and sickle cell anaemia. Curr Opin Hematol, 2006, 13: 142-148.

21. Sadelain M, Boulad F, Galanello R, et al. Therapeutic options for patients with severe beta-thalassaemia: the need for globin gene therapy. Hum Gene Ther, 2007, 18: 1-9.

22. Sadelain M, Boulad F, Lisowki L, et al. Stem cell engineering for the treatment of severe haemoglobinopathies. Curr Mol Med, 2008, 8: 690-697.

23. Sadelain M, Riviere I, Wang X, et al. Strategy for a multicenter phase I clinical trial to evaluate globin gene transfer in beta-thalassaemia. Ann N Y Acad Sci, 2010, 1202: 52-58.

24. Sadelain M, Papapetrou EP, Bushman FD. Safe harbours for the integration of new DNA in the human genome. Nat Rev Cancer, 2012, 12: 51-58.

25. Telfer PT, Warburton F, Christou S, et al. Improved survival in thalassaemiamajor patients on switching from desferrioxamine to combined chelation therapy with desferrioxamine and deferiprone. Haematologica, 2009, 94: 1777-1778.

26. Uda M, Galanello R, Sanna S, et al. Genome-wide association study shows BCL11A associated with persistent fetal haemoglobin and amelioration of the phenotype of beta-thalassaemia. Proc Natl Acad Sci USA, 2008, 105: 1620-1625.

27. Yannaki E, Papayannopoulou T, Jonlin E, et al. Hematopoietic stem cell mobilization for gene therapy of adult patients with severe beta-thalassaemia: results of clinical trials using G-CSF or plerixafor in splenectomized and nonsplenectomized subjects. Mol Ther, 2012, 20: 230-238.

28. 'Recombinant DNA Advisory Committee (RAC) meeting minutes. Biomedical Technology Assessment at the U.S. Department of Health and Human Services. 2006. Can be accessed at: http://osp.od.nih.gov/sites/default/files/RAC_minutes_06-07.pdf'

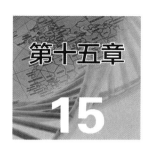

第十五章 心 理 支 持

作者：Robert C. Yamashita；L Lauren Mednick；Dru Haines
评审人：John Porter

目前普遍认为，对慢性疾病病人应给予持续的护理及心理辅导（Falvo，2014；Lubkin，2014）。因为，心理问题会对重症地贫病人接受去铁治疗的依从性产生消极影响（Porter，2011；Evangeli，2010；Panitz，1999；Beratis，1989）。本章节将会对已报道的地中海贫血病人存在的社会和行为问题进行全面的综述，并对在其他疾病上证实有效的社会和心理干预手段进行阐述。

然而，令人惊奇的是，目前仍缺乏对地中海贫血的心理干预方面的研究报道。2001 年，Cochrane 对已发表地中海贫血的心理干预研究进行了综述（Anie，2001），并于 2011 年进行了更新。2011 年最新的综述指出，在地中海贫血的心理干预的研究中，尚未检索到采用随机对照研究或半随机对照（如交替法）进行研究的报道。这一点特别受到关注。其原因在于，在过去 25 年里发表的关于地中海贫血的临床综述中，一个标准的观察指标就是病人的行为，尤其是对去铁治疗（ICT）的依从性的观察；这是影响病人远期结局的一个重要变量（Efthimiadis，2006；Borgna-Pignatti，2004；Porter，2002；Modell，2000；Olivieri，1994）。

一、心理支持面临的挑战：文献告诉我们什么？

地中海贫血心理支持面临的挑战不是一个简单的概念问题。心理支持包含了对过去 30 年中出现在地贫病人中的各种问题的一系列明确的应对措施。使用 PUBMED，在 Title/Abstract 中检索"地贫"和"心理支持"，搜索到的文献对上述问题进行了阐述。总共搜索到 11 篇文献，其中包括 Cochrance 的综述。第一篇文献报道发表在 1985 年，这篇文献明确指出意大利儿童医疗中心进行心理支持的必要性（Colombino，1985）。尽管已经加大了对地贫病人的临床支持，然而相隔十几年才出现第二篇文章，描述了心理问题如何影响去铁治疗的依从性（Politis，1998）。这一观点被 2003 年一项对成年地贫病人的研究（Galanello，2003）及 2004 年一项横断面调查研究（Vardaki，2004）重申。其后，少数研究对不同人群，其中包括儿童及其看护者（Prasosmuk，2007；Aydinok，2005）、青少年（Roy，2007）和成年人（Mednick，2010；Gharaibeh，2009）的心理压力进行了研究。2009 年，一项非随机干预研究采用认知行为家庭疗法试图提高去铁治疗的依从性（Mazzone，2009）。这些结果提示临床上采用的改善病人发育及去铁治疗依从性相关的远期预后的心理支持方法存在很大的差异。

这些结果提示，"心理支持"尚未明确，需要具体化。为了更全面地了解地中海贫血心理支持的组成部分，我们广泛搜索"behavioral and social science research"、"行为和社会科学研究（BSSR）"相关文献（图15-1），对371篇文献进行了全面审阅。一篇全文综述表明，9%的文献与BSSR相关或与个案相关，另外11%着重于临床问题，而这些临床问题碰巧包含了BSSR的内容（如成人妊娠后所需的额外临床支持），但并没有进一步深入理解心理支持。剩余的文章主要围绕以下临床问题：

1. 产前筛查（30%的文章） 这些文章展示了如何完善地应对向高危人群介绍产前筛查出现的问题。他们阐明了建立一个全面解决方案（包括政府支持、立法、社区教育、面对面交流）的复杂性。这些报道更像是一项艰难的项目完成后的庆祝报告（TIF grade：D）。某些研究与迁移人口、社区人口多样化相关的特定并发症的项目已成功地复制上述经验。这些研究明确了实施干预策略时所遭受的挑战（TIF grade：C）。然而，产前诊断领域的经验是在一个小范围、同质化的环境中得以成功实施的，并未在复杂的异质人群中实施医疗干预中得到充分的考量。少数文章已经通过着眼于对ICT经济学（Payne，2007；Riewpaiboon，2010）、向病人所在社区进行临床推广（Choy，2000）、明确不同文化背景病人的需求等方面（Banerjee，2011），对这种复杂环境进行研究（Vichinsky，2005）（TIF grade：C）。

2. 去铁治疗（10%的文章） 大多数的研究或研究病人的依从性（Matsui，1994），或评估病人的治疗体验（Porter，2012；Taher，2010；Payne，2007）（TIF grade：B）。在这些研究中，有50%以上的文章是在过去10年中发表的，这些研究着眼于主要介绍新的口服螯合剂，并通过建立科学基金会等方式去评估已报道的地贫病人的健康结局，以此作为了解病人去铁治疗的过程（Porter，2012；Porter，2011；Sobota，2011；Evangeli，2010；Mednick，2010）。这些研究与其他类型的临床研究相关，有着良好的科学基础（TIF grade：A）。但这些研究并没有试图去解决已观察到的行为或社会问题。

3. 心理问题（14%的文章） 地中海贫血病人更易发生精神问题，这似乎已成为国际共识（Cakaloz，2009；Saini，2007；Shaligram，2007a；Shaligram，2007b；Aydinok，2005；Pradhan，2003；Sadowski，2002）。这些文章在研究病人治疗依从性的背景下，着眼于其精神问题，暗示病人治疗依从性欠佳反映了病人的精神和认知构成。早期研究报告多为临床描述性研究（TIF grade：C）。近期的研究方向转移向病人认知障碍的调查（Duman，2011；Zafeiriou，2006；Armstrong，2005；Monastero，2000）（TIF grade：B）。Angastinoitis指出，现在的问题在于，目前已观察到的出现在地贫病人中的精神问题，不仅仅是简单的病人心理结构的问题，还可能出现在功能层面上，以及我们可以提供给地贫病人的各种支持服务上（Angastiniotis，2002）。

4. 社会支持（20% 的文章） 这些研究提出了地贫病人及其家庭的需求所涉及的范围。最先开始这些科学研究的是 Ratip 工作团队。Ratip 的研究主要致力于发展这些领域的疾病具体标准化的评估（Canastan，2003；Ratip，1996；Ratip，1995），其后的学者进行了后续的研究（Tsiantis，1996；Zani，1995）。这个研究领域似乎以干预性研究最多见，包括对事业机构实践（Marovic，2008）、病人小组会议（Marovic，2008；Yamashita，1998）、家庭治疗（Mazzone，2009）、病人去铁治疗营地（Treadwell，2001）作出针对性的改变等。尽管有些措施取得了一定的成功，但是仍缺乏强有力的分析和评估（TIF grade：C）。

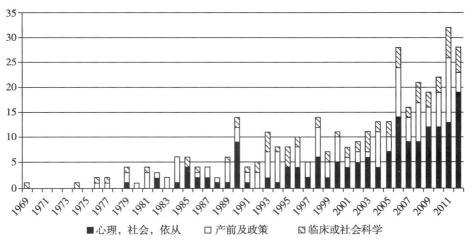

图 15-1　1979～2012：地中海贫血疾病心理方面的 BSSR 文献分类
通过在一系列数据库：PubMed、biological abstracts、pscyINFO、CINHAL、sociological abstracts、social services 和 JSTOR 等，针对包含有地中海贫血的标题和摘要进行搜索，得到了一个相对完整的文献库，并进一步在该文献库中对某些术语（如精神分析治疗、社会治疗、生活治疗）和相关问题（如咨询、抱怨、依从、经济等）进行了检索。由于很多临床研究文献只在结论中提及 BSSR 术语（如改善病人生活质量），而实际上并没有进行 BSSR 研究，因此，需要进一步审查相关文献摘要进行甄别

总的来说，这些文章提示了地中海贫血病人和看护者面临许多显著的心理及社会的挑战，会影响着他们的情感，可能使其患精神疾病的风险增加，如抑郁和焦虑（Duman，2011；Gharaibeh，2009；Marovic，2008；Prasomsuk，2007；Roy，2007；Zafeiriou，2006；Aydinok，2005；Vardaki，2004；Galanello，2003；Angastiniotis，2002；Politis，1998；Ratip，1996；Ratip，1995）。精神支持似乎是临床需求的广泛的组织反应的参考，而不是一个连续的干预策略。因

此，尚无完善的干预试验来提供心理支持，以提高病人及其家庭的整体健康水平（TIF bold：F）。少数小样本的干预性研究是临床反应式的描述性研究（TIF bold：C）。这些研究缺乏严谨的分析，在研究中没有使用标准的行为及社会科学工具。近期的研究报告都致力于对报道的正在进行去铁治疗的病人的结局进行科学、严谨的了解（Haines，2013；Porter，2012；Trachtenberg，2012a；Trachtenberg，2012b；Porter，2011；Sobota，2011；Trachtenberg，2011；Evangeli，2010）。大多数的研究都旨在提出一种临床应对的方法，来应对潜在临床问题。我们应致力于建立一个基础，以方便对今后的心理干预进行研究分析。目前，我们仅能借鉴其他疾病中已有的合适措施，为地贫病人的心理支持提供建议。

二、现实考验

向地贫病人推荐心理支持需要一个实践组织的模型。因为病人在发育的过程中，病情不断变化，因此，根据一些功能性的标志对病人及其家庭体验进行判断，并以此作为一个临床路径开始的起点，将会得到较好的效果（diagnosis-treatment）。首先，就病人而言，地中海贫血是一种慢性疾病，并在出生后不久就会表现出来，因此，病人需从婴儿到成人的自然发育过程，学会如何生存。在早期，病人依赖看护照顾其生活，随着病人的成长，须学会自己照顾自己。其次，就是临床医学机构，小儿科医师服务于儿科病人及他们的家人，而成人病人应由成人医学的专科医师提供帮助，在这种情况下，任何的心理支持建议都会变得复杂。临床路径中的每一个标志性事件出现（如确诊，输血治疗，螯合治疗，青春期转向自我保健，转向成人医疗），病人及其家人可能更容易遭遇精神问题，而这些问题往往与疾病的治疗和发育受到的挑战有关。图 15-2 是我们地中海贫血临床路径的模型。

对不同干预模型进行系统的研究，可能可以帮助病人及其家庭有效的处理在每个特定时间点的特定问题，研究应明确早期"上游"的家族性体检将如何影响"下游"病人对去铁治疗的依从性及远期的生存情况。由于大多数现存的研究报告属于描述性的研究和横断面研究，其后的临床实践建议很大程度上来自于我们所了解临床工作和（或）其他慢性疾病的研究。

（一）确诊要点

在孩子被确诊为地中海贫血病人后，孩子的父母将会经历一系列的改变（震惊、拒绝接受、悲伤／愤怒、适应、从新认识）（Drotar，1975）。父母认为最重要、最关心的问题之一就是获得可靠的信息（Starke，2002）。学习如何照顾地中海贫血患儿对父母而言极具压力，会导致心理困扰（Politis，1998；Galanello，2003；Yamashita，1998）。重要的是，如果父母对照顾病人感到不堪重负，对

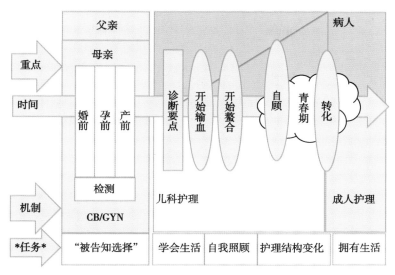

图 15-2　地中海贫血临床路径图

病人疾病的治疗效果可能会大打折扣（Otsuki，2010）。为了尽量减少这种负面的情绪，当患儿确诊地中海贫血时，需对父母进行有效的心理支持，相关措施应该包括：

1．向患儿父母提供必要的关于地中海贫血的知识。在宣讲时应多次重复，以便他们充分了解。

2．向患儿父母提供询问的机会，并分担忧虑。

3．为新确诊的患儿父母提供接触已确诊的年龄较大的患儿父母的机会，这将有助于增加社会支持和父母治疗的信心，降低患儿父母无助和绝望的感觉。

4．寻求心理医师的帮助。这将有助于父母采用建设性的方式控制自己失落的情绪。

在病人确诊地中海贫血的早期阶段，帮助父母接受并学会有效的处理尤为重要，因为在病人发育过程中，父母的行为和态度将决定了患儿如何对待自身疾病的态度。父母如果积极应对，并认识到病人如能良好管理、坚持治疗，将能够很好地生活，帮助患儿学会接受患地中海贫血是他们生活中的一部分，而不是对他们的一个定义。介绍患儿父母与其他有经验的父母接触，将有助于帮助他们学习到经验。

（二）输血治疗时间

在进行侵入性治疗过程中，研究最多的是为患儿提供心理支持的最佳方式（Edwards，2010；Thompson，2009；Brown，2007；Hayman，2002；Brown，1999；Hymovich，1992）。

年幼时，患儿当处于新的诱发焦虑的情景时，通常会向父母寻求该如何应对的信息。在一项研究中表明，在进行侵入性诊疗中，患儿忧虑程度的波动变化有 53% 是由父母的行为引起的。因此，在进行该项操作前，向患儿父母提供相关信息，并分配任务（如分散孩子的注意力等），可能减少父母焦虑，进而使患儿间接的获益，若父母不能在患儿面前保持镇静，临床医师可让父母离开诊室转而让其他成人陪同。

直接针对患儿的特定应对策略，对帮助患儿面对侵入性诊疗措施尤为有效。一项心理干预的 Meta 分析表明，分散注意力是儿童及青少年应对针刺相关操作痛苦最有效的心理干预策略（Uman，2008）。事实上，近期一项研究表明，在注射过程中吹泡泡，有助于减少地贫患儿的焦虑症状（Bagherain，2012）。重要的是，分散注意力的技巧应该与患儿的兴趣和年龄或发育程度相符。对于过分安慰孩子的父母，应鼓励他们将关注点转到分散孩子的注意力上，因为过度的安慰会放大孩子的恐惧和痛苦（Manimala，2000），会使孩子将注意力重新放在治疗过程的恐惧和痛苦上。

随着孩子年龄的增长，他们可能会询问输血或其他侵入性诊疗措施（如MRI）的相关信息。在进行操作前，向患儿提供操作的相关信息，可以带来一些潜在的好处，如增加患儿的信任、减少不确定性、纠正错误观念、增强他们克服困难的信心以及减少痛楚（Jaaniste，2007；Jipson，2007）。操作前，有效的告知应包括：

1. 使用恰当的语言向患儿讲解在操作前、操作过程中及操作结束后他们将会看到什么、听到什么以及闻到什么。

2. 向患儿提供信息时，要尽量减少他们的恐惧，但同时描述要准确。因为当患儿发现描述的过程与他经历的不相符（如事先对患儿说"你将不会有任何感觉"，而事实上患儿在接受诊疗的过程中可以感觉到一些疼痛），可能使患儿不再信任父母或医务人员，这可能会对将来的诊疗带来消极的影响。

3. 采用一些视觉教具，例如书、图画、模型和视频等。

4. 在可能的情况下，医疗相关游戏可以帮助年幼的孩子了解他们的最佳治疗方案（Burns-Nader，2012；Bandstra，2008；Bolig，1991；McCue，1988）。

5. 留出给孩子提问的时间。

（三）去铁治疗时间

应该帮助和指导患儿的父母选用最适合患儿的螯合物进行去铁治疗。例如，年长的孩子使用口服螯合物痛苦较少，可以获得较高的生活质量。而年幼的患儿具有特定的发育特点，如对食物具有偏好、逆反行为、不可预测性等，这将使一些患儿在接受口服螯合物时无法获得上述的效果（Fiese，2005）。应鼓励年幼患儿的父母仔细地挑选他们所能承受的，并适合孩子特点的螯合物。

当孩子开始去铁治疗期间，应该鼓励父母围绕服药时间来规律日常生活。根据治疗方案提前安排每天的日程，使治疗成为日常生活的一部分，这可以使患儿对治疗具有良好的依从性，最大限度地避免一些影响治疗依从性的问题，如忘记吃药、服药的时间与其他事情相冲突等（Fiese，2005；Rand，2005）。

研究表明，一些行为干预如加强监督、完成目标时给予奖励等，可以成功地提高病人的依从性（Koch，1993）。地贫患儿尚未理解坚持治疗的潜在价值，因此奖励机制对于提高依从性尤为有效。奖励机制包括口头表扬、奖励小贴纸或小玩具，或者其他可以马上获得或以后可得到的奖励等。通过将积极的刺激（如小贴纸、玩具等）和厌恶性刺激（如去铁治疗）结合起来，并建立积极的联系，将增加孩子再次接受这种刺激的可能性。

在临床治疗的不同时期，地贫病人可能会出现不愿意进行去铁治疗的情况（Evangeli，2010）。此时，明确病人不愿意继续已制定的治疗的原因是非常必要的。实施的干预措施如果没有考虑影响病人依从性的因素，将会获得较差的效果（表 15-1 列出了常见的影响依从性的因素并给出相应的干预手段）。总的来说，旨在提高依从性的有效的干预措施往往包括：

1. 综合行为或多个策略。
2. 包含处于生长发育中的病人及其父母。
3. 从病人所处的阶段开始进行，逐步提高目标，达到最佳的效果。
4. 需要不断地进行调整。

表 15-1　常见的影响病人依从性的因素及应对措施

影响因素	应对措施
对治疗方案的实施或其重要性缺乏了解	给予符合其年龄特点的教育
健忘	定时服药；使用可见的事物进行提醒
不方便	与治疗团队协商，调整治疗策略，使治疗策略与病人的生活方式相协调
服药的时间点不同	采用提醒措施（如闹铃）；或列一个自我监测的表格以督促按时完成治疗任务
治疗引起的副作用	采用一些措施减少或应对副作用
治疗的时间较长	帮助病人在治疗过程中参与一些活动
治疗方案复杂	治疗团队应尽量简化治疗方案；建立一个自查表以督促病人自身完成各项治疗任务
社会的歧视	鼓励正在参与治疗的病人，提高他们的自信心；鼓励病人间多进行交流

影响因素	应对措施
缺乏监督	增强监督
文化或宗教信仰	与病人家庭成员进行交流,了解他们的文化、信仰,可能时调整治疗策略使之符合他们的价值观
精神疾病	治疗潜在的精神疾病
家庭精神病理学	与看护者交流,创建一种有利于病人依从治疗的氛围,如减少冲突、加强交流
缺乏社会支持	帮助病人及其家庭寻求社区的支持;鼓励病人与处于相似境况的病人进行交流沟通

(四)童年期提供更多的自我保健机会

地中海贫血患儿因常常要如约到医院进行治疗或输血(Gharaibeh,2009),因此患儿的校园生活可能受到影响(Thavorncharoensap,2010)。因此,应该鼓励患儿的父母与学校进行沟通,让学校方面了解患儿的情况,并支持患儿的治疗。此外,地贫病人可能更易于出现认知障碍(Duman,2011;Nevruz,2007;Economou,2006;Zafeiriou,2006;Armstrong,2005;Lucke,2005;Zafeiriou,2004;Monastero,2000),如果父母和学校让患儿参与神经心理学测试,进行评估,并提供建议帮助患儿提升学习技能,可能会有一定的价值。

(五)青春期和向增加自我保健转变

当地贫病人发育至青春期,他们对每天进行的治疗的依从性常会降低(Trachtenberg,2011)。通常情况下,这是由于在地贫病人情感上准备好之前,过早地将责任由父母过渡给病人所引起的。因为处于青春期的病人想要独立,想要和同龄人一样,他们常常倾向于自己作决定。此时,病人的父母应该继续积极地监督病人的自我保健,病人的父母及看护共同监督,可以提高病人治疗的依从性(Evangeli,2010;Treadwell,2001)。

为了避免责任突然转变带来的不良结果,应该采取以下措施:

1．在较长的一段时间内逐步转变,这种转变应该在孩子比较年幼时开始(如帮助父母做家务),并在他们长大后逐渐增加。

2．教会年龄较大的病人如何管理一些常常容易忽视的内容,如订购药品和预约就诊等。

(六)向成人关照的过渡

年轻成年人依从性可能是最低的(Trachtenberg,2011),其中一个原因就是在病人从儿科转至成人专科进行治疗的转变过程中,没有得到足够的心理支持。通常情况下,这种转变是非常突然的,使得病人在还没有准备的情况下就转到了成人专科进行治疗（Bryant，2009）。我们应该在转科之前对转科这件事进行讨论，讨论的内容应包括病人对于转科的担忧、病人将如何准备和应对转科带来的内在的改变。此外，制定一个良好协作的转科计划，其中包括：

1. 给病人适应成人诊所和成人医疗机构的机会。
2. 在转变的过程中，同时到儿科和成人血液专家那里就诊。

成年的地贫病人一个新的共同的担忧就是他们会经历痛苦（Haines，2013；Trachtenberg，2010）。地贫成年人出现痛苦是由于他们的社会功能降低和抑郁（Ozminkowski，2012；Garber，2010；Avlund，2007；Dunn，2004；Koenig，1997；Burckhardt，1985）。临床医师应该鼓励出现痛苦的病人接受不同的经过验证的认知与行为应对措施，可以通过学习管理情绪和身体对疼痛的反应，有效地控制病人的痛苦和抑郁。有效的疼痛管理措施包括：联合药物和非药物的治疗措施，包括但不仅限于以下方面：

1. 深呼吸。
2. 意象引导。
3. 逐渐放松肌肉。
4. 催眠。
5. 生物反馈。

（七）成长过程中社会支持的重要性

研究发现，社会支持对孩子及其家庭的心理功能有重要的影响，早期进行社会支持，病人及其家庭将会从中获得益处，包括：

1. 可决定如何向亲朋好友描述病人的身体状况。
2. 了解隐瞒患有地中海贫血的事实会带来的害处（如羞耻感）。
3. 新来与现有的朋友、亲人、宗教和社会的支持。
4. 通过参加特定疾病基金会赞助的活动或医师安排的一对一的见面活动，地贫病人可以和其他患有慢性疾病的病人和家庭进行交流等。

（八）将终生的心理支持列入标准化治疗方案

由于病人在临床路径的任何过程中有可能发生社会和情感问题，且这些问题可以影响病人的生活质量和心理健康，我们应该将常规的心理支持列入每个地中海贫血的治疗计划中，这需要多学科成员合作，其中，包括护士、社工和定期与病人及其家庭成员见面的心理医师，临床医师最适合于评估所有社会、情绪和认知的问题，并在必要时给予额外的帮助。这特别有助于帮助正在经历显著心理问题如焦虑和抑郁的地贫病人，尽早地接受心理治疗，从而避免远期的健康问题。重要的是，通过将心理支持纳入地中海贫血常规的治疗方案中，可能可以消除地贫病人因需要治疗引起的羞耻感。

三、总结和推荐

总而言之，尽管缺乏大规模的随机对照研究，大量的病例对照研究表明心理健康状况可以影响慢性疾病病人对治疗的依从性（B）。已发表的与地中海贫血相关的研究也提示了这一点，这些研究主要是描述性的研究（C）。一项 Meta 分析提示，近期的研究更接近于 B 级的调查研究（这些研究通常是一些其他临床领域中的对照研究的一些附属研究报告）。然而，这些研究缺乏统一的研究工具和标准化的测量方法，从而削弱了研究结果的价值。迄今为止，研究数据提示：

1．心理健康状况影响重度地中海贫血病人对去铁治疗的依从性，从而影响其存活（C）。

2．地中海贫血病人更易于出现心理问题（C）。

3．病人报告的健康状况表明，与不经肠道的缺铁治疗相比，口服螯合物治疗更有益于病人（B）。

4．对认知障碍进行神经心理学干预显示，为数不多的地中海贫血病人存在明确的智力和精神病理学的问题（B）。

5．研究证明各种心理支持措施有益于地中海贫血病人（C），这些干预措施包括：

（1）自治机构作出针对性的改变。

（2）组织病人小组会议。

（3）家庭治疗。

（4）建立去铁治疗的社团等。

6．对所有慢性疾病病人而言，想要获得远期的、良好的健康状况，进行终生持续的全面护理是非常必要的（A）。对多学科团队的组织建设支持也是必要的（A）。越来越多的研究重视了慢性遗传病病人从儿科过渡至成人专科治疗过程中出现的问题（B）。罕见的和被忽视的疾病使得资源分配模式复杂化，并导致健康状况差异悬殊（A）。地中海贫血治疗也存在这些问题，专家委员会也推荐对这些问题进行评估，然而目前为止还没有正式的研究报告对这些问题进行研究，更没有任何标准化的证据（F）。

尽管对地中海贫血病人进行心理支持的 A 级和 B 级证据很少，多个大型的地中海贫血中心的临床经验表明，病人的心理健康状况对病人治疗的依从性和结局至关重要。

1．所有专业的地中海治疗中心均向病人提供专家心理辅导（C）。

2．应根据病人的实际年龄制定心理支持策略

（1）儿童（一般病人，A；地贫病人，C）。

（2）青少年－过渡（一般病人，B；地贫病人，C）。

（3）年纪较大的成年人 - 疼痛问题（一般病人，A；地贫病人，C）。

设计良好的、多中心的干预性研究，并采用统一的标准化的工具评估心理支持对治疗依从性的益处，将会使临床心理支持服务得到更广泛的资金支持。在这些研究中，使用已建立的行为和社会科学方法时，须明确最适合于地中海贫血病人的心理支持措施中的有效成分。

参 考 文 献

1. Anie KA，Massaglia P. Psychological therapies for thalassaemia. Cochrane Database Syst Rev，2001，3：CD002890.

2. Angastiniotis M. The adolescent thalassemic. The complicant rebel. Minerva Pediatr，2002，54：511-515.

3. Armstrong FD. Thalassemia and learning：Neurocognitive functioning in children. Ann N Y Acad Sci，2005，1054：283-289.

4. Avlund K，Rantanen T，Schroll M. Factors underlying tiredness in older adults. Aging Clin Exp Res，2007，19：16-25.

5. Aydinok Y，Erermis S，Bukusoglu N，et al. Psychosocial implications of Thalassemia Major. Pediatr Int，2005，47：84-89.

6. Banerjee AT，Watt L，Gulati S，et al. Cultural beliefs and coping strategies related to childhood cancer：the perceptions of South Asian immigrant parents in Canada. J Pediatr OncolNurs，2011，28：169-178.

7. Beratis S. Noncompliance with iron chelation therapy in patients with beta thalassaemia. J Psychosom Res，1989，33：739-745.

8. Bagherain S，Borhani F，Zadeh AA，et al. The effect of distraction by bubble-making on the procedural anxiety of injection in Thalassemic school-age children in Kerman thalasemia center [Farsi]. J Nurs Midwifery，2012，22：76.

9. Bandstra NF，Skinner L，LeBlanc C，et al. The role of child life in pediatric pain management：A survey of child life specialists. J Pain，2008，9：320-329.

10. Bolig R，Yolton KA，Nissen HL. Medical play and preparation：Questions and issues. Children's Health Care，1991，20：225-229.

11. Borgna-Pignatti C，Rugolotto S，De StefanoP，et al. Survival and complications in patients with thalassemia major treated with transfusion and deferoxamine. Haematologica，2004，89：1187-1193.

12. Brown RT. Sickle cell disease//Brown RT（ed）. Cognitive aspects of chronic illness in children. Guildford Press：New York，1999.

13. Brown RT，Rickel AU，Daly BP. Theories and models of the disorder//Brown RT（ed）. Chronic illness in children and adolescents. Hogrefe& Huber：Toronto，2007.

14. Bryant R，Walsh T. Transition of the chronically ill youth with hemoglobinopathy to adult health care：an integrative review of the literature. J Pediatr Healthcare，2009，23：37-48.

15. Burckhardt CS. The impact of arthritis on quality of life. Nurs Res，1985，34：11-16.

16. Burns-Nader ES. The effects of medical play on reducing fear，anxiety，and procedure

distress in school-aged children going to visit the doctor. The University of Alabamama. http://gradworks.umi.com/34/90/3490855.html（accessed 9 May 2014）.

17. Cakaloz B，Cakaloz I，Polat A，et al. Psychopathology in thalassemia major. Pediatr Int，2009，51：825-828.

18. Canatan D，Ratip S，Kaptan S，et al. Psychosocial burden of beta-thalassaemia major in Antalya，south Turkey. Soc Sci Med，2003，56：815-819.

19. Choy J，Foote D，Bojanowski J，et al. Outreach strategies for Southeast Asian communities：experience，practice，and suggestions for approaching Southeast Asian immigrant and refugee communities to provide thalassemia education and trait testing. J Pediatr Hematol Oncol，2000，22：588-592.

20. Colombino G，Bonzano L. Assistance for the thalassemic child in a child care center. Minerva Med，1985，76：209-211.

21. Drotar D，Baskiewicz A，Irvin N，et al. The adaptation of parents to the birth of an infant with a congenital malformation：a hypothetical model. Pediatrics，1975，56：710-717.

22. Duman O，Arayici S，Fettahoglu C，et al. Neurocognitive function in patients with beta-thalassemia major. Pediatrics International，2011，53：519-523.

23. Dunn KM，Croft PR，Epidemiology and natural history of low back pain. EuraMedicophys，2004，40：9-13.

24. Eccleston C，Palermo TM，Williams AC，et al. Psychological therapies for the management of chronic and recurrent pain in children and adolescents. Cochrane Database Syst Rev，2009，2：CD003968.

25. Economou M，Zafeiriou DI，Kontopoulos E，et al. Neurophysiologic and intellectual evaluation of beta-thalassemia patients. Brain Devel，2006，28：14-18.

26. Edwards M，Titman P//Promoting psychological well-being in children with acute and chronic illness. Jessica Kingsley Publishers：Philadelphia，2010.

27. Efthimiadis GK，Hassapopoulou HP，Tsikaderis DD，et al. Survival in thalassaemia major patients. Circ J，2006，70：1037-1042.

28. Evangeli M，Mughal K，Porter JB. Which Psychological Factors are Related to Chelation Adherence in Thalassemia? A Systematic Review. Hemoglobin，2010，34：305-321.

29. Falvo DR. Medical and psychosocial aspects of chronic illness and disability（5th ed）. Jones & Bartlett Learning：Burlington，Mass，2014.

30. Fiese BH，Wamboldt FS，Anbar RD，Family asthma management routines：connections to medical adherence and quality of life. J Pediatr，2005，146：171-176.

31. Frank NC，Blount RL，Smith AJ，et al. Parent and staff behavior，previous child medical experience，and maternal anxiety as they relate to child procedural distress and coping. J Pediatr Psychol，1995，20：277-289.

32. Galanello R. A thalassemic child becomes adult. Rev Clin Exp Hematol，2003，7：4-21.

33. Garber CE，Greaney ML，Riebe D，et al. Physical and mental health-related correlates of physical function in community dwelling older adults：a cross sectional study. BMC Geriatr，2010，10：6.

34. Gharaibeh H，Amarneh BH，anZamzam SZ. The psychological burden of patients with

beta thalassemia major in Syria. Pediatr Intl, 2009, 51: 630-636.

35. Haines D, Martin M, Carson S, et al. Pain in thalassaemia: the effects of age on pain frequency and severity. Br J Haematol, 2013, 160: 680-687.

36. Hayman LL, Mahon MM, Turner JR. Chronic illness in children: an evidence-based approach. Springer Pub: New York, 2002.

37. Hymovich DP, Hagopian GA. Chronic illness in children and adults: a psychosocial approach. Saunders: Philadelphia, 1992.

38. Jaaniste T, Hayes B, von Baeyer CL. Providing children with information about forthcoming medical procedures: A review and synthesis. Clinical Psychology: Science and Practice, 2007, 14: 124-143.

39. Jipson JL, Melamed BG. New approaches on the horizon: Comments on Jaaniste, Hayes and von Baeyer's 'Providing children with information about forthcoming medical procedures: A review and synthesis.'. Clinical Psychology: Science and Practice, 2007, 14: 149-156.

40. Koch DA, Giardina PJ, Ryan M, et al. Behavioral contracting to improve adherence in patients with thalassemia. J Pediatr Nurs, 1993, 8: 106-111.

41. Koenig HG. Differences in psychosocial and health correlates of major and minor depression in medically ill older adults. J Am Geriatr Soc, 1997, 45: 1487-1495.

42. Lewandowski A, Drotar D. The relationship between parent-reported social support and adherence to medical treatment in families of adolescents with Type 1 diabetes. J Pediatr Psychol, 2007, 32: 427-436.

43. Lubkin IM, Larsen PD. Chronic illness: impact and interventions (8th ed). Jones & Bartlett Learning: Burlington, Mass, 2013.

44. Lucke T, Pfister S, Durken M. Neurodevelopmental outcome and haematological course of a long-time survivor with homozygous alpha-thalassaemia: case report and review of the literature. Acta Paediatr, 2005, 94: 1330-1333.

45. Manimala MR, Blount RL, Cohen LL. The effects of parental reassurance versus distraction on child distress and coping during immunizations. Children's Health Care, 2000, 29: 161-177.

46. Marovic S, Snyders F. Addressing complexities of medical noncompliance in serious childhood illness: Collaborating at the interface of providers, families, and health care systems. Families, Systems, & Health, 2008, 26: 237-249.

47. Matsui D Hermann C, Klein J, et al. Critical comparison of novel and existing methods of compliance assessment during a clinical trial of an oral iron chelator. J Clin Pharmacol, 1994, 34: 944-949.

48. Mazzone L, Battaglia L, Andreozzi F, et al. Emotional impact in β-thalassaemiamajor children following cognitive-behavioural family therapy and quality of life of caregiving mothers. Clin Pract Epidemiol Ment Health, 2009, 5: 5.

49. McCue K. Medical play: An expanded perspective. Children's Health Care, 1988, 16: 157-161.

50. Mednick L, Yu S, Trachtenburg F, et al. Symptoms of depression and anxiety in patients with thalassemia: prevalence and correlates in the thalassemia longitudinal cohort. Am J

Hematol, 2010, 85: 802-805.

51. Modell B, Khan M, Darlison M. Survival in beta-thalassaemia major in the UK: data from the UK Thalassaemia Register. Lancet, 2000, 355: 2051-2052.

52. Monastero R, Monastero G, Ciaccio C, et al. Cognitive deficits in beta-thalassemia major. Acta NeurologicaScandinavica, 2000, 102: 162-168.

53. Nevruz O, Ulas U, Cetin T, et al. Cognitive dysfunction in beta-thalassemia minor. Am J Hematol, 2007, 82: 203-207.

54. Olivieri NF, Nathan DG, MacMillan JH, et al. Survival in medically treated patients with homozygous beta-thalassemia. N Engl J Med, 1994, 331: 574-578.

55. Otsuki M, Eakin MN, Arceneaux LL, et al. Prospective relationship between maternal depressive symptoms and asthma morbidity among inner-city African American children. J Pediatr Psychol, 2010, 35: 758-767.

56. Ozminkowski RJ, Musich S, Bottone FG, et al. The burden of depressive symptoms and various chronic conditions and health concerns on the quality of life among those with Medicare Supplement Insurance. Int J Geriatr Psychiatry, 2012, 27: 948-958.

57. Pakbaz Z, Treadwell M, Kim HY, et al. Education and employment status of children and adults with thalassemia in North America. Pediatr Blood Cancer, 2010, 55: 678-683.

58. Palermo TM, Eccleston C, Lewandowski AS, et al. Randomized controlled trials of psychological therapies for management of chronic pain in children and adolescents: an updated meta-analytic review. Pain, 2010, 148: 387-397.

59. Panitz D, Sugar M. Difficulties encountered by adolescent thalassemia patients, in Trauma and adolescence. International Universities Press, Inc: Madison, CT, 1999.

60. Payne KA, Desrosiers MP, Caro JJ, et al. Clinical and economic burden of infused iron chelation therapy in the United States. Transfusion, 2007, 47: 1820-1829.

61. Politis C. The psychosocial impact of chronic illness. Ann N Y Acad Sci, 1998, 850: 349-354.

62. Porter JB, Davis BA. Monitoring chelation therapy to achieve optimal outcome in the treatment of thalassaemia. Best Pract Res Clin Haematol, 2002, 15: 329-368.

63. Porter JB, Evangeli M, El-Beshlawy A. Challenges of adherence and persistence with iron chelation therapy. Int J Hematol, 2011, 94: 453-460.

64. Porter J, Bowden DK, Economou M, et al. Health-Related Quality of Life, Treatment Satisfaction, Adherence and Persistence in beta-Thalassemia and Myelodysplastic Syndrome Patients with Iron Overload Receiving Deferasirox: Results from the EPIC Clinical Trial. Anemia, 2012, 2012: 297641.

65. Pradhan PV, Shah H, Rao P, et al. Psychopathology and self-esteem in chronic illness. Indian J Pediatr, 2003, 70: 135-138.

66. Prasomsuk S, Jetsrisuparp A, Ratansiri T, et al. Lived experiences of mothers caring for children with thalassemia major in Thailand. J Spec Pediatr Nurs, 2007, 12: 13-23.

67. Rand CS. Non-adherence with asthma therapy: more than just forgetting. J Pediatr, 2005, 146: 157-159.

68. Ratip S, Skuse D, Porter J, et al. Psychosocial and clinical burden of thalassaemia intermedia

and its implications for prenatal diagnosis. Arch Dis Child, 1995, 72: 408-412.

69. Ratip S, Modell B. Psychological and sociological aspects of the thalassemias. Semin Hematol, 1996, 33: 53-65.

70. Riewpaiboon A, Nuchprayoon I, Torcharus K, et al. Economic burden of beta-thalassemia/ Hb E and beta-thalassemia major in Thai children. BMC Res Notes, 2010, 3: 29.

71. Roy T, Chatterjee SC. The experiences of adolescents with thalassemia in West Bengal, India. Qual Health Res, 2007, 17: 85-93.

72. Sadowski H, Kolvin I, Clemente C, et al. Psychopathology in children from families with blood disorders: A cross-national study. European Child & Adolescent Psychiatry, 2002, 11: 151-161.

73. Saini A, Chandra J, Goswami U, et al. Case control study of psychosocial morbidity in beta thalassemia major. J Pediatr, 2007, 150: 516-520.

74. Shaligram D, Girimaji SC, Chaturvedi SK. Psychological problems and quality of life in children with thalassemia. Indian J Pediatr, 2007, 74: 727-730.

75. Shaligram D, Girimaji SC, Chaturvedi SK. Quality of life issues in caregivers of youngsters with thalassemia. Indian J Pediatr, 2007, 74: 275-278.

76. Shega JW, Andrew M, Hemmerich J, et al. The relationship of pain and cognitive impairment with social vulnerability--an analysis of the Canadian Study of Health and Aging. Pain Med, 2012, 13: 190-197.

77. Sobota A, Yamashita R, Xu Y, et al. Quality of life in thalassemia: a comparison of SF-36 results from the thalassemia longitudinal cohort to reported literature and the US norms. Am J Hematol, 2011, 86: 92-95.

78. Starke M, Moller A. Parents' needs for knowledge concerning the medical diagnosis of their children. J Child Health Care, 2002, 6: 245-257.

79. Taher A, Al Jefri A, Elalfy MS, et al. Improved treatment satisfaction and convenience with deferasirox in iron-overloaded patients with beta-Thalassemia: Results from the ESCALATOR Trial. Acta Haematol, 2010, 123: 220-225.

80. Thavorncharoensap M, Torcharus K, Nuchprayoon, et al. Factors affecting health-related quality of life in Thai children with thalassemia. BMC Blood Disord, 2010, 10: 1.

81. Thompson RH. The handbook of child life: a guide for pediatric psychosocial care. Charles C. Thomas: Springfield, Ill, 2009.

82. Trachtenberg F, Foote D, Martin M, et al. Pain as an emergent issue in thalassemia. Am J Hematol, 2010, 85: 367-370.

83. Trachtenberg F, Vichinsky E, Haines D, et al. Iron chelation adherence to deferoxamine and deferasirox in thalassemia. Am J Hematol, 2011, 86: 433-436.

84. Trachtenberg F, Martin M, Grren S, et al. Use of electronic data collection to assess pain in thalassaemia: a feasibility study. International Journal of Palliative Nursing, 2012a, 18: 441-445.

85. Trachtenberg FL, Mednick L, Kwiatowski JL, et al. Beliefs about chelation among thalassemia patients. Health Qual Life Outcomes, 2012, 10: 148.

86. Treadwell MJ, Weissman L. Improving adherence with deferoxamine regimens for patients

receiving chronic transfusion therapy. Semin Hematol, 2001, 38: 77-84.

87. Tsiantis J, Dragonas TH, Richardson C, et al. Psychosocial problems and adjustment of children with beta-thalassemia and their families. Eur Child Adolesc Psychiatry, 1996, 5: 193-203.

88. Uman LS, Chambers CT, McGrath PJ, et al. A systematic review of randomized controlled trials examining psychological interventions for needle-related procedural pain and distress in children and adolescents: an abbreviated cochrane review. J Pediatr Psychol, 2008, 33: 842-854.

89. Vardaki MA, Philalithis AE, Vlachonikolis I. Factors associated with the attitudes and expectations of patients suffering from beta-thalassaemia: a cross-sectional study. Scand J Caring Sci, 2004, 18: 177-187.

90. Vichinsky EP, mACkLIN ea, Waye JS, et al. Changes in the epidemiology of thalassemia in North America: a new minority disease. Pediatrics, 2005, 116: 818-825.

91. Yamashita RC, Foote D, Weissman L. Patient cultures: thalassemia service delivery and patient compliance. Ann N Y Acad Sci, 1998, 850: 521-522.

92. Zafeiriou DI, Economou M, Athanasiou-Metaxa M. Neurological complications in beta-thalassemia. Brain Dev, 2006, 28: 477-481.

93. Zani B, Di Palma A, Vullo C. Psychosocial aspects of chronic illness in adolescents with thalassaemia major. Journal of Adolescence, 1995, 18: 387-402.

94. Zafeiriou DI, Prengler M, Gombakis N, et al. Central nervous system abnormalities in asymptomatic young patients with Sbeta-thalassemia. Ann Neurol, 2004, 55: 835-839.

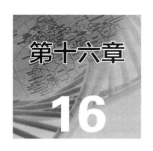

第十六章 生活方式和生活质量

16

作者：Michael Angastiniotis

评审人：Ali Taher；Maria Domenica Cappellini

目前，地中海贫血的病人在接受了合适的治疗后，有机会同时从身体到心理、从儿时至成人全方位享受一个近似正常人的生活，也包括正常的生活方式。根据 WHO 对健康的定义，即：健康是指身体上、心理上和社会上的完美状态，而不仅仅是没有疾病和虚弱的情况。而专业的健康护理应该遵循现行的临床医嘱，而且有"为了尽可能减少因为疾病给病人个人以及集体生活带来的不利影响"这样一个清晰的目标。而这个结论的得出不仅由于认识到疾病所带来的局限性，也归功于病人在生活中灵活地应用治愈养生法所体现出来的积极作用，再加上从普通的健康生活方式中所"窃取"的经验，从而得到了这些治疗手法。我们通过观察疾病的发生发展过程从而得知一个完整的疾病过程，我们了解到了该疾病的各个方面，也因此有了相关的专业需求。专业的健康护理除了帮助病人进行身体状况的管理之外，还应该试着去倾听病人可能提出的任何问题，并且尽可能地对他的生活方式中可能出现的所有问题给出中肯、宝贵的建议。

"正常"生活对于地中海贫血病人而言，是所有常用表达内容中他们最迫切追求的。"正常"生活是指在社会大集体中而言的，关系到也影响到人们以及人们对社会的贡献，排除由于疾病本身或者由于治疗疾病而带来的孤立、隔离，甚至是某些社会不良事件等。而且，边缘化也可能导致精神萎靡不振，也可能增加健康隐患。面对这些问题以及生活质量这个较为宽泛的观点，它随着现代医疗技术使病人获得更长生存期及并发症的减少从而变得更为突出了。同时在专业的健康护理之后，生活质量、社会一体化、精神生活、体验生活也变得相互交错在一起了。社会心理学的支持（第十五章所述）是健康管理的一个必要组成部分，就如同整体护理的质量和组织一般。健康护理团队应该时刻将这些观点铭记在心，并且能够用以指导病人处理生活当中的各种各样的问题。在处理完生活中所遇到的一些问题之后，病人自己有可能从中学习，也许在以后遇到相同或相似问题的时候就可以自己处理这些问题了。尽管地中海贫血健康护理团队可以为其中某些问题提供合适的解决方案，但这其中也常常出现不合适的解决方案或者说是错误的方案这种情况。在这章我们主要是以帮助专业的健康护理，为他们的病人提供一个确信的、充分知情的管理指南而提供一个基础为目的。

1. 活动——运动——我能够走多远？
2. 社会生活——跳舞、吸烟、饮酒——哪一种是被允许的？
3. 教育——能够通过医教类节目治愈和门诊随访干预吗？
4. 门诊时间能否根据我的需求而调整？
5. 雇佣——哪种工作是我可以耐受的？这个是否会存在职业歧视？我是否会因此而失去某份工作？
6. 我能结婚吗？我能有自己的小孩吗？
7. 我能够支撑一个家庭吗？如果能够，那么能够支撑多久？
8. 我能够购买生命安全保险吗？或者健康保险？
9. 我能得到抵押吗？我可以借贷吗？

一、参与体育活动

病人常常会问到一个问题：我们能够接受、参与的工作以及运动的程度？通常来说，身体上的运动和精神上的消遣是应该被鼓励的，因为这是一个人正常工作、生活的重要组成部分，同时也是社会一体化的可行途径之一。所以，无论如何我们必须认识到慢性疾病所带来的各种局限性。假设我们的体能被某些因素所影响，那他首先是不同贫血程度的影响，其次是有氧循环运动，再次是肺功能，这些因素都是有氧氧化的关键步骤。另外，在慢性疾病过程中，例如地中海贫血，或许现在还同时伴有其他与之相互作用的疾病（比如说：心脏功能不全，内分泌功能紊乱或者是慢性肝炎等）。这些因素在许多研究中被深入探索，这些研究的大部分都是重点关注呼吸功能和心血功能对运动耐受的作用。肌力测试应用于众多研究中（主要是骑自行车和跑步机测试）；通过呼吸功能测试来检测耗氧量，通过超声心动图和心脏磁共振来评估心脏的最大反应心率、每搏输出量储备及铁超负荷影响，从而检测心血管功能。容积储备和铁超负荷作用（Nanas，2009；Vasileiadis，2009；Marinov，2008）。总的来说，所有已经存在的研究都得出这样一个结论：输血依赖性地中海贫血病人存在运动限制的问题。该限制的成因包括贫血程度、铁超负荷（尤其是通过血管炎症作用）而影响心脏功能障碍（Sohn，2013），甚至包括肺功能障碍（Piatti，2006）。

全球地中海贫血病人情况并不均一，数以千计的病人存在血红蛋白水平偏低和螯合剂治疗后带来的较差依从性。如今地中海贫血常见并发症种类繁多，而这又主要取决于对地中海贫血的疗效。一个泛泛而又包含了所有的指南因此有时毫无利用价值可言，但是当有一个大样本的临床评估（必须囊括测力学）得出一个个体化检测以及个体化建议时，其可行性倍增，也更易获得。一般来说，按标准接受治疗的未成年是允许在没有约束的情况下进行体育锻炼的。如果血红蛋白始终维持在较低水平，那么细致的心血管功能评估也是必要的。在成年早期，铁潴留和组织损伤是心脏和内分泌腺受损的重要表现。出于这些原因，尽管并未约束日常生活的普通活动，但是运动耐受程度仍需予以评估——在规律活动的间隔进行评估显得尤为重要。我们可以从第七章中了解到所有的地中海贫血病人应该在8～10岁后每年接受一次正规的心功能测试。如果体育活动是经过周密安排的，那就必须要在活动后进行测力测试。

除上述所述，所有交叉疾病都应该予以考虑，包括在地中海贫血各个年龄阶层的病人中常见的骨科疾病。对于骨科疾病，除减少疼痛外，应尽可能减少其移动，骨折的独特性是无论何时当我们给出锻炼和运动的建议时都应该被考虑的。正如一个地中海贫血病人两次参加了伦敦马拉松长跑而被作为一个广为宣传的案例，鼓励了全世界地中海贫血的病人，这也证明了现代医疗是有可能给广大病人带来正常的生活以及生活质量的。然而，可悲的是在全球的地中海贫血护理中，这种案例只发生在个别疗效极佳的病人身上。

二、教育

一个源自欧洲的最新调查（Enerca in-print）显示：年龄在18岁以上的地中海贫血和镰刀形细胞贫血病人中完成大学教育的有21%。而这也将消除地中海贫血病人对于接受教育的疑虑。当然，在工作时间必须去医院检查身体和接受输血治疗也成为中断病人接受教育的一个主要限制因素。所以，当我们在为病人安排医疗护理时，我们必须认真严肃地对待这些反馈信息（见第十七章）。另外，我们的医疗团队应该做好同教育机构，尤其是学校教师保持联系的准备，为他们提供地中海贫血的相关知识，以及说明地中海贫血病人在学校能够接受的任务，使他们认识到顾虑甚至歧视将会对患地中海贫血的学生造成不利影响。在体育场上的歧视也时有发生，欺凌和负面行为会使年轻的地中海贫血学生觉得异样和孤立，这将对他们自身印象产生持续影响。在一些将地中海贫血视为移民疾病的国家，这种异样感受可能被扩大导致种族问题（Dyson, 2010）。这些问题的解决需要来自教师们的教育调解，需要来自相关事务部门和地中海贫血辅助中心的帮助。最后，地中海贫血病人必须接受和其他普通学生一样的待遇，千万不能被当作班级或团体的"弱势"成员。

三、工作

大部分的成年地中海贫血病人在工作雇佣方面是没有困难的。即便如此雇佣问题却始终存在，这是受多方面因素的影响，有来自病人本身的，也有来自雇佣方的，而更加客观地说是来自社会这个大环境的。其中许多病人并没有从适当的社会心理帮助中受益，始终存在自尊心受损，并由此产生"健康状态不佳"以至于无法工作的心理。甚至在被认为总体公益服务都很高水平的欧洲，这些问题也是普遍存在的。针对上述问题的一个调查（Enerca in print）（超过 300 名、20 岁以上的地中海贫血病人参与）显示：50% 的病人获得全日制雇佣，19% 的病人只获得兼职，而有 31% 的病人一直处于失业状态。尽管我们不能忽视这些失业病人中有 14% 的病人是因为个人原因不参加工作，但这些数据也远远超过了一个国家的统计失业率。这表明一部分病人存在就业难的问题，也需要来自我们医疗团队和社会服务的帮助。不管怎样，对地中海贫血病人的偏见在全世界每个地方都将是一个持续存在的问题。在一项来自中东病人的 TIF 调查（2009 年未出版调研）中显示：80% 的病人（参与人数：96 名）陈述他们由于雇佣方的不情愿，有时甚至是对他们公开的拒绝而很难得到一份工作。而雇佣方给出的理由包括了其中一个多次被强调的重要原因即：占用工作时间的临床随访导致了一再缺勤。另外，疾病带来的"某些不好的事情"会发生的恐惧感，以及认为雇佣地中海贫血病人他们将无法胜任雇佣方所安排的工作——这样一个潜移默化的思维。

《美国残疾人士保护法》第 27 章明确规定：缔约方必须认识到残疾人士拥有和其他普通人员相平等的择业就业权，以禁止歧视残疾人士为基本原则，确保其享受公平的待遇，享受同样的医疗、健康安全保险。基于以上，地中海贫血护理团队有责任代表他们的病人辩护，公开教育普通大众以及潜在的雇佣方个体。而且医疗团队也应该在救治他们的病人过程中逐步地灌输关于他们工作能力的积极因素。对于指南工作必须根据同一份训练和运动评估方法来评价个人能力，但是当病人正处于心脏病或者是存在骨质疏松疾病是应该予以特别注意。

四、结婚生子的美好生活

结婚生子作为一个人生活中至关重要的事件而被广泛关注，这也是地中海贫血病人能够建立良好人际关系的重要表现。在 Cyprus，一个来自尼科西亚地中海贫血中心的报道（Christou，2012）显示，248 位病人中年龄在 18 岁以上的，有 52% 结婚，其中有 4% 离婚。同样，在这组病人中，有 78% 的病人拥有自己的小孩，其中 194 名是地中海贫血母亲。与之相比，地中海贫血病人人群中大部分为小孩，因为遭受歧视而限制了稳定的人际关系的建立。在这个方面，我们的治疗团队所扮演的角色应该是确保在疾病早期年轻的病人能够及时地接受到内分泌专家的诊治，从而尽可能有效地避免性腺功能减退，做到早发现、早治疗，这就如同第八章和第九章所述任何性发育延迟或者缺乏都能够达到有效避免。另外，我们的团队也应该为地中海贫血病人提供日常的支持和鼓励，护理团队也有义务与多学科团队相互协商统一，对地中海贫血病人母亲怀孕和分娩过程进行监管。

五、营养

营养一直以来都是地中海贫血病人以及他们的父母常及提问，因为每天营养摄入量都将会影响病人的健康。实际上有一项来自生长发育不良的研究指示了儿童生长发育不良与营养缺乏存在部分相关性。为了验证高卡路里饮食能部分或者全部改变大部分生长发育不良的地中海贫血患儿的营养状况这一假说，Soliman 做了相关研究（Soliman，2004）。结果显示增加卡路里摄入能明显增加胰岛素生长因子 IGF-1 的分泌、皮下脂肪厚度、上臂围、BMI 值，因此至少部分加速其生长发育。这一结论与其他研究（Fuchs，1997）的结果也是相一致的。由此可见，在生长发育阶段高卡路里摄入是符合逻辑的，尤其是在营养摄入和消耗存在较大差异的幼儿阶段（Fung，2012）。另外，也有许多关于地中海贫血病人维生素和微量元素缺乏而影响其生长发育的相关报道（Fung，2010；Claster，2009）。所以说，维生素和微量元素的重要性也有待更进一步、更详细的研究。

（一）锌

锌元素作为地中海贫血必需的元素之一，或者被铁螯合剂药物去除（Erdogan，2013），或者由于不能从饮食中有效吸收（Fung，2012），或者由于长期使用噻嗪类利尿药而从尿液中流失。锌缺乏常表现为影响生长发育和性成熟，也可能导致脱发、腹泻、皮肤瘙痒、食欲下降等。另外，它主要影响机体的免疫系统，尤其是淋巴细胞的功能（Tienboon，2003）。

现存的文献研究很少有对锌元素补充剂量的研究。在最近的一项对地中海贫血和受损细胞疾病锌元素补充剂量的 Cochrane 回顾性研究总结：除了补充剂量可以加速身高增长外，随机对照实验尚无明确证据显示补充剂量对血清锌元素水平有显著提升（Swe，2013）。这些作者也推介了更长期的实验以进一步明确这个问题，即：一个随机双盲的对照实验（Fung，2013），年龄在 10～30 岁伴有骨质减少的年轻病人，对照组用安慰剂，锌元素的补充剂量明显升高了骨质中矿物质的含量以及同一部位的骨密度。如果锌元素的补充剂量指示能够被规范，那么病人在规律使用铁螯合剂时监测锌元素水平是值得被广泛推介的。锌元素补充药物通常是以锌硫酸盐的形式存在的，尽管其他一些剂型也可用。锌元素的追加剂量虽然在低血红蛋白水平时是予以 220mg、3 次/d 的剂量，但是它的常用剂量是：125mg，1～3 次/d。当然，大剂量使用时必须格外小心，注意胃肠道反应或者与其他矿物质或者与药物相互作用而产生致毒作用等不良事件的发生。

（二）铁

对于定期输血的大多数地中海贫血病人来说，饮食摄入的铁量并不比定期输血带来的铁摄入更多（如第十三章所述）。但是相比输血前的缺铁状态，地中海贫血病人通过口服的方式增加铁剂摄入更有效。总的来说，多数依赖输血的地中海贫血的病人在血红蛋白低于 6g/dl 或者 7g/dl，以及铁吸收量在 5g/（dl•d）以上之前是不接受输血治疗的。而这部分病人是比较特殊的，且于他们而言，限制食物当中铁含量也是非常重要的。喝红茶佐餐会减少铁的吸收，而饮食富含维生素 C 的食物又将促进铁的吸收。

（三）钙和维生素 D

钙和维生素 D 对于地中海贫血的病人而言是最常规的必需品。血钙的动态平衡与维生素 D 水平是密切相关的，而 85%（Mirhosseini，2013）～100%（Soliman，2008）的地中海贫血病人并发维生素 D 缺乏。维生素 D 缺乏的情况甚至在居住在日照环境中的多数地中海贫血病人中也存在（Nakavachara，2013）。在地中海贫血病人身上发现钙的慢性消耗性疾病（Fung，2012）和高钙尿症（Quinn，2011）导致机体血钙的动态平衡被打破，尤其是在病人同时存在甲状旁腺功能减退时表现得更加显著。而维生素 D 缺乏所带来的影响是众所周知的。增加钙和磷在消化道的吸收同时配合甲状旁腺激素水平的管理将有助于机体血钙水平的上升。钙缺乏将导致骨质钙质沉积不足，进一步将导致地中海贫血病人骨质疾病的发生。钙缺乏也与肌无力相关，更主要的是能够影响心肌收缩力，导致与心脏铁摄入相关的左心室收缩功能障碍（Wood，2008）。

对于广大的病人而言，维生素 D 和钙剂的推荐剂量是 2000IU/d（Fung EB，2011）。同时推荐地中海贫血病人每 6 个月监测一次维生素水平（Nakavachara，2013；Fung，2011）。富含钙的食物如牛奶、奶酪和鱼油也同样是被推荐的。

（四）叶酸

对比输血频率低的病人，输血频率高的病人很少出现叶酸缺乏。鉴于许多地中海贫血重病人主要是在低血红蛋白水平时才予以输血治疗的（但是他们的叶酸水平是未检测的），可能得益于补充叶酸可减少与同型半胱氨酸水平和动脉粥样硬化相关的高血栓风险（Qin，2012），所有病人叶酸可能被推荐至 1mg/d 的补充量。

（五）维生素 E

维生素 E 是脂溶性维生素，所以在地中海贫血病人中也是常见的缺乏元素。主要是因为铁蓄积在肝脏中，伴随有肝功能受损（Livrea，1996），同时饮食摄入的减少也被证实是导致血清脂质减少的因素（Fung，2012）。补充维生素 E 可以减少地中海贫血病人血清中的氧化应激（Pfiefer，2008），同时也减少了红细胞膜上的脂质过氧化反应（Sutipornpalangkul，2012）。但是这些临床实验所应用的维生素 E 补充量是 400IU/d，实验时间短，参与病人少。长期使用维生素 E，尤其是更大剂量使用，可能存在潜在的危险性，因此需要针对地中海贫血进行更多的实验。自然富含维生素 E 的食物也是被推荐的，比如说蛋类、植物油（橄榄油，玉米油，红花和葵花籽油）、坚果以及谷类等。

（六）维生素 C

维生素 C 具有抗氧化作用，当机体存在较多的铁自由基，可产生氧化损伤而被耗尽。故维生素 C 被予以补充量的原因如下：

1. 维生素 C 因为能够促进食物中铁的吸收而被广而熟知，甚至是通过规律输血治疗的病人也应该控制他们的铁摄入量。

2. 维生素 C 增加了机体活性铁的含量，但可能因此导致铁中毒的产生。由于可被螯合的铁化合物的增加，恰好有利于去铁胺排除机体过剩的铁。因此，为了避免铁中毒，在注射去铁胺的同时予以不超过 2～3mg/kg 的维生素 C。这个疗效是其他螯合剂前所未能及的。

六、支持治疗

来自草药的多种复合原料常被看做有治疗地中海贫血的疗效。这也是长期受到病人关注，因此专家们应该有能力回应关于这些复合原料的任何问题，甚至是要注意到它们的潜在疗效、限制性或者说是风险。对于其中有些具有临床试验验证支持的，应该更加详细深入了解。

（一）左旋肉碱

肉碱是丁酸盐衍生物（β- 羟基 -γ- 甲氨基丁酸）对地中海贫血有潜在的保护作用，因为它曾被视为具有抗氧化和氧化保护性质。肉碱作为长链脂肪酸氧化新陈代谢的基本物质而被熟知，它存在于高能量消耗的组织中，比如：骨骼肌、心肌和肝脏内。在临床试验中予以 $50mg/(kg \cdot d)$ 的剂量所带来的疗效如下：

1. 增强心脏舒张功能，改善运动量。

2. 有肺高压的病人可明显提高肺动脉收缩压（El-Beshlawy，2008）。

3. 增加输血间隔（El-Beshlawy，2007）。

然而，由于左旋肉碱抑制了三碘甲状腺原氨酸（T_3）和甲状腺素（T_4）进入细胞核，因此在癫痫病人和甲状腺功能减退的病人中使用时，应予以特别注意。

（二）小麦苗

小麦类植物的嫩芽榨出的汁作为流行的健康食物被接受。它包含了叶绿素、维生素、矿物质和多种生物酶。小麦苗被认为是在输血间隔中有促进红细胞生存率的作用，这在不久前也在少数病人身上得到证实的（Singh，2010）。

（三）水飞蓟素

奶蓟草（水飞蓟属）的提取物，水飞蓟是黄酮木脂素的混合物，具有抗氧化作用，作为护肝元素被广泛研究。最近报道指出水飞蓟的这个疗效被确认，另外还发现它具有阻止 HCV 病毒侵入肝实质细胞的作用（Blaising，2013；Caciapuoti，2013；Polyak，2013）。因此，可被用于铁超负荷而使肝功能受损的地中海贫血病人，而且，他们当中大多数感染了丙肝。水飞蓟素常以胶囊形式给药，常用剂量是 140mg×3 次 /d。

（四）酒精

不提倡地中海贫血病人饮酒。酒精能够增强铁的氧化损伤，加剧肝炎病毒对肝实质细胞的损害。如果肝脏中铁蓄积和 HCV 病毒感染同时存在，再加上酒精的作用将促使病情向肝硬化、肝癌等一系列的发展。过量饮酒也能影响骨质沉积，而且是骨质疏松的危险因素之一。另外，酒精也可以与药物发生未可知的相互作用。

（五）吸烟

烟草由于可能与骨质重塑有直接的作用而被严令禁止，而且也可能与骨质疏松有相关性。基于心肺健康的双重观点（如上所述），我们推论吸烟将会加剧问题的严重性，当然，就整个大众群体而言，烟草更多的是带来了危害。

（六）毒品滥用

资源浪费随处可见，这对于成年人和年轻人来说都是巨大的威胁。而地中海贫血病人为了"融入"这个环境，为了被他们所处的环境接受，也开始尝试着接受一些可能对身体存在潜在损伤的毒品。至今并没有相关研究报道在人群中毒品大量滥用的情况，但是我们的临床医师仍然遇到了很多个例。医护人员应该有能力认识到存在这些问题的病人，并且准备和他们围绕这一问题进行讨论。滥用毒品将给许多已经存在重要器官受损的地中海贫血病人带来严重的问题。

七、生活质量

这个专题中所有问题均由提供全面护理，接受临床护理标准的医疗护理团队撰写。其目的是为了让病人实现生活自理和实现个人理想。生活质量将是检验健康护理医疗团队的作用是否成功的标准。在"欧洲血液病交流委员会组织"中提出"生活质量将成为，并且是很快将整合成为病人护理的一部分……当某种血液病从急性的、威胁生命的疾病转变为慢性的、伴随终生的疾病，评定和保持生活质量对病人来说将会显得更加重要"（Chomienne，2012）。

那么，生活质量是如何进行评估的呢？生活质量这个概念包括每个病人对他们个人生活满意状态和幸福感的评定，由于幸福感又包括与健康状况相互作用的心理和社会价值，所以任何对生活质量的评估都必须包括以上所有方面。人们探索了许多方法用来评估和监理一个人生活质量的评价标准，例如：身体状况、情绪状况以及社会环境等。这些方面都囊括在问卷调查中了——其中有些已经经过测试、验证，用于评价地中海贫血病人生活质量。下列一些曾用过的问卷调查事例：

1．The WHOQoL questionnaire（Telfer，2005）。

2．The PedsQoL Generic Core Scales（Clarke，2010）。

3．The Dartmouth Primary Care Cooperative Information Chart System（Pakbaz，2005）。

4．The Short Form Health Survey- SF36（Musallam，2011；Sobota，2011）。

最近专业地中海贫血病人生活质量评定方法（STQOLI）取得了进一步发展和合法化。发表在 *Greece* 上的 STQOLI 包括了使用常规铁螯合剂的依赖性经历（Lyrakos，2012）。在加拿大也制定了 TranQol（Klaassen，2013）。本章的目的不在于详细推荐任何一种评定方法，而是强烈呼吁地中海贫血医疗护理团队在随访他们的病人时采取或者使用他们可供选择的方法用以评估病人的生活质量。因为每个病人的态度会随着治疗方案的改变或者是并发症出现而发生一定范围内的变化，所以诊所应该根据他们每个病人的诊断和观点的变化而做出相应的调整（Gollo，2013）。这些方法应该被用于个体化检测和评估，当然也可以用于患病人群，使得他们评价临床表现，发现任何需要解决的弱点。

健康关系到生活质量，很难进行准确评价。患病人群的多样性包括了疾病的严重程度（Musallam，2011），病人以往的病情管理，并发症的出现，选择使用口服还是非口服螯合剂药物（Porter，2012），病人的年龄，以及是患儿还是患儿家属反馈的信息（Coacci，2012）。使用相同方法在整个期间监测患病人群，能够提供检测临床结果和临床表现的宝贵数据。

八、总结和推荐

1．一个完整的病人护理包括认识到社会融合需求和一个"正常"生活的需求。

2．作为治疗病人的医师应有能力对其生活方式提供建议。

3．锻炼身体应该被鼓励，但就每一个不一样的病人而言应该个体化，并且注意到与其他疾病并存的状态。依据活动计划，测力学和心血管功能测试可能是必需的。

4．门诊和输血治疗时间应该灵活化并且应该将病人（例如接受教育和工作）的时间考虑在内。

5．与教师和雇佣方取得联系，使他们理解病人当下的情况和医疗管理是必需的。

6．对生长发育的常规检测是必需的，营养因素例如卡路里摄入和微量元素缺乏这样的情况应该被当作成长不良的案例。营养学专家的建议也许对于这方面将是有利的。

7．机体缺锌、身体发育不良和骨质大量丢失的情况下补充锌元素，但是不建议常规补锌治疗。补锌的常用剂量是 125mg 锌元素，1～3 次/d。

8．推荐在病人输血前且血红蛋白水平低时，予以规律少量输血，同时限制饮食铁的摄入。

9．补充钙和维生素 D，对于所有病人的推荐剂量是 2000IU，同时每 6 个月检测维生素 D 水平，同时推荐摄入富含钙的食物如牛奶、鱼类、奶酪等。

10．对于所有低血红蛋白病人而言，补充叶酸至 1mg/d 是需要的。因为可以减少血栓栓塞而且毒性低，对所有病人而言，都应该考虑予以叶酸补充。

11．推荐富含维生素 E 的食物例如蛋类、植物油等的饮食。长期使用的追加剂量也值得进一步的研究。

12．推荐补充维生素 C。与注射用去铁胺联用时，予以 2～3mg/（kg•d）的剂量，或者经检验证实的确存在缺乏时使用。

13．左旋肉碱的推荐剂量是 50mg/（kg•d），但当病人伴有甲状腺功能减退时要特别小心。

14．目前没有明确的证据显示任何关于小麦苗的长期疗效。

15．如果发现存在肝功能受损的情况，在参考肝脏学专家的会诊意见以后，水飞蓟素的推荐剂量是 140mg 3 次/d。

16．常规的口腔护理对于地中海贫血病人而言是必需的。从疾病早期开始予以足够的输血治疗，将减少上颌骨的发育不良，也将减少对口腔正畸的介入。

17．对于酒精、烟草和成瘾物质应该严格禁止。

参 考 文 献

1. Bekheirnia MR，Shamshirsaz AA，Kamgar M，et al. Serum zinc and its relation to bone mineral density in beta-thalassemic adolescents. Biol Trace Elem Res，2004，97：215-224.

2. Benvenga S，Amato A，Calvani M，et al. Effects of carnitine on thyroid hormone action. Ann N Y Acad Sci，2004，1033：158-167.

3. Beshlawy AE，Abd El Dayem SM，Mougy FE，et al. Screening of growth hormone deficiency in short thalassaemic patients and effect of L-carnitine treatment. Arch Med Sci，2010，6：90-95.

4. Blaising J，Lévy PL，Gondeau C，et al. Silibinin inhibits hepatitis C virus entry into hepatocytes by hindering clathrin-dependent trafficking. Cell Microbiol，2013，15：1866-1882.

5. Cacciapuoti F, Scognamiglio A, Palumbo R, et al. Silymarin in non alcoholic fatty liver disease. World J Hepatol, 2013, 5: 109-113.

6. Caocci G, Efficace F, Ciotti F, et al. Health related quality of life in Middle East children with beta-thalasaemia. BMC Blood Disord, 2012, 12: 6

7. Chomienne C, Guenova M, Hagenbeek A, et al. Quality of Life in hematology: European Hematology Association theme of the year ... and years to come. Haematologica, 2013, 98: 2-3.

8. Clarke SA, Skinner R, Guest J, et al. Health-related quality of life and financial impact of caring for a child with Thalassaemia Major in the UK. Child Care Health Dev, 2010, 36: 118-122.

9. Claster S, Wood JC, Noetzli L, et al. Nutritional deficiencies in iron overloaded patients with hemoglobinopathies. Am J Hematol, 2009, 84: 344-348.

10. Dyson SM, Atkin K, Culley LA, et al. Disclosure and sickle cell disorder: A mixed methods study of the young person with sickle cell at school. Soc Sci Med, 2010, 70: 2036-2044.

11. El-Beshlawy A, El Accaoui R, Abd El-Sattar M, et al. Effect of L-carnitine on the physical fitness of thalassemic patients. Ann Hematol, 2007, 86: 31-33.

12. El-Beshlawy A, Youssry I, El-Saidi S, et al. Pulmonary hypertension in beta-thalassemia major and the role of L-carnitine therapy. Pediatr Hematol Oncol, 2008, 25: 734-743.

13. Erdoğan E, Canatan D, Ormeci AR, et al. The effects of chelators on zinc levels in patients with thalassemia major. J Trace Elem Med Biol, 2013, 27: 109-111.

14. European Network for Rare and Congenital Anaemias (ENERCA). White Book. 2014 (in-print). Information can be accessed at: http://www.enerca.org/activities-news/news/66/new-educational-publications-by-thethalassaemia-international-federation

15. Fuchs GJ, Tienboon P, Khaled MA, et al. Nutritional support and growth in Thalassaemia major. Arch Dis Child, 1997, 76: 509-512.

16. Fung EB, Aguilar C, Micaily I, et al. Treatment of vitamin D deficiency in transfusion-dependent thalassemia. Am J Hematol, 2011, 86: 871-873.

17. Fung EB, Kwiatkowski JL, Huang JN, et al. Zinc supplementation improves bone density in patients with thalassemia: a double-blind, randomized, placebo-controlled trial. Am J Clin Nutr, 2013, 99: 960-971.

18. Fung EB, Xu Y, Trachtenberg F, et al. Inadequate dietary intake in patients with thalassemia. J Acad Nutr Diet, 2012, 112: 980-990.

19. Fung EB. Nutritional deficiencies in patients with thalassemia. Ann N Y Acad Sci, 2010, 1202: 188-196.

20. Gollo G, Savioli G, Balocco M, et al. Changes in the quality of life of people with thalassaemia major between 2001 and 2009. Patient Prefer Adherence, 2013, 7: 231-236.

21. Klaassen RJ, Barrowman N, Merelles-Pulcini M, et al. Validation and reliability of a disease-specific quality of life measure (the TranQol) in adults and children with thalassaemia major. Br J Haematol, 2014, 164: 431-437.

22. Livrea MA, Tesoriere L, Pintaudi AM, et al. Oxidative stress and antioxidant status in

beta-thalassemia major: iron overload and depletion of lipid-soluble antioxidants. Blood, 1996, 88: 3608-3614.

23. Lyrakos GN, Vini D, Aslani H, et al. Psychometric properties of the Specific Thalassemia Quality of Life Instrument for adults. Patient Prefer Adherence, 2012, 6: 477-497.

24. Mirhosseini NZ, Shahar S, Ghayour-Mobarhan M, et al. Bone-related complications of transfusion-dependent beta thalassemia among children and adolescents. J Bone Miner Metab, 2013, 31: 468-476.

25. Musallam KM, Khoury B, Abi-Habib R, et al. Health-related quality of life in adults with transfusion-independent thalassaemia intermedia compared to regularly transfused thalassaemia major: new insights. Eur J Haematol, 2011, 87: 73-79.

26. Nakavachara P, Viprakasit V. Children with hemoglobin E/β-thalassemia have a high risk of being vitamin D deficient even if they get abundant sun exposure: A study from thailand. Pediatr Blood Cancer, 2013, 60: 1683-1688.

27. Nanas S, Vasileiadis I, Dimopoulos S, et al. New Insights into the exercise intolerance of beta- Thalassemia major patients. Scand J Med Sci Sports, 2009, 9: 96-102.

28. Pakbaz Z, Treadwell M, Yamashita R, et al. Quality of life in patients with thalassemia intermedia compared to thalassemia major. Ann N Y Acad Sci, 2005, 1054: 457-461.

29. Pfeifer WP, Degasperi GR, Almeida MT, et al. Vitamin E supplementation reduces oxidative stress in beta thalassaemia intermedia. Acta Haematol, 2008, 120: 225-231.

30. Piatti G, Allegra L, Fasano V, et al. Lung Function in β-Thalassemia Patients: A Longitudinal Study. Acta Haematol, 2006, 116: 25-29.

31. Polyak SJ, Ferenci P, Pawlotsky JM. Hepatoprotective and antiviral functions of silymarin components in hepatitis C virus infection. Hepatology, 2013, 57: 1262-1271.

32. Porter J, Bowden DK, Economou M, et al. Health related quality of life, treatment satisfaction, adherence and persistence in β-thalassaemia and myelodysplastic syndrome patients with iron overload receiving Deferasirox: results from the EPIC clinical trial. Anemia, 2012: 297641.

33. Qin X, Xu M, Zhang Y, et al. Effect of folic acid supplementation on the progression of carotid intimamedia thickness: a meta-analysis of randomized controlled trials. Atherosclerosis, 2012, 222: 307-313.

34. Quinn CT, Johnson VL, Kim HY, et al. Thalassemia Clinical Research Network. Renal dysfunction in patients with thalassaemia. Br J Haematol, 2011, 153: 111-117.

35. Singh K, Pannu MS, Singh P, et al. Effect of wheat grass tablets on the frequency of blood transfusions in Thalassemia Major. Indian J Pediatr, 2010, 77: 90-91.

36. Sobota A, Yamashita R, Xu Y, et al. Thalassemia Clinical Research Network. Quality of life in thalassemia: a comparison of SF-36 results from the thalassemia longitudinal cohort to reported literature and the US norms. Am J Hematol, 2011, 86: 92-95.

37. Sohn EY, Kato R, Noetzli LJ, et al. Exercise performance in Thalassemia major: correlation with cardiac iron burden. Am J Hematol, 2013, 88: 193-197.

38. Soliman A, Adel A, Wagdy M, et al. Calcium homeostasis in 40 adolescents with beta-thalassemia major: a case-control study of the effects of intramuscular injection of a

megadose of cholecalciferol. Pediatr Endocrinol Rev, 2008, 6: 149-154.

39. Soliman AT, El- Matary W, Fattah MM, et al. The effect of high-calorie diet on nutritional parameters of children with beta-thalassaemia major. Cin Nutr, 2004, 23: 1153-1158.

40. Sutipornpalangkul W, Morales NP, Unchern S, et al. Vitamin E supplement improves erythrocyte membrane fluidity of thalassemia: an ESR spin labeling study. J Med Assoc Thai, 2012, 95: 29-36.

41. Swe KM, Abas AB, Bhardwaj A, et al. Zinc supplements for treating thalassaemia and sickle cell disease. Cochrane Database Syst Rev, 2013, 28: 6.

42. Telfer P, Constantinidou G, Andreou P, et al. Quality of life in thalassemia. Ann N Y Acad Sci, 2005, 1054: 273-282.

43. Tienboon P. Effect of nutrition support on immunity in paediatric patients with beta-thalassaemia major. Asia Pac J Clin Nutr, 2003, 12: 61-65.

44. Tocco F, Crisafulli A, Melis F, et al. Exercise capacity and cardiovascular changes in patients with beta- Thalassaemia major. Clin Physiol Funct Imaging, 2006, 26: 31922.

45. United Nations Convention On The Rights Of Persons With Disabilities 2007. Can be accessed at: http://www.un.org/disabilities/documents/convention/convoptprot-e.pdf.

46. Vasileadis I, Roditis P, Dimopoulos S, et al. Impaired oxygen kinetics in beta- Thalassaemia major patients. Acta Physiol, 2009, 196: 357-363.

47. Wacker M, Holick MF. Vitamin D—Effects on skeletal and extraskeletal health and the need for supplementation. Nutrients, 2013, 10: 111-118.

48. Wood JC, Claster S, Carson S, et al. Vitamin D deficiency, cardiac iron and cardiac function in thalassaemia major. Br J Haematol, 2008, 141: 891-894.

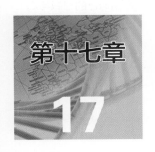

第十七章　地中海贫血病治疗的组织与规划

作者：Michael Angastiniotis；Androulla Eleftheriou
评审人：Maria Domenica Cappellini；Ali Taher

很多医院地中海贫血病人的治疗工作由血液科、儿科和肿瘤科住院部门和日间护理部门完成，这些病人夹杂在各种其他类型疾病病人群体中进行管理。儿童病人和成人病人混杂管理的现象并非罕见。当病人的数量很小的时候，这种现象可以解释为合乎情理，但在血液疾病高发区域，创建独立的治疗单位有助于保护病人的隐私和安全，并能促进多学科联合治疗（Angastiniotis，1988）。理想的地中海贫血病治疗中心应该与其他红细胞疾病如镰状细胞病和更罕见的先天性和慢性贫血共享诊疗空间和服务。这些单位不仅专业而且互有联系。这一章着重阐述如何组织医疗保健系统向地中海贫血病人提供最佳的诊疗服务。

一、多学科小组

地中海贫血病和其他输注性贫血症所涉及的多器官问题已在指南中阐明，并在很大程度上决定了多学科小组的组成。期望血液病专家或有经验的儿科医师或内科医师将监管提供的这些病人的基本护理（表17-1），包括评估监测铁过载和不可避免的器官损害程度。同时，支持团队应该包括以下：

（一）专门护士

血液科护士有着广泛重要的职责能力，体现在输血的监督、铁螯合物治疗、病人的支持与沟通，提供必要信息，鼓励自我管理和症状控制等（Anionwov，2012；Aimiuwu，2012；Tangayi，2011）。为了拓展学科的专业性，需要护理工作保持一定的延续性，避免因医院工作的需要而频繁调动岗位。专科护士在血液疾病服务方面是有利的资源，与病人有着最亲密的接触，通常作为病人和医疗团队之间的桥梁。

（二）心脏病专家

鉴于心脏病监测的需要和尽早发现心脏并发症的重要性（第四章），心脏病学家是血液病治疗团队中的核心人物之一。在很多中心，病人只要出现症状，即会联合心脏病专家同时治疗。一位拥有地中海贫血病专业知识的心脏病专家是值得推荐的，是一个血液病团队的中坚成员。心脏并发症与血红蛋

表 17-1　医疗组成员摘要及各角色职责总结

专业	描述
血液病专家/内科医师	通常负责日常工作并组织协调整个医疗组
专业护士（血红蛋白病专业护士）	监督管理输血、病人教育、支持和控制症状，确保治疗的连续性
心脏病专家	关注血红蛋白紊乱。监视所有病人的治疗，包括从童年发病到出现并发症的处理。与其他团队成员协商铁螯合物的需要
内分泌专家	最好对血红蛋白疾病特别感兴趣。监管所有病人从青春期开始到成年。推荐个性化治疗内分泌并发症并同团队成员保持沟通，当出现不孕和妊娠时还需同妇科医师保持沟通
肝病专家	病情需要时，往往合并肝炎病毒感染需要治疗时
产科医师	主要在怀孕期间，需要多学科诊治
心理学家和社会工作者	为病人和家属提供基本支持、教育，并对医疗工作人员提供全面的照顾
牙医	对牙齿和上颌骨并发症进行常规监管，在疾病早期提供及时的干预
药剂师	了解有关血红蛋白病药物治疗知识，给团队药物治疗的建议，确保现存药物预备
营养医师	较少出现的团队成员，因为治疗团队主要成员一般情况下能够处理营养需要。在出现有关糖尿病和肝脏并发症时，专业的营养医师可能有助于解答问题并提出专业性意见

白水平、铁超负荷、铁螯合物、内分泌病、营养因素、多器官条件等方面紧密相连。因此，心脏科同事参与诊疗是重要的，不仅与同一个团队的同事之间交流，同时还要与病人交流。出于这些原因，心脏科医师应很好地告知病人服从性和社会心理等因素的重要性，这些有益于完成病人的治疗。应邀请对地中海贫血病特别感兴趣的心脏病专家参与到监测和治疗工作，并与治疗团队密切合作。

（三）肝脏病学家

虽然心脏并发症仍然是血液病病人死亡的主要原因，心脏并发症的控制改进与早期干预导致地中海贫血病人中肝脏并发症日益增多，肝脏并发症发病率和死亡率亦相应增加。因铁过载的存在和是否同时并发病毒性肝炎，肝脏疾病的管理同样复杂（Di Marco，2010）。由于增强铁螯合治疗的重要性，而且抗病毒治疗时需控制血红蛋白水平及处理并发症，这使得血液病团队与肝病专家密切合作显得格外重要。

（四）内分泌专家

内分泌并发症在地中海贫血病病人中几乎普遍存在。内分泌疾病影响生活质量并可能导致严重影响身体健康的后遗症（第八章）。因此，所有输血依赖病人从早期治疗开始，就在内分泌专家的评估指导下进行是很有必要的。地中海贫血病内分泌国际专家组已于近年来成立，目的在于吸引和培训地中海贫血病方面的内分泌学家（De Sanctis，2013）。由于内分泌失调导致的青春期延迟可引发心理问题，常常需要与内分泌团队密切协作，内分泌学家在多学科团队中的重要性是广泛而深远的。

（五）糖尿病专家

地中海贫血病合并糖尿病的患病率随着病人年龄的增长而升高，比率可达 20%（第八章）。虽然这一情况通常可由内分泌专家处理，但是，有一个专门的糖尿病诊所会更加有利。最近，英国一个糖尿病 / 地中海贫血病联合诊所的成功运行，证实其对地中海贫血病病人有着更多的好处，经验值得推广（Tzoulis，2013）。

（六）心理学家

在第十五章已经介绍了针对地中海贫血病人的复杂社会心理支持。一个心理学家在团队中的必要性毋庸置疑。心理学家可同时对治疗团队、病人及家属提供必要的帮助。所有工作人员均需针对慢性疾病心理干预方面进行培训，因为他们会经常在临床治疗中涉及这一方面的问题。此外，管理绝症病人的无助感可能会导致医护人员导致情绪，因此心理学家的一部分工作是参与团队讨论。精神干预虽不需太频繁，但治疗团队应该意识到这种可能性，在需要的时候应该能够迅速介入。

（七）社会工作者

社会工作者与心理医师的工作经常存在重叠。然而，社会工作者的价值在涉及家庭、金融和社会中具体的问题会逐渐增多，在各领域中有着明显下降的趋势，具体情况取决于每个国家的社会福利制度。医疗组需要根据个案情况决定是否需要社会工作者介入，并在合适的时机介入。

（八）产科医师

在病人或携带者怀孕的情况下，产科专家应参与并与地中海贫血病团队紧密合作，应包括孕前建议和生产前后期管理（第九章）。

良好的合作是非常重要的，主要由血液病医师或内科医师负责基本的治疗和护理。为了发挥各成员的作用，应经常举行会议讨论并共同决策，以促进各专业医师交流，推进个体化治疗。尤其是心理学家和社会工作者，还应同时关注治疗组成员的心理健康。根据 EH Wagn er（Wagner，2000），团队的责任始于一项详细阐明高质量治疗团队组成的方法体系或指南。团队的其他职能包括：

1. 治疗规划这应考虑病人的意见。团队和病人之间的一致性可以提升病人的配合度（Haynes，2002）。

2. 循证管理和决策支持全体员工根据决策保证治疗的一致性。

3. 自我管理支持这需要各学科专家给予病人信息、指导和鼓励。

4. 出现新并发症或治疗方案改变时，向病人提供联合会诊和面谈的机会。例如，发现心脏并发症时，血液病专家应联合心脏病专家会诊，告知并打消病人疑虑，表明专家们已经讨论了病情，且就病情达成共识将协作完成后续治疗。

5. 保证诊疗团队的实际性使病人确信治疗团队的合作不是理论性的，组内多学科成员共享信息，对病人的治疗决策考虑到所有相关器官系统和后果。

二、治疗的程序

一般的地中海贫血病单元组织如图 17-1 所示。频繁去治疗中心，准备进行输血，接受医师审查（包括各种专家磋商、专业测试，以及前往其他专业机构检查，如磁共振成像中心）。遵守随访制度对于病人来说花费了大量时间，且扰乱了其他重要活动如学习和工作等。诊所治疗时间与工作时间的冲突是面临的一个事实，病人们在国际会议上强调了这一点。TIF 进行的一项调查显示（已发表在 *Enerca White Book*），20% 的 415 个欧洲病人指出，他们必须等待 2 个多小时要做好输血前的准备，其中 62% 的人是在早上输血，不可避免地导致他们耽误学校的课程或者工作。为了争取更好的病人一体化服务，这些针对病人的考虑因素应考虑到。要实现更好的服务，地中海贫血病中心需要密切配合医院管理的秩序，尽量安排下午、晚上或周末进行输血和咨询。中心还应与血库和其他实验室建立密切合作，在正常工作时间范围外

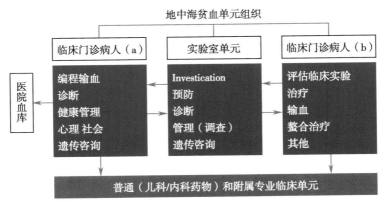

图 17-1　地中海贫血治疗诊所与其他医院间的相互合作示范
获准许引自：Kattamis，1989

也提供服务，更好地迎合地中海贫血病病人的需要。理想的日间护理中心应旨在为特别的成人病人提供隐私保护。

三、参考中心

根据他们服务的病人数目，地中海贫血病中心可分为参考或二次/外围中心。参考中心应达到国际认可的标准的专家中心。这种标准包括：

1. 对罕见病治疗的资质，由欧洲罕见疾病联盟（EUCERD）认可。EUCERD提出的 16 个主要标准之一是一所中心的专家意见应该集中在一起，或具有协调医疗部门多学科能力/技能包括辅助技能和社会服务。他们应与病人组织合作，综合考虑病人们的观点。他们应该致力于拟订的良好操作准则，致力于研究并提供医护专业人员的培训。

2. 在美国发展起来的慢性病护理模式（The Chronic Care Model，CCM）。该模式包含促进提供保健服务组织的自我管理与变革的模型包，其中一个例子是就诊时间的管理，如上文所述。基于证据的实践准则必须纳入决策支持系统，可以协助工作人员遵循各项方法的体系。另外，强烈推荐使用临床信息系统来管理数据和制订病人登记。

3. 医疗保健中心由一个国际认可机构所认可的，如国际标准化组织技术委员会（ISO Technical Committee）、国际健康照护品质协会（ISQua）和国际联合委员会（the Joint Commission International，JCI）。

四、中心网络

附加的要求是，那些示范中心应与次要的或外围中心联网并提供临床支持。这也是欧洲联盟委员会和各成员国在欧洲罕见疾病示范网络建设中强烈建议的。正如本书所描述的，一个国家的所有中心，尤其是涉及病人较少的中心，不可能保持地中海贫血病人治疗所需的所有专业知识。示范中心网络共享与支持服务的内容包括：共享病人信息、提供监测技术和临床决策提供意见等。上述目标，可以通过病人定期走访示范中心达到。图 17-2 提供的证据表明病人与示范中心通过密切合作（通过网络）可以提高生存率（Forni，2009）。

五、总结和建议

地中海贫血病中心应提供以下：
1. 可以使用住院病人的设备的日间护理诊所。
2. 通过各中心的网络促进地中海贫血病人获得平等的治疗。
3. 与其他服务中心密切合作，如血库及其他实验室等。
4. 遵循标准，提供全面的综合护理。

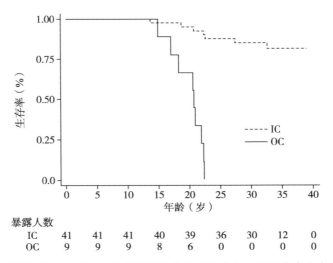

图 17-2　Kaplan-Meier 曲线图展示在专业治疗中心（IC）和在非专业治疗中心（OC）的病人生存率

Log-rank 检验 $P < 0.0001$；OC 对 IC 的风险比按性别调整（Cox model）为 18.1，$95\%CI = 4.7 \sim 69.0$；$P < 0.001$

经准许引自：Forni，2009

5. 积极参与研究。

6. 与病人互助组，密切协作。

7. 向当地卫生当局宣传有助于发展医疗服务及增强病人权益。

参 考 文 献

1. Angastiniotis M，Kyriakidou S，Hadjiminas M. The Cyprus Thalassemia Control Program. Birth Defects：Original Article Series，1988，23：417-432.

2. Aimiuwu E，Thomas A，Roheemun N，et al. A guideline for the haemoglobinopathy nurse. 2012 TIF Publication No. 17.

3. Anionwu E，Leary A，Johnson K. Protecting specialist roles in haemoglobin disorders. Nurs Times，2012，108：18.

4. De Sanctis V，Soliman AT，Elsedfy H，et al. Growth and endocrine disorders in thalassemia：The international network on endocrine complications in thalassemia I-CET）position statement and guidelines. Indian J Endocrinol Metab，2013，17：8-18.

5. Di Marco V，Capra M，Angelucci E，et al. Italian Society for the Study of Thalassemia and Haemoglobinopathies；Italian Association for the Study of the Liver. Management of chronic viral hepatitis in patients with thalassemia：recommendations from an international panel. Blood，2010，116：2875-2883.

6. Epping-Jordan J，Pruitt S，Bengoa R，et al. Improving the quality of health care for chronic conditions. Qual Saf Health Care，2004，13：299-305.

7. EUCERD Recommendations on Quality Criteria for Centres of Expertise for Rare Diseases in Member States. 2011; Can be accessed at: http://nestor.orpha.net/EUCERD/upload/file/EUCERDRecommendationCE.pdf.

8. EUCERD Recommendations to the European Commission and the Member States on European Reference Networks for Rare Diseases. 2013; Can be accessed at: http://www.eucerd.eu/?post_type=document&p=2207.

9. Fegran L, Hall EO, Uhrenfeldt L, et al. Adolescents' and young adults' transition experiences when transferring from paediatric to adult care: A qualitative metasynthesis. Int J Nurs Stud, 2013, 51: 123-135.

10. Forni GL, Puntoni M, Boeri E, et al. The influence of treatment in specialized centers on survival of patients with thalassemia major. Am J Hematol, 2009, 84: 317-318.

11. Haynes RB, McDonald HP, Garg AX. Helping patients follow prescribed treatment: clinical applications. JAMA, 2002, 288: 2880-2883.

12. Levine L, Levine M. Health care transition in thalassemia: pediatric to adult-oriented care. Ann N Y Acad Sci, 2010, 1202: 244-247.

13. Musallam K, Cappellini MD, Taher A. Challenges associated with prolonged survival of patients with thalassaemia: transitioning from childhood to adulthood. Pediatrics, 2008, 121: 1426-1429.

14. Tangayi S, Anionwu E, Westerdale N, et al. A skills framework for sickle cell disease and thalassaemia. Nurs Times, 2011, 107: 12-13.

15. Tzoulis P, Shah F, Jones R, et al. Joint Diabetes Thalassaemia Clinic: a new effective model of care. Hemoglobin, 2014, 38: 104-110.

16. Wagner EH. The role of patient care teams in chronic disease management. BMJ, 2000, 320: 569-572.